怀孕40周

happy

全程指导

郑国权◎编著

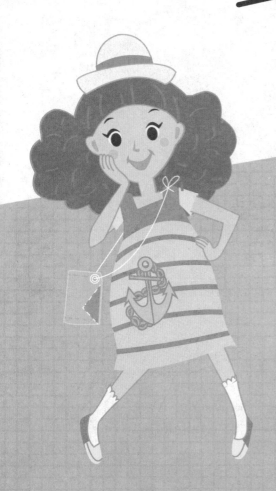

U0341652

内蒙古出版集团

内蒙古科学技术出版社

图书在版编目（CIP）数据

怀孕40周全程指导／郑国权编著．—赤峰：内蒙古科学

技术出版社，2012.1

ISBN 978-7-5380-2094-6

Ⅰ.①怀…　Ⅱ.①郑…　Ⅲ.①妊娠期—妇幼保健—基

本知识　Ⅳ.①R715.3

中国版本图书馆CIP数据核字(2011)第220050号

出版发行：内 蒙 古 出 版 集 团

　　　　　内蒙古科学技术出版社

地　　址：赤峰市红山区哈达街南一段4号

网　　址：www.nm-kj.com

邮　　编：024000

邮购电话：(0476)8224547

组织策划：香　梅

责任编辑：卓　娜

封面设计：百色书香

印　　刷：北京中创彩色印刷有限公司

字　　数：360千

开　　本：787×1000　1/16

印　　张：22

版　　次：2012年1月第1版

印　　次：2012年1月第1次印刷

定　　价：29.80元

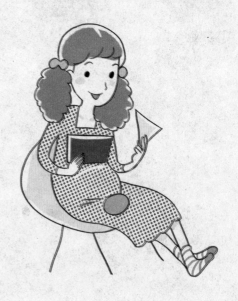

目录 contents

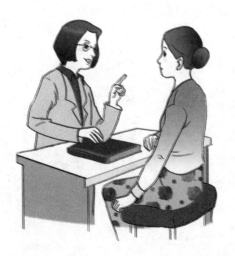

第二篇　孕早期：一个新生命的缔造

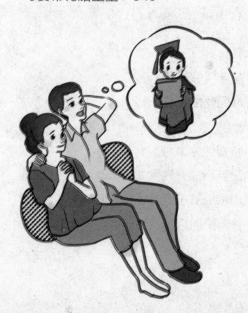

第三篇　孕中期：进入幸福的安定期

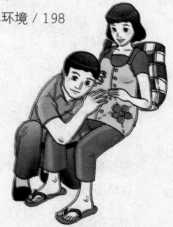

第四篇　孕晚期：胎宝宝日渐茁壮

第33周：发育接近成熟 268

第34周：中枢神经发育更完善 273

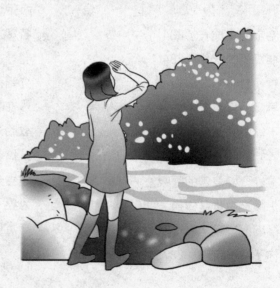

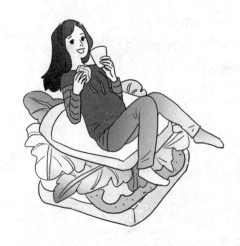

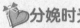

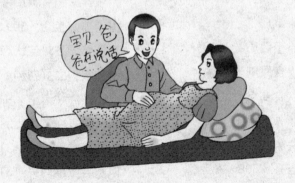

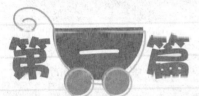

第一篇

快乐备孕：孕育智慧健康宝宝

　　孕期准备方案一般在计划受孕前3～6个月进行，主要从以下方面做起：注重男女双方的自我保健，使各自在生理、心理上均处于良好状态，改善生活、工作环境，以保证提供优质的精子、卵子；把握最佳受孕时机，争取产生高品质的受精卵；做好遗传咨询，正确处理疾病和优生的关系等。

了解怀孕，掌握优生常识

孕育知识是拥有一个健康、聪明宝宝的指南针，也是孕前准备方案中你必须要掌握的内容。有了我们专业孕产医师的指导，相信会使你快速掌握一些专业知识，从容面对漫长而复杂的孕育历程。

鱼水之欢：精卵怎样美丽相遇

新生命是怎么来的？正常怀孕的条件是什么？精子和卵子是如何产生的？影响精子质量的因素有哪些？怀孕的全过程是怎样的？现在，请跟我们一起来寻找怀孕的真相。

新生命的诞生过程

新的生命产生于精子和卵子的相会，精子与卵细胞在输卵管的壶腹部相遇成为受精卵以后，来到子宫内膜着床，再生长发育成胎儿。那么，它们是如何奇妙相会的呢？

这个过程是这样的：射精后，精子进入阴道，精液迅速变成胶冻状，保护精子暂时免受酸性阴道液的杀伤。不过，大部分精子还是死在阴道内或被白细胞吞噬。仅仅只有一部分的精子，依靠尾巴的摆动，在90～180秒之内进入子宫颈口。此时，若恰逢排卵期，子宫颈黏液呈碱性，变得稀薄、量多、弹性大，有利于精子活动和顺利通过。尽管如此，仍有一部分精子被阻挡在子宫颈管的皱襞内，凭着自身能力，精子一般只能到达子宫颈管，剩下的一段路，就要靠其他力量的推动了。由于精液内有前列腺素，刺激子宫发生阵缩，收缩过后的松弛状态使子宫腔产生负压，将精子吸入宫腔。进入子宫腔的精子，有一部分留在子宫内膜腺体周围或被白细胞吞噬。在雌激素占优势的情况下，输卵管内膜分泌液增多，而且管壁不断蠕动，推动精子与输卵管液一步步从子宫角部向输卵管壶腹部移动。最后只有一个精子有幸与卵细胞结合成为受精卵。

子宫：孕育新生命的摇篮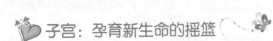

子宫，是女性特有的器官，是孕育新生命的摇篮。

新生命由一个小小的受精卵，成长为一个白里透红、人见人爱的小天使，一点一滴的成长都在子宫里静静地发生。子宫是宝宝的第一个家，是人类生命旅途的第一站。

子宫的形状

子宫位于骨盆腔中央，呈倒置的梨形，前面扁平，后面稍突出，成年女性的子宫长7～8厘米、宽4～5厘米、厚2～3厘米，子宫腔容量约5毫升。子宫上部较宽，称子宫体，上端隆起突出的部分，叫子宫底，子宫底两侧为子宫角，与输卵管相通。子宫的下部较窄，呈圆柱状，称子宫颈。

子宫腔

子宫腔呈一个上宽下窄的三角形，在子宫体与子宫颈之间形成最狭窄的部分，称子宫峡部，在非孕期，长约1厘米，其下端与子宫颈内腔相连。

子宫颈

子宫颈突出于阴道内，内含有腺体，能分泌一种黏液，即宫颈黏液，这种黏液的性状和量的多少，与子宫内膜一样，受卵巢功能的影响并呈明显的周期性变化。排卵期，在雌激素作用下，宫颈黏液稀薄，有利于精子通过，与此同时，精子还能从子宫颈黏液中摄取养分，增加活力，促进精子与卵子结合。而排卵以后，在孕激素作用下，宫颈黏液减少而黏稠，并能在子宫颈管内形成黏液栓，使宫颈与外界分开，产生保护作用，同时，不利于精子通过子宫颈。

温馨嘱咐

子宫的功能

子宫是女性产生月经和孕育胎宝宝的重要场所。这些生理功能，主要取决于子宫内膜正常的周期性变化，而这种变化，则受到卵巢分泌的雌激素和孕激素的控制。简单来说，子宫具有下列功能：

◎为受精卵准备适于着床的空间；

◎在胚胎、胎宝宝发育成熟前，可提供保护与营养；

◎在分娩之际能够使胎宝宝与胎盘娩出；

◎通过子宫肌层的肌肉收缩可使胎盘脱落部位不致出血过多。

怎样保护自己的子宫

如果想享受为人母的权利，绝对要保护健康的子宫。如果保养不当，子宫疾病会危及甚至夺取女性的生命。所以，要像爱护自己的生命一样爱护子宫。

积极避孕

据调查，堕胎3次以上，子宫患病及发生危害的可能性显著增加。如果反复多次人工流产，很容易造成宫腔感染、宫颈或宫腔粘连，导致继发性不孕。

切勿纵欲乱性

性生活放纵，尤其是与多个男子发生两性关系，子宫会是首当其冲的受害者。不洁的性交后，病原体可经阴道进入子宫腔内，引起子宫内膜感染。

预防宫寒

减少高脂食物

高脂肪食物促进了某些激素的生成和释放，而子宫肌瘤的形成与大量雌激素刺激有关，应坚持低脂肪饮食，要多喝水，按照最新推出的"4+1金"字塔膳食结构来摄取必要的营养。忌食辛辣、酒类、冰冻等食品。

注意观察月经、白带是否正常

如发现白带增多，经期出血异常要及时就医，并做相关的检查，做到早发现早治疗。

"宫寒"是中医学上的一个概念，直白地说就是"子宫寒冷"。子宫寒冷并不是说子宫腔内的温度低，而是指子宫及其相关功能呈一种严重低下的状态。

"寒暖"是女性身体根基的指标。子宫温暖，体内气血运行通畅，按时盈亏，经期如常。如果子宫受寒邪困扰，血气遇寒就会凝结，除了会导致不孕不育，身体的表现可能首先是痛经，然后是脸上的黄褐斑和经期延迟，接下来性欲也会降低。

"宫寒"一方面与体质有关，如平日就怕冷、手脚容易发凉的女性，由于体内阳气不足，就易出现"宫寒"；另一方面也与不良的生活习惯关系密切，如有些女性特别爱吃冷饮、冬天也着装单薄等。

当发现自己得了"宫寒"后，最明智的方法就是到正规医院接受治疗。期间还应该注意改变不良生活习惯，避免吃生冷食物，少吃白菜、白萝卜等寒性食物。

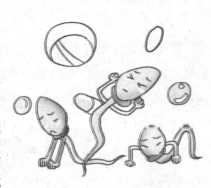

"小蝌蚪"的奥秘

人体由数亿万个细胞组成。担负着繁衍生命功能的细胞被称作性细胞，又叫做生殖细胞。男性的生殖细胞是精子。其形状如小蝌蚪。

男性的生殖器官中，睾丸总重量为20～40克，每一克睾丸组织每天能产生精子1000万个，成年男性每天能生产出1亿～2亿个精子，数量相当大。睾丸内部有数千条弯弯曲曲的小管子，叫曲细精管，每一条就是一个生产精子的组织。曲细精管管壁内有许多精原细胞，在男性性发育成熟之后，精原细胞能通过分裂、发育的复杂过程，生成精子。

精子在睾丸内诞生，大约需要90天的过程，其中74天在睾丸中形成，16天左右进入附睾中成长，而只有经过附睾中生长的精子，才具有生殖能力。

在男性的性器官前列腺和精囊中，会产生精浆，含有营养物质，能为精子提供能量和营养，也是精子活动的必需介质。精浆是男性精液的主要成分，功能在于保证精子的活力和输送作用。

趋利避害保"精子"

影响精子质量和数量的因素有很多，主要来说包括以下几个方面：

年龄

老年男性精子的"游动能力"与年轻男性相比明显不足。精子游动每过一年都会减弱约0.7%，男性22岁时，精子游动出现异常的比例仅为25%，而60岁时这一比例已上升到约85%。

烟和酒

香烟中的尼古丁能杀伤精子，而酗酒则可能会导致男性生殖腺功能降低，使精子中染色体异常，从而导致胎宝宝畸形或发育不良。

温度

精子成长的过程需要低温，不然就会夭亡。当局部环境温度比体温低1～2℃时，睾丸才能顺利产生精子。

魅力无限说卵子

卵子诞生在女性的卵巢中。成年女性的两个卵巢中，约有4万个卵泡，每一个卵泡中有一个卵细胞，随着卵泡的不断发育成熟，卵细胞会成熟为卵子，最终冲破卵泡排出，形成女性排卵机理。

女性一生中虽然拥有数万个卵泡，却并非全部能发育成熟，形成卵子。成年女性的双侧卵巢，在每一个月经周期中，只生产出一个成熟卵子。女性从月经初潮起到绝经期为止，一生中孕育排出的成熟卵子有300～500个。绝经期后，女性的卵巢会逐渐萎缩，雌性激素分泌逐渐停止，卵泡也随之萎缩。

卵子在女性卵巢中，本为原始的卵原细胞，含有44条常染色体和两条性染色体X。卵原细胞由初级的卵母细胞、次级卵母细胞阶段变化成熟，成为含22条常染色体和一条X染色体的卵子。在生殖活动中，与X或Y类精子结合，成为XX合子或XY合子，最终发育成为女性或男性后代。

卵子成熟后，从卵巢中破裂而出，称为女性的排卵过程。排卵持续时间80～90秒钟，排卵前30秒钟左右，卵巢上的卵泡会显著向外凸出，然后出现爆发式的破裂，宛如"日出"。排出卵巢的卵子，会被输卵管伞部捕获进输卵管，缓慢向输卵管较宽大的壶腹部移动，停留下来等待精子。

排出的卵子能存活12～24小时，最长能达到34～48小时。卵子成熟排出后存活的时间，即为女性受孕期。

排卵后，成熟的卵泡中因为已经没有了卵子，会变化成为一种黄体组织，能分泌孕激素，随着卵子的死亡，黄体会逐渐退化，最后被吸收掉。而如果卵子受精成为合子，孕激素能发挥作用，刺激整个机体进入妊娠状态。

为什么会出现卵子污染

卵子污染是当今女性不育的一大原因，这主要是由于生育年龄的向后推移，随着年龄的增长，人体受外界及内部机体影响，体内的毒素增多，从而使卵细胞受到污染。

选择适龄生育（25～30岁），保持健康的心态，保证身体有一个和谐的内分泌环境，这样才能保证制造出最健康的卵子。

精子出行路线图

男女双方经过性生活活动，引起男性射精，男性每次射精能射出2.5毫升左右的精液，其中包含有1亿～2亿个精子。

精液被射入女性阴道后，数以亿计的精子靠着尾部的摆动，在女性生殖器内快速前进，争先恐后地竞争着去与卵子相会。射入女性生殖器的精子，要通过整个阴道、穿过了宫颈、越过子宫腔后，最后进入输卵管壶腹部与卵子结合。经历了与精子长度相比来说过于漫长的里程，数以亿万计的精子会在中途夭折掉，只有数千个质量较好的能达到输卵管部位，淘汰率极高。是男孩还是女孩取决于父亲的X染色体和Y染色体谁先同卵子结合。质量较差的精子，会因为不能尽快抵达子宫腔失去活力，较大数量的精子会被子宫颈阻挡在外而夭折。

一般说来，精子在女性阴道内的寿命不超过8小时，进入女性生殖器内后，最长寿命在1～3天之内。

排卵：情妹脉脉待郎君

在女性的排卵期，体内雌性激素分泌水平增高，子宫黏液会变得很薄、很稀，清澈透明得像蛋清一般，分泌量也会增多，且富含糖类、维生素和有机盐等营养物质，能为进入宫腔的精子提供所需的营养和能量，维持精子继续活动能力，有利于精子继续前进。

实际上，进入女性体内的精子，要进入子宫颈口原本就是一道关口。而精子进入宫颈口后，只有在女性排卵期内，才能够得到营养和能量补充，容易通过子宫颈。非排卵期内，女性子宫黏液会变得少而黏稠，营养物质也极少，而且内有大量的白细胞，精子不仅很难穿透这层黏液的防护层，还会被白细胞杀死。

通过子宫颈后，进入子宫腔的精子，由于宫腔内液体的帮助，得到营养物质和能量的"接济"，能够继续前进。经过子宫达到输卵管后，输卵管内的上皮细胞含有纤毛，会不停摆动以阻止精子前进。然而精子却具有奇异的逆行能力，克服阻力逆行而上，最终到达输卵管壶腹部与卵子相遇。最后，只有一个最具活力、上行速度最快的精子战胜上亿个竞争对手脱颖而出，淘汰掉所有"同伴"，成功与卵子结合。

精卵相遇，奇妙的生命之吻

位于输卵管壶腹部等待受精的卵子，卵细胞外层有相对于精子来说显得厚厚的一层透明带，外面还有放射状排列的冠状细胞。进入输卵管后约占总量1%的精子，已经经过一次又一次的筛选，被证明活力比较强。

精子来到输卵管壶腹部，遇上卵子后，众多的精子会迅速包围起卵子，利用自己顶部分泌的特殊蛋白质群起而攻之，溶解卵子的外层保护，打开一道裂隙。

在众多精子分泌的酶类物质的作用下，会有一只精子率先进入卵子内，于是，卵细胞的外围组织立即会形成一层膜，把其余围攻的精子全部拒之门外。而进入卵子内的精子，会迅速与卵子微妙结合，融为一体，这个过程即是新生命开始，称为受精。

受精后的卵子，称为受精卵。

新生命着床生长发育

受精卵种植入子宫内膜后，形成胚胎，这个过程即着床。

受精后的卵子，立即开始细胞分裂，并会由输卵管向子宫腔移动。大约在受精后的四五天内到达子宫腔。

到达子宫腔后，受精卵会分泌出一种能分解蛋白质的酶类物质，侵蚀子宫内膜，并且把自己埋进子宫内膜的功能层中，接着，子宫内膜迅速被修复，这个过程称作受精卵的植入或者着床。受精卵种植入子宫内膜后，就是胚胎。而植入胚胎以后，子宫内膜就不再脱落，女性的月经就相应停止。

受精卵埋入子宫内膜后，开始得到子宫的滋养，不断得到生长发育所需要的营养，同时也开始不断地生长和发育，成为胚胎，长成胎宝宝。

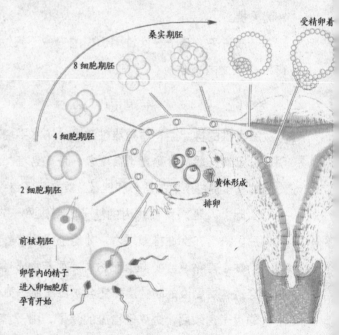

受精卵着

桑实期胚

8 细胞期胚

4 细胞期胚

2 细胞期胚

黄体形成

排卵

前核期胚

卵管内的精子进入卵细胞质，孕育开始

有限复制：宝宝长得更像谁

当宝宝出生后，大家都会评价宝宝这个地方像爸爸，那个地方像妈妈。其实，不仅是相貌，智力、身高甚至视力等因素都和遗传有关。当然，宝宝的健康也和遗传基因有着千丝万缕的联系。

有种信息叫遗传基因

我们知道，子女身体上的许多性状都是由父母遗传而来的。所以，子女的相貌、行为甚至喜好常常酷似父母。那么，父母是通过什么将他们的很多性状传给下一代的呢？那就是遗传物质脱氧核糖核酸（DNA）。亲代将自己的遗传物质DNA传递给子代，使遗传的性状和物种保持相对的稳定性。简单地说，父母通过染色体上的遗传基因传递遗传信息。

什么是遗传基因

科学家们发现，基因除了有维持人体生命所必需的新陈代谢特性外，还具有两种特性，一种是复制自己的特性，比如维系人种的延续，儿女像父母，正是这种特性的反映；另一种是有变异的特性，这是人类进化和发展的一个原因，"一娘生九子，连娘十个样"，就是这种特性的体现。

认识人体的遗传物质，掌握遗传规律，使优良的遗传基因得到延续和发展，"改造"不好的遗传基因，阻断遗传病的延续，提高人口质量等等，正是遗传学家和优生学家们研究的课题。

遗传基因是否正常、健全，是下一代人的身心能否健康发展的先天物质条件，不重视这个条件是不行的。但是，随着遗传科学的进展，人们开始认识到人体的性状特征完全由遗传基因决定的还是少数。比如：血型和指纹，在胎儿期一经形成便不能改变。而绝大多数正常和异常的性状，却是遗传和环境相互作用的结果。因此，重视环境因素的影响，比如利用好的环境因素弥补遗传缺陷，或预防不良环境因素造成遗传缺陷等，都是准备做父母的双方应重视并注意解决的问题。

染色体的秘密

人体细胞的遗传信息几乎全部都编码在组成染色体的DNA分子长链上。DNA分子是由两条多核苷酸链依靠核苷酸碱基之间的氢键相连接而成的双螺旋结构。DNA分子的核苷酸碱基是特定的互补配对碱基，这就使遗传信息的准确性得到保证。在DNA分子长链上，每3个相邻的核苷酸碱基组成的特定顺序（密码子）即代表一种氨基酸，亦即是DNA分子储存的遗传信息。能够编码一条肽链的一个DNA分子片段即是基因。染色体是DNA亦即遗传信息的载体，染色体的准确数目是46条（23对）。其中44条（22对）是常染色体，男女都一样；另外两条男女不一样的是性染色体，男性为一条X和一条Y染色体，女性为两条X染色体。

人体染色体都是配对存在的，只有在生殖细胞中为23条。正常人每一个配子（精子和卵子）含22条常染色体和一条性染色体，（X或Y），即是22+X或22+Y的一个染色体组，称为单倍体。

单倍体染色体的全部DNA分子称为基因组，当精子和卵子结合成受精卵时，两个配子的基因组相融合使受精卵内的染色体数目又恢复到46条，并由来自男性的性染色体来决定胎儿的性别。可见，在子代细胞的染色体中一半来自父亲，一半来自母亲，子女携带了父母双方的遗传信息，孩子身上就有了双亲的影子。子女长大成人后，生成精子或卵子时，染色体仍然对半减少，如此循环往复，来自父母的各种特征得以一代又一代地传递。

♂♀ 温馨嘱咐

染色体携带着遗传密码

染色体存在于人体细胞的细胞核内，平时隐而不现，即使在放大数十万倍的电子显微镜下也难以看见，当细胞进行有丝分裂的时候，通过某种特定的染色，才能使它们着色，从而观察得到，由此医学上把它们命名为"染色体"。人类染色体形态、数目、大小恒定，而且其形象和它的遗传前代几乎完全相同，假如稍有差错，遗传在某些方面就产生了变异。正因为如此，才有了子女像父母的遗传现象。

❤ 外貌：像云像雾又像风

我们都毫无例外地秉承父母的某些外貌特征来到人间，而这种遗传并不像"克隆"动物那么一模一样。在已知的十大特征性遗传中，有些是"绝对"像，有些是像又不像，有些像得微不足道，有些"像"可以通过再塑又不那么像。

❤ 几乎一样的"拷贝"

◆ 肤色。肤色遗传时不偏不倚，让人别无选择。它总是遵循"相乘后再平均"的自然法则，给你打着父母"中和"色的烙印。比如，父母皮肤较黑，有白嫩肌肤的子女较少；若一方白、一方黑，那么，在胚胎时"平均"后便给子女一个不白不黑的"中性"肤色。

◆ 下颌。这是不容"商量"的显性遗传，"像"得让你无可奈何。比如父母任何一方有突出的大下巴，子女们常毫无例外地长着酷似的下巴，"像"得有些离奇。

◆ 双眼皮。这也属"绝对"显性遗传。有趣的是，父亲的双眼皮，几乎百分之百地遗传给子女们。甚至一些儿童出生时是单眼皮，成人后又"补"上像他父亲那样的双眼皮。另外，大眼睛、大耳垂、高鼻梁、长睫毛，都是五官遗传时从父母那里最能得到的特征性遗传。

❤ 完全相像与一点儿不像

◆ 身高。只有30%的主动权掌握在子女手里，因为决定身高的因素35%来自父亲，35%来自母亲。

◆ 秃头。造物主似乎偏袒女性，让秃头只传给男子。比如，父亲有秃头，儿子有50%的概率，就连母亲的父亲，也会将自己秃头的25%的概率留给外孙们。不过有秃顶问题的男士们不要过于担心，据资料显示，在孕前治愈秃顶问题，可以降低宝宝继承这一特征的概率。

◆ 青春痘。这个让少男少女们耿耿于怀的容颜缺点，居然也与遗传有关。父母双方若长过青春痘，子女们长青春痘的概率将比无家族史者高出20倍。

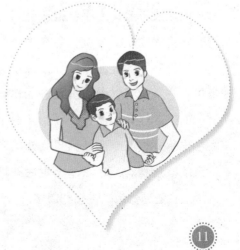

先天遗传，后天可塑

◆声音。通常男孩的声音大小、高低像父亲，女孩则像母亲。但是，这种受父母生理解剖结构所影响的音质如果不美，多数可以通过后天的发音训练而改变。这使某些声音条件并不优越的人，可以通过科学、刻苦的练习而圆一个甜美嗓音的梦。

◆萝卜腿。酷似父母的那双脂肪堆积的腿，完全可以通过健美运动而塑造为修长健壮的腿。双腿若因遗传而显得过长或太短时，就无法再塑，只有听其自然了。

子女可继承母亲的性格

性格的形成有许多是先天的成分，例如父母一方是急性子，一方是慢性子，那么子女几乎有一半的可能性是急性子或慢性子。而如果母亲在孕期常生气、发脾气，则血液中激素水平会很快升高，体内的有害化学物质的浓度也会在短时间内增多，这些物质通过血液循环很快就会遍及全身，并且能通过胎盘屏障进入羊膜腔。奇怪的是，这些物质还会在胎儿身上直接发生作用。因此专家认为"胎儿可以复制母亲的心理状态"，孩子出生后在性格、情绪上会还原母亲的性格和情绪。

"聪明"是传家宝吗

在一个家庭中，父母亲双方有一方智力低下的，他们所生的子女中智力低下的发生率明显高于父母亲智力均正常所生的子女；同样，父母亲都是智力低下，他们所生的子女智能低的发生率更高。这说明了智力与遗传的关系。

虽然智力和某些遗传基因有关，但也受着外界环境的影响。如果父母有意识地在智力方面给予培养，加上本身主观努力，刻苦求学，亦能补救遗传缺陷。

在以往多子女的家庭中，同一个家庭的子女，有的孩子长大后取得了惊人的成就，而有的则一生平平，这也充分说明了遗传固然能传给下一代某些天赋，但后天因素如家长的教育、父母的行为对孩子的影响，以及个人学习和实践、刻苦的程度是造成智力差异的重要因素。

"造人"须知：什么时候怀孕最好

怀孕的最佳年龄是多少？在哪些情况下不宜怀孕？怀孕前如何改变避孕措施？流产后多长时间能怀孕？高龄妊娠有什么危害？这些关于怀孕的知识，都需要牢牢掌握。

男女年龄有讲究

一般来说，男性在35岁以后，体内的雄性激素开始衰减，平均每过一年其睾丸激素的分泌量就下降1%。精子的基因突变率相应增高，精子的数量和质量都得不到保证，对胎儿的健康也会产生不利。

女性的生殖器官在20岁才逐步发育完全，若过早怀孕，胎儿与发育中的母亲争夺营养，对双方都不好。反之，年龄越大，卵泡在卵巢中积存的时间过长，致使染色体发生"老化"，出现衰退，遗传物质发生突变的机会随之增多，易导致先天愚型和各种畸形儿的产生。

因此，如果可能的话，最好女性在25～30周岁，男性在27～35周岁期间完成生育。因为这一时间双方体力、脑力最充沛，精子、卵子的质量最高，在受孕后也可以为胎儿提供相对充足的母体营养和相对强的疾病抵抗力。

高龄妊娠是非多

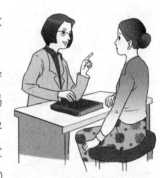

一般来说，女性怀孕最晚不应超过35周岁，否则就属于高龄妊娠。与年轻妈妈相比，高龄孕妇各种疾病的发生率增加2～10倍，流产或者早产的概率比较高，并可能生出畸形儿或者患妊娠性糖尿病、高血压等各种疾病。同时，大龄妈妈生的宝宝比年轻妈妈生的宝宝更容易得染色体疾病。据资料显示，35岁以上的孕妇中大约有15%的人会遭遇流产，对于40岁的孕妇来说，就有25%的流产概率；而45岁后，流产的危险更高达50%。

因此，如果条件允许的话，最好在年轻健康时分娩。但也不必因为是高龄分娩而寝食不安。只要有计划地妊娠，进行完善的产前管理，产妇和婴儿都可以健康地度过分娩。

💗 季节不同孕有别

夏末和秋初是人类生活与自然最适应的季节，也是受孕的最佳季节。此时气候温和适宜，风疹病毒感染和呼吸道传染病较少流行，孕妇的饮食起居易于安排，这样可使胎儿在最初阶段有一个安定的发育环境，对于预防畸胎、保证优生最为有利。

因为怀孕早期，正是胎儿大脑皮质形成的阶段，炎夏温度过高，孕妇妊娠反应重，食欲不佳，蛋白质摄取量少，机体消耗量大；严冬温度过低，新鲜蔬菜少，孕妇常居于室内，活动量过少并缺少新鲜空气供给，容易受冷感冒。这些不利的气候，都影响胎儿的发育和智力。

💗 注意怀孕的月份

综合来看，七月份（夏末）左右怀孕可以说是最佳时期。其优点是：

◆ 一般怀孕42天开始出现恶心、呕吐、厌食等早孕反应，若此时期摄入营养不足，会影响胚胎发育。七月份左右怀孕，到反应期正值八九月份，蔬菜水果丰富，可不断调换品种，变换口味，改善饮食，保证营养、维生素等的供应；早孕反应在怀孕3个月后逐渐消失，此时正值秋天，新鲜粮食瓜果更多，营养更充足。

◆ 秋冬或冬春季节交替时，气温变化较大，人们容易感冒、发烧。怀孕前3个月的胚胎，各器官刚开始发育，母体感冒可能导致胎儿畸形。而七月份左右怀孕者，到此时胎儿各器官已发育成形，即无此忧虑。

◆ 孩子降生于三月份，产假在春天度过，气温不冷不热。到六月份后，天气变暖，可以把孩子抱出室外，经常晒太阳，防止软骨病、佝偻病等缺钙性疾病。

⚧ 温馨嘱咐

别在被污染的空气中怀孕

室内外空气污染对孕早期胚胎致畸影响显著。冬季大气二氧化硫和悬浮颗粒浓度最高，由环境污染导致的出生缺陷率可达7.8‰；夏秋季浓度最低，出生缺陷率约5‰。孕早期处于二氧化硫和悬浮颗粒两值较高的季节，出生缺陷发生的可能性高于低值季节。

婚后半年再怀孕

新婚期间，家庭事务多，既要操办又要应酬，都很劳累，自身状况难免有所下降；再加上在新婚蜜月里，精神兴奋，性生活频繁，精子和卵子发育不十分健康，如果这时怀孕，势必造成胎儿的发育不良。尤其是举办婚礼，要招待、宴请贺喜的亲朋好友，新郎新娘免不了要陪吃陪喝，而烟中的尼古丁和酒中的乙醇可直接或间接地使发育中的精子和卵子受到不同程度的损害，甚至发生畸变。这种受到损害的精子和卵子结合形成的受精卵，往往发育不正常，容易导致宝宝的智力低下等问题。

现在提倡少生优生，晚婚的朋友为了自己和孩子的健康，可以在结婚几个月之后再怀孕生子。一般来说，新婚夫妇在婚后半年怀孕较好，这时互相基本适应，生活有了规律，有了较充分的心理准备和物质准备。

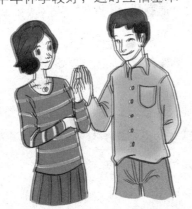

节日狂欢别怀孕

节日期间，老少亲朋，欢聚一堂，热闹非凡，但节日期间最好不要怀孕。《医学百科》中说："选择对受孕及受精卵的影响最有利因素。俗话说，酒后不入室，是有一定道理的。酒精对生殖细胞有不良作用，使受精卵质量下降，生下的孩子体力弱，智力低下。"

再说，精子的质与量，不仅关系到能否受孕，也影响受精卵的发育，甚至胎儿的健康成长。新春佳节之际，夫妻都忙忙碌碌，睡眠少，疲乏时多，若酒后同房，一旦受孕，胎儿畸形或智力低下者多。若女方也饮酒则更为可怕。法国图克曼及迪普莱报告：孕妇酗酒是胎儿先天性畸形、先天智力低下等缺陷的原因之一。专家们还发现，酗酒者比不酗酒者生畸形儿的几率高两倍。这被称为"胎儿酒精中毒综合征"的孩子，身材短小，体重不够标准，头围小，眼裂短，鼻梁低而短，内眼角有皱褶，鼻唇沟不明显，上唇狭窄，下巴偏小，上眼皮下垂、斜视，还多患先天性心脏病，并且反应迟缓，胆小怕事，呈白痴状态。触目惊心的科学调查提醒人们，在节日期间，因饮酒频繁，切莫怀孕。

服药期间莫怀孕

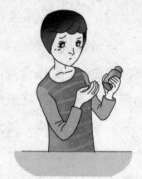

有些长期虚弱的女性，需要长时间地服用某些药物。俗话说"是药三分毒"，这是有道理的，激素、某些抗生素、止吐药、抗癌药、治疗精神疾病的药物等都会不同程度地对生殖细胞产生影响。初级卵母细胞发育为成熟卵子约需14天，在此期间卵子最易受到药物的影响。

因此，长期服药的妇女不要急于怀孕，要怀孕必须停用药物。一般来讲，在停用药物后20天受孕，就不会影响到下一代。当然有些药物影响的时间可能更长些，最好在准备怀孕时向医生咨询清楚，请医生根据自己所服药物的性质确定停用药物的时间。

 疲惫辛劳要避孕

身体疲劳时怀孕会严重地阻碍优生。男子的睾丸对外界刺激非常敏感，对劳累的反应尤其强烈。而劳累完全可能破坏精子的功能。精子质量随现代生活方式之日趋疲劳而在日趋恶化。能引起疲劳的现代生活因素很多，比较明确的有如下10种：

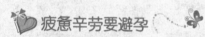

◆频繁地性交。　　　　　　　　　◆陪坐久久不散的宴席。

◆过于集中并持久的脑力劳动。　　◆过度的体力劳动或连续的夜班。

◆远程而紧张的旅行结婚。　　　　◆摆宴席招待较多的客人。

◆激烈地争吵或生气。　　　　　　◆沉迷于夜生活。

◆剧烈的体育运动。　　　　　　　◆操办或参加旧式婚嫁礼仪。

因此，要想优生，上述诸项可引致疲劳的现代生活方式要有一定节制。俗话说"心急吃不了热豆腐"，孕育一个理想的后代，往往是准父母多年的梦想，要圆这个梦，实现优生优育需要做许多的准备，选择良好的时机，具备充分的条件，预备做爸爸妈妈的朋友们是不可以性急的。

产伤愈后方可孕

发生早产或流产的女性，机体器官之间的平衡被打破，出现功能紊乱，体内的内分泌功能暂时还未完全恢复，子宫等生殖器官也尚未康复，特别是做过刮宫手术的女性更是如此。这种情况下，如果身体很快受孕，就不能为胎儿提供一个良好的生长环境，同时也不利于子宫恢复正常。

为了给下一次妊娠提供良好的身体条件，专家认为，早产及流产的妇女至少要过半年，最好是一年以后再怀孕比较合适。因为人体经过半年到一年的休息后，无论是体力、内分泌，还是生殖器官的功能都基本恢复到正常了，对再次妊娠有利。况且，如果第一次流产是因为孕卵异常所致的话，那么两次妊娠期相隔的时间越远，则再次发生异常情况的机会也就越少，否则的话，还可能会重复发生。

避孕措施与怀孕

平时服用避孕药的妇女如果想怀孕，最好在停用避孕药6个月以后再受孕，让体内残留的避孕药完全排出体外。在此期间，可以采用非药物方法避孕，如使用避孕套。

因为口服避孕药为激素类避孕药，其作用比天然激素强若干倍。如果停药时间过短，体内的避孕药不能完全排出，可能会造成胚胎发生某些缺陷。而且，口服避孕药是经肠道进入体内，在肝脏代谢储存，它的吸收代谢时间较长，6个月后才能完全排出体外。停药后的6个月内，尽管体内药物浓度已不能产生避孕作用，但对胎儿仍有不良影响。所以如果停了避孕药就怀孕，将会对小宝宝产生危害。

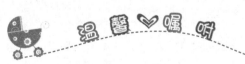

夫妻旅游时不宜怀孕

由于旅途中难免缺乏良好的洗漱、淋浴设备，不易保持会阴部和性器官的清洁卫生，泌尿生殖系统感染也十分常见，这对怀孕极为不利。同时，旅游中吃住卫生条件也不能保证，容易发生呼吸道或消化道感染，常需服用各种抗菌药物，无论是感染，还是服用药物，都对胎儿不利。

检查身体，清除优孕障碍

爸爸妈妈具有健康的身体，才能孕育出同样健康的宝宝。因此，在怀孕前，夫妻双方一定要进行孕前检查，同时，女方还要治愈一些对怀孕有影响的疾病。

全面检查：确保身体棒棒

如果夫妻双方的身体存在某些疾病，则可能会给孕育带来不利的影响，所以在怀孕前，夫妻双方一定要去医院检查身体，并及时接种疫苗。

父母强壮胎儿健康

婚前检查是保障夫妻生活幸福、孩子健康的第一道关口，是幸福婚姻不应缺少的重要一环。在取消婚前检查的今天，许多人可能因此而忽视了婚前检查。如果由于种种原因错过了婚前检查，那么请一定注意，不要再错过孕前检查了。

因为有许多疾病往往是自己不能认识和察觉的，必须通过孕前检查才能被发现，因此，孕前检查就显得更为重要了。很多人都有这样的想法：自己在单位每年都进行体检，身体也很正常，还用得着再重复地做孕前检查吗？

专家认为，一般的体检并不能代替孕前检查。一般体检主要包括肝功能、肾功能、血常规、尿常规、心电图等，以最基本的身体检查为主，但孕前检查的主要检测对象是生殖器官以及与之相关的免疫系统、遗传病史等。特别是在取消婚检（不是必须检）的今天，孕前检查能帮助你孕育一个健康的宝宝。孕前检查对于每个准妈妈来说，都是不能少的。

打算要宝宝的夫妻，应提前3个月或半年到医院进行身体检查。如果双方患有不适合怀孕的疾病，应及时治疗。如果病情较轻，可在医生指导下妊娠；重者则需要请内科医生会诊，如不适合妊娠应在避孕情况下积极治疗。

怀孕，你了解自己吗

在去医院进行孕前检查前，可以先给自己的身体作一个健康评估，夫妻双方都回想一下：

自己和爱人是否患过或是正在患什么样的疾病？现在的身体状况如何？有什么身体状况正困扰着你们？……好好地想想，大致了解自身的孕育条件，做到心中有数，以便为医院的正式检查提供参考。

如果准妈妈在作孕前检查时查出有疾病，也不要沮丧，应及时求助于医生，积极进行治疗。准妈妈还要注意，要关注自己的流产史，要爱护自己的身体。做丈夫的也应该注意这一点，不要让妻子作无谓的流产，无论是人工流产还是自然流产，对女性身心的伤害都是很大的。

如果准妈妈打算孕育的时间是流产后不足一年的时间，建议你先不要怀孕，因为这对你的健康及孕育均不利，所以应谨慎。如果你有习惯性的自然流产，那么则要小心了，及时到医院去进行生殖健康的全面检查，找到原因，积极治疗，这对优生优育、保证女性的健康有益。

孕前检查查什么

孕前检查的主要内容包括对男女双方疾病史的了解和进行系统的体格检查。

家庭史

包括对三代以内直系、旁系亲属的健康状况的询问，尤其是有无遗传病、精神病和传染病史等。

健康状况

患有心、肝、肺、肾病或高血压急性期，待病情痊愈后方可生育。患有唐氏综合征、严重的精神病、麻风病、梅毒和红斑狼疮者应该禁止生育。

生殖器

判定是否有严重的生殖器畸形和异常。

总之，青年男女进行孕前检查，可使双方都能真正了解对方是否健康。同时医生可以利用这一机会向青年男女讲解生理知识，宣传优生优育知识以及性生理、性卫生等保健知识。

月经是否正常

月经异常是妇科常见病，它带给女性的不仅是自身的烦恼和痛苦，更会影响到正常受孕。有月经异常症状的女性一定要及时检查。

月经异常的症状和危害

月经异常的症状一般表现为：痛经、经期提前或经期推后、排卵期出血、月经血量过多或过少等。这些情况往往会导致日后发生不孕。

适当的痛经是正常的生理现象，但是严重的痛经就有可能是子宫内膜异位、子宫肌瘤、盆腔炎、子宫内膜炎等疾病引起的，最好到医院检查一下。月经周期一般为25～35天，如果超过40天或者不足20天，都属于不正常情况，要警惕子宫病变。月经持续3～6天属于正常，如果超出7天，就要怀疑功能性子宫出血、排卵不正常、子宫收缩不好或者其他子宫病变了。经血过多或过少同样要引起警惕。

及时检查早医治

发现月经异常时应及时到医院做科学的检查，另外每年或每隔一年做一次妇科常规检查可以帮助及早发现异常。目前常见的检查手段有：宫颈涂片检查（HPV检查）、宫颈细胞液基薄层检测（TCT检查）。

白带有无异常

白带可以说是女性生殖系统健康与否的预报器，女性朋友千万不要忽略了对白带的自查。孕前白带异常的女性，若不加治疗则怀孕后病情会加重，而且在分娩时很有可能通过产道将病菌传染给宝宝。

到任何一家正规医院做个妇科常规检查，就可以确知引起白带异常的原因是什么，并在医生的指导下进行对应治疗。

 ## 尿液知健康与否

通过尿常规检查可以排除糖尿病、尿道感染、肾炎等疾病，有助于肾脏疾患的早期诊断，如果有肾脏疾病，应在治愈的基础上再怀孕。否则，10个月孕期对母亲肾脏系统是一个巨大的考验，身体的代谢增加，会使肾脏的负担加重。这样对母亲和胎儿都是有危险的。

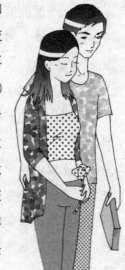

妇科内分泌检查

妇科内分泌检查主要是检查女性的性激素和对性激素有影响的其他激素（如促黄体生成素等）的含量和水平。妇科内分泌是否正常会直接影响到女性可否正常受孕和受精卵是否可在母体内正常发育。妇科内分泌检查主要包括黄体生成素（LH）、垂体促卵泡激素（FSH）、垂体泌乳素（PRL）、雌二醇（E_2）、孕酮（P）、睾丸酮（T）6项指标。

黄体生成素（LH）

主要功能是促进排卵，形成黄体分泌激素。LH值低提示促性腺激素功能低下，LH值高则提示卵巢有病变。

垂体促卵泡激素（FSH）

主要功能是促进卵泡的发育和成熟。FSH值高可能是卵巢早衰、卵巢不敏感、原发性闭经等，会造成不孕。

垂体泌乳素（PRL）

主要功能是促进乳腺的增生，乳汁的生成和排乳。PRL值过高，可能是脑垂体肿瘤和甲状腺低下。

雌二醇（E_2）

由卵巢分泌，主要功能是使子宫内膜生长为受精卵着床作准备，另外雌二醇和孕激素共同作用，可促进乳腺发育。E_2值低提示卵巢功能低下，乳腺发育不良，会影响受孕及之后的哺乳。E_2值高则可能已怀孕或有卵巢肿瘤。

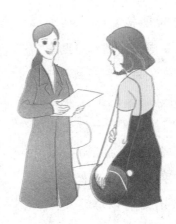

孕酮（P）

由卵巢的黄体分泌，主要功能是促使子宫内膜从增殖期转变为分泌期。P值低提示黄体功能不全及排卵性功能失调性子宫出血。

睾丸酮（T）

不要以为睾丸酮这种雄性激素只存在于男性体内，实际上女性体内也有一定含量，主要作用是引起性欲。T值高，称高睾酮血症，可引起女性不育。

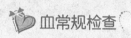

血常规检查

在怀孕之前一定要认真地做个血常规检查，它可以告诉你的血液供应是否充足（是否有贫血）、凝血能力如何（血小板数量）等重要信息。

做血常规检查时，别忘了要求医生顺便给做个血型鉴定。这样做的目的有两点：一是为了明确各自的血型，以便在生产过程中万一发生失血时，可省去血型鉴定这一环节，节约宝贵的救命时间；另外更重要的是可以确定将来的宝宝会不会发生新生儿溶血症。

新生儿溶血症是因为胎儿与母亲的血型不合而导致的，它的主要症状就是黄疸，此外还可能有贫血和肝脾肿大等表现，严重者会发生胆红素脑病，影响宝宝智力，甚至还有可能引发新生儿心力衰竭而导致死亡。常见的有两种血型系统不合：ABO血型系统不合和Rh血型系统不合。

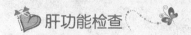

肝功能检查

肝是人体重要的解毒器官，如果肝功能不正常对身体的危害是很大的，尤其是在怀孕这样免疫力降低的特殊时期。另外，若母亲携带有肝炎病毒，还会传染给胎儿。所以孕前做一次肝的全面检查是非常必要的。在进行肝功能检查时，除了要做乙肝全套检查外，还应该检查转氨酶、血清总胆汁酸、胆红素等项目及甲乙丙肝病毒抗原抗体。

病毒检查

多年的临床资料发现，孕期流产、死胎或胎儿畸形等，许多与母体病毒感染有关。因此，为安全起见，孕前应做相应的检查。目前需检查的几种病原体是弓形体（T）、风疹病毒（R）、巨细胞病毒（C）、单纯疱疹病毒H型（H）以及其他病毒（O），合称为TORCH。这些病毒对成人往往影响不明显，甚至感染了也不会出现症状，但是对分化、生长中的胎儿却可带来巨大的伤害。

♂♀ 温馨嘱咐

别让"种子"感染病毒

男性精子的成熟过程是从初级精母细胞至精子形成，共64天；所以在受精前的64天内要避免感染病毒。有些毒素致畸的临界时间是在受精卵的早期。虽然受精卵在第1～3周时对胚胎毒性不太敏感，但为了安全起见，最好还是根据医生的意见，采取措施阻止胚胎着床。

口腔没病孕期安全

如果准备怀孕，女性朋友别忘记口腔的孕前检查。保证牙齿的健康，也是安全度过妊娠期的前提之一。一般来说，孕前应该进行下列项目的口腔检查：

牙龈炎和牙周炎

女性在怀孕后，体内的雌性激素水平明显上升，尤其是黄体酮水平上升很高，会使牙龈中血管增生，血管的通透性增强，容易诱发牙龈炎，这被称为"孕期牙龈炎"。研究证实，怀孕前未患牙龈炎的女性，其怀孕后患"孕期牙龈炎"的比例和严重程度均大大降低；而在孕前就患有牙龈炎或牙周炎的女性，怀孕后炎症会更加严重，牙龈会出现增生、肿胀、出血显著，个别的牙龈还会增生至肿瘤状，叫做"孕期龈瘤"，极容易出血，严重时还会妨碍进食。另外，患者牙周袋中细菌毒性增加，对牙周骨组织的破坏也加重，往往引起多颗牙齿的松动脱落。所以，怀孕前应该进行牙龈炎和牙周炎的检查和系统治疗。

蛀牙

孕中生理的改变和饮食习惯的变化以及对口腔护理的疏忽，常常会加重蛀牙病情的发展。一旦暴发急性牙髓炎或根尖炎，不但会给孕妇带来难以忍受的痛苦，而且服药不慎也会给胎儿造成不利影响。另外，有调查证明，母亲患有蛀牙，生出的小宝宝患蛀牙的可能性也大大增加。原因之一就是母亲是婴儿口腔中致蛀牙细菌的最早传播者。所以，怀孕以前治愈蛀牙无论对自己，还是对小宝宝都是有好处的。

阻生智齿

阻生智齿是指口腔中最后一颗磨牙（俗称"后槽牙"），由于受颌骨和其他牙齿的阻碍，不能完全萌出，造成部分牙体被牙龈所覆盖。以下颌第三磨牙最为常见。阻生智齿的牙体与牙龈之间存在较深的间隙（医学上称为"盲袋"），容易积留食物残渣，导致细菌滋生、繁殖而直接引起急、慢性炎症，就是通常说的"智齿冠周炎"。由于智齿多在18岁以后萌出，且智齿冠周炎又最容易发生在20～35岁之间，而这个年龄段恰好是育龄女性选择怀孕的时间，所以要想防治这种病的发生，就应该在孕前将口腔中阻生智齿拔除。

注射疫苗预防感染

每个准备做妈妈的人都希望在孕育宝宝的10个月里平平安安，不受疾病的打扰，因此加强锻炼。增强机体抵抗力是根本的解决之道。但针对某些传染疾病，最直接、最有效的办法就是注射疫苗。

风疹疫苗

风疹病毒可以通过呼吸道传播。有25%的早孕期风疹感染的女性会出现先兆流产、流产、胎死宫内等严重后果，也可能造成婴儿先天性畸形、先天性耳聋等不幸。因此，如果在妊娠初期感染上风疹病毒，医生很可能会建议你做人工流产。如果想在孕期避免感染风疹病毒，目前最可靠的方法就是接种风疹疫苗。但切不可在怀孕之后才进行接种。

注射时间：至少应在受孕前3个月注射。因为注射后大约需要3个月的时间，人体内才会产生抗体。

效果：疫苗注射有效率在98%左右，可以达到终身免疫。

乙肝疫苗

我国是乙型肝炎高发地区，被乙肝病毒感染的人群高达10%左右。母婴垂直传播是乙型肝炎的主要传播途径之一，因此还是及早预防为好。

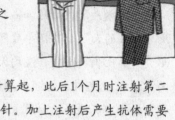

注射时间：按照"0、1、6"的程序注射。即从第一针算起，此后1个月时注射第二针，在6个月的时候注射第三针。加上注射后产生抗体需要的时间，至少应在受孕前9个月进行注射。

效果：免疫率可达95%以上。免疫有效期在7年以上，如果有必要，可在注射疫苗五六年后加强注射1次。

其他疫苗

甲肝疫苗：甲肝病毒可以通过水源、饮食传播，而孕妇因为内分泌的改变和营养需求量的增加，肝脏负担加重，因此抵抗病毒的能力减弱，极易感染。专家建议高危人群（经常出差或经常在外面吃饭者）应该在受孕前3个月注射甲肝疫苗。

水痘疫苗：早孕期感染水痘可导致胎儿先天性水痘或新生儿水痘，如果怀孕后期感染水痘可能导致孕妇患严重肺炎甚至致命。因此女性朋友至少应在受孕前3个月注射水痘疫苗。

遗传咨询：阻隔遗传病

遗传性疾病是指由于遗传物质改变（如基因突变和染色体畸变）而造成的疾病。这是一类严重危害人类健康的疾病，它以其特有方式，程度不同地一代又一代地往下传递。

遗传性疾病知多少

我们每个人都或多或少地带缺陷基因。也就是说，每个人几乎都可能是一种或几种遗传病基因的携带者，只是父母一方的某个异常基因往往被另一个正常基因所掩盖，异常基因没有表现的机会。所以，孩子的体内尽管存在着潜在的有缺陷的基因，却不会发生遗传病。当父母都带有同种缺陷基因时，便无法再互相掩饰，孩子就在劫难逃了。有一些遗传病经常表现出一些具有特异性的综合征，了解这些综合特征可根据症状和体征做出些初步的判断，有利于及早发现及治疗。下列常见表现可作为遗传病初步诊断的参考：

头部

小头、巨头、舟状头、小颌、枕骨扁平、满月脸，眼距宽、落日眼、内眦赘皮、无虹膜、蓝色巩膜、斜视、眼球震颤、角膜混浊、白内障、小眼球、无眼球、小眼裂、眼裂外斜、上睑下垂、色觉异常、近视，耳低位、小耳、巨耳，耳聋、耳壳畸形、鼻梁塌陷、鼻根宽大，唇裂、腭裂、巨舌、舌外伸、齿畸形等。

颈部

宽颈、蹼颈、短颈、发际低位等。

躯干

鸡胸、盾状胸、脊柱裂、乳间距宽、乳房发育异常等。

四肢

小肢、短肢、多指（趾）、并指（趾）、短指、蜘蛛指（趾）、摇椅状足、肘外翻等。

皮肤

皮纹改变、皮肤角化过度、鱼鳞状皮肤、无汗、肤色异常（色素过多或减少）、多毛等。

💗 遗传性疾病的原由

一般来说，染色体数目或结构异常，或者基因本身异常，都会导致遗传性疾病。仅受一对异常等位基因控制的疾病为单基因遗传病，受两对以上异常基因控制的疾病为多基因遗传病。多基因遗传病具有家族群体遗传性，发病率低，需要一定的环境条件才会发病，高血压、糖尿病、哮喘等就属于多基因遗传病。一般的遗传病为单基因遗传病，只在直系亲属间传递。

💗 摸清遗传病的脾气

遗传病还有一些其他不同于一般疾病的特点，而这些特征正是遗传病巨大危害的表现。

🌼 家族性

遗传病患者携带致病基因，婚配后使致病基因在其后代中延续导致整个家族不断出现患病者。例如，19世纪英国维多利亚女王家族就是一个著名的血友病家族。携带致病基因的女儿与其他皇族联姻，将血友病传给了欧洲的一些皇族，出现了一系列的血友病患者和血友病基因携带者。

🌼 先天性

大多数遗传病患者为先天性患病，少数出生时正常，而后在一定的年龄发病或出现临床症状。如先天性肌紧张一般在青春期发病，遗传性舞蹈症则要到30～40岁时才开始出现临床症状，遗传性精神分裂症也多在青春期发病。但无论如何，遗传病的获得是先天性的，其病因起于胎儿时期遗传信息和染色体发生异常。

🌼 终身性

多数遗传病都具有终身性的特点，很难治愈。虽然目前医学科学有了巨大发展，可以采用一些措施，改善某些遗传病患者的临床症状或防止发病。例如，蚕豆病患者不吃蚕豆，不接触蚕豆花粉，不服用有关药物，可避免发病。现有技术还无法使异常的染色体或基因恢复正常，异常基因将与患者终身相随，仍可传给下一代。

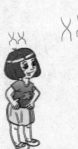
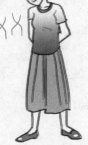

遗传病的遗传方式

人类遗传性疾病种类繁多，遗传病的遗传方式也是多种多样，大致归纳为3类，分别为单基因、多基因和染色体病。它们的遗传方式如下：

单个致病基因引起的单基因病

◆常染色体显性遗传病。如多发性家族性结肠息肉症、遗传性舞蹈病、软骨发育不全、夜盲症、肾性糖尿病、血液胆固醇过高症、并指及多指（趾）畸形、先天性眼睑下垂、家族性周期四肢麻痹、遗传性神经耳聋、过敏性鼻炎等。目前约有160种常染色体显性遗传病。

◆常染色体隐性遗传病。如大家所熟悉的高度近视、高度远视、先天性聋哑、苯丙酮尿症、白化病、垂体侏儒症、黑尿病、家族性痉挛性下肢麻痹、肥胖生殖无能综合征及先天性鳞皮病等，目前已达1200多种。

◆性连锁显性遗传病。如无汗症、脊髓空洞症、抗维生素D缺乏病、脂肪瘤、遗传性肾炎等，比较少见。

◆性连锁隐性遗传病。如血友病、蚕豆病、红绿色盲、家族性遗传性视神经萎缩、血管瘤、睾丸女性化综合征、先天性丙种球蛋白缺乏症、肾性糖尿病、先天性白内障、无眼畸形、肛门闭锁等。

多基因病遗传方式

这里是指由多个致病基因发生异常而引起的疾病。多由于外界环境对生理的影响，致使多基因发生突变而发病。例如先天性心脏病、糖尿病、原发性高血压、哮喘、唇腭裂、重症肌无力、痛风、原发性癫痫、牛皮癣、类风湿性关节炎、低度及中度近视、部分斜视、精神分裂症等。

染色体病的遗传方式

大部分是由于父亲或母亲的生殖细胞发生畸变引起，小部分患者是因为22条常染色体中的平衡易位的携带者传给了后代，使其子女发生染色体异常的疾病。临床上常见的如唐氏综合征、先天性腺发育不全以及猫叫综合征、小睾丸症、两性畸形等，约有350种。

♀♂ 温馨嘱咐

遗传中潜伏着"特务"

由于遗传病并不都有明显的表征，因此一对看起来表现正常的夫妻也不能排除携带有某种致病基因的可能，所以在准备怀孕前最好一起回顾一下双方的既往病史和家庭遗传病史等，并到正规医院做相应检查。

遗传病之高风险者

现在，一对夫妻一般只生育一个孩子，这个孩子对整个家庭十分重要。谁都希望自己的孩子健康快乐，如果孩子生下来就有遗传性疾病，不仅孩子会一生痛苦，孩子的爸爸妈妈及其他亲属也将痛苦不堪。下面介绍的这些父母，有很大可能将自己的不良基因遗传给宝宝。

35岁以上的高龄孕妇

有关资料证明，染色体偶然错误的概率越到生殖年龄后期越明显增高。因为女性一出生，卵巢里就储存了她这一生全部的卵细胞，当年龄较大时，卵子就相对老化了，生染色体异常患儿的可能性也会相应增加。统计资料显示，此种可能性约为4.5%。

夫妇一方为平衡易位染色体的携带者

如果父母一方为平衡易位染色体的携带者，他们的子女中有1/4将流产，1/4可能是易位型先天愚型，1/4可能是平衡易位染色体的携带者，只有1/4可能出生正常的孩子。

已经生过一个"先天愚型"患儿的母亲

已生过一个常染色体隐性代谢病患儿（如白化病、先天性聋哑、侏儒、苯丙酮尿症等）的母亲，再次生育时，其第二个孩子为"先天愚型"患儿的概率为3%，孩子的发病率为25%。

夫妇双方为高度近视者

近视有两种类型，一种是单纯近视，另一种是高度近视，它们的发生与遗传因素有一定的关系。单纯近视又称普通近视，指600度以下的低中度近视，极为常见，从儿童期发病，多可矫正到正常。主要症状为远视力减退，近视力仍正常。其发生与遗传因素和环境因素均有关系，一般认为系多基因遗传。高度近视又称进行性近视，指600度以上的近视。夫妇双方如均为高度近视，其子女通常会发病。如双亲中一方为高度近视，另一方正常，其子女有10%～15%可能会发病。如一方为高度近视，另一方为近视基因携带者，其子女高度近视发生率约为50%。如双方均为近视基因携带者，但视力正常，则子女高度近视的发生率是25%。

不宜生育的情况

某些患遗传病的夫妇或由于一方是严重的显性遗传病患者，或由于双方都患有同一种严重的隐性遗传病，或由于双方都患有较严重多基因遗传病，都属于不宜生育孩子的夫妇。因为这种情况下，孕育具有遗传病孩子的概率非常大，所以一定要相信科学，选择不生育。

一方为严重的显性遗传病患者

这一类遗传病患者的疾病有视网膜细胞瘤、强直性肌营养不良（表现为全身肌肉萎缩，以面、肩、上肢比较明显，同时伴有白内障与毛发脱落）、遗传性痉挛性共济失调（表现为步态不稳、言语障碍、视神经萎缩、眼球震颤等）、软骨发育不全（表现为侏儒，四肢短小，面部畸形）等。

这些疾病的共同特点是能造成胎儿明显畸形，孩子不能正常地学习、工作和生活，并且会直接遗传。父母一方有病，子女大约有半数会发病，所以不宜生育。

夫妇双方都患有同一种严重的隐性遗传病

男女双方中如果一方是隐性遗传病人，则所生子女一般只带致病基因，并不患病；但如果双方都患有同种隐性遗传病，所生子女就会有很高的发病机会，甚至可能全部发病。如肝豆状核病变，它是一种铜代谢障碍的遗传病，发病后有震颤、肌张力增强、智力减退等神经症状以及黄疸、腹水、肝脾肿大等肝脏病症状，这种病非常难治，所以有此隐性遗传基因的父母最好避免生育。

夫妇双方患有较严重的多基因遗传病

如父母均患有精神分裂症、狂躁抑郁精神病、原发性癫痫、先天性心脏病、唇裂、腭裂、糖尿病等，其子女发生疾病的概率较高，所以最好不生育。

如何预防遗传病

遗传性疾病早在胚胎期间乃至精子和卵子结合的时候就埋下了病根，所以，预防遗传病，责任自然就落在患者的父母身上。每一对准备当父母的夫妇，乃至准备择偶成婚的青年男女，在择偶或生育的时候，都要想到如何预防遗传病，这也是实现优生的一项重要内容。

受孕前的预防

首先，要选好受孕时机。夫妻双方的年龄要适当，最好都处在最佳生育年龄。如果女方年龄超过35岁，子代患先天性愚型的概率可增加10倍左右；而且男方的年龄最好不要超过40岁。其次，要注意受孕时男女双方身体所处的环境情况。如正与有毒有害物质密切接触（如放射线治疗或农药等），或正在应用某种对胚胎可造成损害的药物，则不应受孕。如欲受孕，则要避开有害的外在环境一段时间后方可受孕，时间的长短应根据情况具体分析。再次，女方流产后不足半年者，不应该受孕。连续发生两次以上的自然流产者，应进行染色体检查，确定是否与遗传因素有关，由医生决定是否再次受孕，如可受孕应何时受孕。

孕期的预防

科学的孕期保健可以避免各种因素造成的不良影响，使胎儿正常、健康地发育。外界不良因素可促进胚胎期间遗传病的形成，孕期应特别注意预防风疹等病毒感染，避免与有毒有害物质密切或长期接触，不滥用药物，以保障胎儿安全。

分娩后的预防

早期发现、及时治疗遗传病也是一个重要的环节。遗传病并非都是在出生时就能表现出来的，有的在儿童时期、青少年期，甚至成年后才逐渐表现出来，如能早期发现、早期诊断，就可以有效地控制一些遗传病的发生。孩子出生后，父母发现异常，特别是出现智力发育障碍，应及时就医，尽早治疗。如半乳糖血症，出生数周至数月可出现拒食、肝大、白内障和智力发育迟缓等异常表现，如能及早发现、确诊，停止喂养乳制品，可以防止这种遗传病的发生和发展。

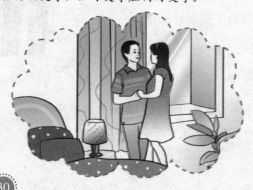

遗传咨询的方式

一对夫妇或孕妇或遗传病患者及其家属，向医生或遗传学家提出有关遗传病的问题，并请求给予解答，就是遗传咨询。遗传咨询分前瞻的咨询和回顾的咨询两种。

前瞻的咨询

前瞻的咨询指的是当有缺陷的基因型还没有在家庭中表现出来叶进行的咨询。如果男女双方中有一方的父母、兄弟姐妹或叔、舅、姑、姨以及祖父母、外祖父母中有遗传病患者，那么，在婚前，至少在孕前应进行前瞻的咨询，医生将会根据家族中遗传病的种类以及遗传规律提出建议，并在孕后密切注视胎儿的发育，防止遗传病的延续，防止畸形儿的诞生给家庭和社会带来沉重的负担。

回顾的咨询

回顾的咨询指的是，一个家庭中已经出现一个患遗传病的孩子，夫妇将向医生询问未来的孩子是否还会出现遗传病。医生在确定第一个患儿的遗传病类型以后，再判断和估计未来孩子发生同类型疾病的危险率。如果危险率很高，医生将劝告夫妇采取措施，不要再生育，假如已经怀孕，就需要进行产前诊断，看看胎儿是否正常以决定引产还是继续妊娠。如果危险率并不很高，并且可以采取必要措施或通过性别选择来避免遗传病的发展，那么医生将会给予具体的指导。

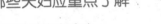 哪些夫妇应重点了解

◆ 有遗传病家族史。

◆ 夫妇中一方有遗传病或先天缺陷。

◆ 夫妇为近亲血缘关系。

◆ 曾经生过先天性愚型儿、无脑儿、脊柱裂等先天性畸形儿。

◆ 有习惯性流产、早产或原因不明的胎死宫内者。

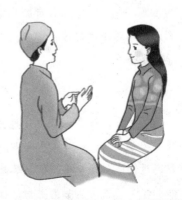

一个遗传病患儿的出世，不仅是他自己的痛苦、父母的痛苦，而且他长大成人后还要结婚生育，这样，遗传病一代一代传下去，将会给社会增加负担。因此，有遗传病家族史的年轻夫妇，为了优生，应重视遗传咨询，认真听从医生的忠告。

遗传咨询宜早不宜迟

进行遗传咨询，总的原则是宜早不宜迟。

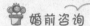 **婚前咨询**

知道自己的家族中有遗传病史，应在婚前检查中如实地告诉医生，以便通过对双方染色体的检查，来判断婚后是否会生畸形儿。如果双方染色体的重新组合会导致遗传病的延续，那么，是结合还是分手，应该科学地、慎重地考虑。

孕前咨询

夫妇双方中一方有遗传病家族史或已生过一个先天性畸形儿，应在准备怀孕前去咨询。有的遗传病与环境、季节有关系，医生会对何时怀孕有利提出具体意见。另外，有些遗传病需要在孕前做必要的治疗，或服一些药品对胎儿发育有利，因此，孕前先去咨询，遵照医生的嘱咐怀孕，是会有利于优生的。

孕早期及时咨询

怀孕后应该在1~2个月时去咨询，最晚不要超过3个月。孕早期咨询，医生可以通过询问妊娠反应，做必要的检查来判断胎儿是否正常。如果正常。仍需要继续观察监护胎儿发育情况；如果出现异常，早期引产对孕妇身体的影响会小一些。

遗传咨询的程序

◆说明来意，告诉医生为什么前来咨询。

◆说明自己的情况：结婚否、生育否、怀过几次孕、有过流产否（自然流产或人工流产）、孩子的身体状况、本人健康状况、丈夫（妻子）的情况、夫妇是否为近亲血缘。

◆说明男女双方的家族史，包括父母、兄弟姐妹、叔、舅、姑、姨及堂表兄弟姐妹的健康状况，是否有近亲结婚、是否患有遗传病或先天缺陷、是否生过畸形儿等。

◆男女双方的母亲生过几胎、成活几个、目前健康状况如何，有无死胎或死产。如果有遗传病家族史，需要说明哪些家族成员患遗传病，症状是什么、健康状况如何、何时死亡。倘若咨询者已生过一个畸形儿，那么应告诉医生。

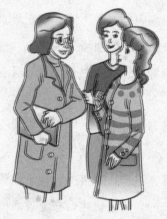

我爱我家：远离不孕不育

每个家庭都希望拥有一个健康聪明的宝宝，但不孕不育却成为许多夫妇心口永远的痛。那么，究竟什么是不孕不育呢？不孕不育有什么症状呢？是什么因素导致不孕不育呢？有什么措施能够预防和治疗不孕不育症呢？一起来了解一下吧！

女性不孕为哪般

人们常常将"不育症"和"不孕症"混为一谈，其实两者在医学上的定义是有区别的。根据调查，新婚夫妇婚后一年内怀孕者占85%左右。育龄夫妇婚后同居，未避孕，性生活正常，两年以上（美国妇产科教材和不孕协会则把时间定为1年）女方未受过孕者称之为"不孕症"。而"不育症"则是指育龄夫妇结婚同居后女方曾妊娠，但均因自然流产、早产或死产而未能获得活婴者。

据统计，在所有不孕症当中，是由女方因素引起者占45%，男方因素引起者占25%，男女双方因素引起者占22%，原因不明者占8%。由此可见，女方因素导致的不孕在不孕症中所占比例很大。医学专家认为，女性不孕的原因可归纳为3类：

排卵功能障碍

表现为月经周期中无排卵，或虽然有排卵，但黄体功能不健全。

生殖器官问题

先天性发育异常或后天性生殖器官病变，阻碍从外阴至输卵管的生殖通道通畅和功能，妨碍精子与卵子相遇，导致不孕。

免疫学因素

系指女性生殖道中存在有抗精子抗体，引起精子互相凝集、丧失活力或死亡，导致不孕或不育。此外，部分不孕女性的血清中存在有对自身卵子透明带抗体样物质，可阻碍精子穿透卵子受精，亦可引起不孕。此外，性生活失调，性知识缺乏，全身性疾病及许多不明原因等引起的不孕占不孕症的1/3左右。

值得欣慰的是，随着科学技术的发展，现代医学对不孕不育的治疗已经取得了长足的进步，许多不孕不育的家庭终于有了自己心爱的宝宝。这里需要提醒大家的是，只有积极配合治疗、合理安排饮食、调节好心态才能取得最好的疗效。

女性不孕的症状

◆月经紊乱：包括月经周期改变、经量改变、经期延长等。

◆闭经：年龄超过18岁尚无月经来潮，或月经来潮后又连续停经超过6个月。

◆痛经：子宫内膜异位、盆腔炎、子宫肌瘤、子宫发育不良、子宫位置异常等疾病存在时可出现行经腹痛。

◆月经前后的一些异常：少数妇女月经前后周期性出现"经前乳胀"、"经行头痛"、"经行浮肿"、"经前面部痤疮"、"经行风疹块"、"经行抑郁或烦躁"等一系列症状，这些常是因为内分泌失调而黄体功能不健引起，有可能导致不孕。

◆白带异常：有阴道炎、宫颈炎、子宫内膜炎、盆腔炎及各种性传播疾病存在时会出现白带异常，而这些疾病又都不同程度地影响受孕。

◆腹痛：慢性下腹、两侧腹隐痛或腰骶痛常常是在有盆腔炎、子宫肌炎、卵巢炎、子宫内膜异位症、子宫及卵巢肿瘤时出现。

◆溢乳：非哺乳期乳房自行或挤压后有乳汁溢出，多提示有下丘脑功能不全、垂体肿瘤、泌乳素瘤或原发性甲状腺功能低下、慢性肾功能衰竭等疾病，也可以由避孕药及利血平等降压药引起。溢乳常常并发闭经导致不孕。

治疗不孕有良方

◆人工月经周期治疗。在月经的第5天，每日服用乙烯雌酚0.5毫克，连用20天，在最后5天加肌注黄体酮，每日20毫克（或口服安宫黄体酮4毫克，每日3次），一般停药后5天左右即可有月经。

这种方法一般以连用3个周期为原则，疗程结束后进行卵巢功能测定，根据情况再决定下一步治疗方案。

◆诱导排卵。如用绒毛膜促性腺激素诱导排卵、促黄体生成素释放激素诱发排卵等方法。

◆输卵管再通。首先查明引起阻塞的原因，针对病因进行治疗，其次可采用输卵管通液术、开腹输卵管松解造口手术、宫腔镜再通术、X光下介入扩通术等手术来解决。

别说流产不在乎

自然流产和人工流产后的不孕，是现今多见的一种不孕类型，如果伴有闭经，则将使问题更趋复杂。在妇科门诊发现，约有1/3的不孕女性，在婚前或婚后有过自然流产或人工流产的历史，其中自然流产后不孕和闭经的发生率较人工流产者高3～4倍。究其原因，是流产后感染引起输卵管炎性阻塞，或是流产时子宫腔内血液逆流进入输卵管，引起非炎症性血肿机化性输卵管阻塞。

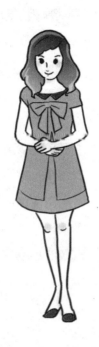

输卵管是一对与子宫相连的细长弯曲管道，是输送卵子、促成卵子和精子"鹊桥相会"以及护送受精卵安抵宫腔的"天堑通途"，如果发生阻塞，必然影响受孕。而流产后的继发性闭经或月经量减少，则可能是由于强力的刮宫造成子宫腔粘连所致。子宫是产生月经的"加工厂"和孕育胎儿的"温室"，如果有病变当然也会导致不孕。

欲孕必先保护子宫

受孕是一个非常微妙而又复杂的生理过程，任何一个环节受到阻碍与破坏都不能受孕。而子宫因素是引起不孕的第一位因素：

宫颈异常

※发育异常及炎症：如宫颈缺失、狭窄、松弛、发育不全，宫颈纵隔，宫颈粘连，宫颈炎症、息肉、肌瘤等均可导致不孕。

※宫颈黏液异常：分泌过少、过稠，都不能受孕。

子宫异常

※先天性发育异常：先天性无子宫，各种子宫畸形，如单角子宫、双角子宫、舟状子宫、双子宫、子宫横隔或纵隔、幼稚型子宫等均可造成不孕。

※子宫萎缩：如哺乳、年老、子宫内膜过度搔刮、结核、贫血、代谢性疾病、卵巢功能衰退等均可导致子宫萎缩而引起不孕。

※其他：子宫肌瘤、子宫内膜异位症、子宫内膜息肉、子宫体腺癌、子宫内膜炎、子宫内膜粘连、子宫内膜功能异常、子宫位置异常、子宫脱垂等。

男性不育的原因

临床实践认为，男性不育与以下诸多因素有关：

◆隐睾。隐睾者的睾丸处于相对高的位置，不利于睾丸的发育和青春期后的精子生成。

◆流行性腮腺炎。如果感染是双侧性的，则常会患有无精子症或严重的少精子症。

◆阴茎和尿道先天性疾病。如隐匿阴茎、阴茎下畸形、尿道下裂等疾病。

◆青春期的营养不良与营养过剩。长期的营养不良可影响体内激素的合成与分泌，从而使睾丸的生长发育和精子发生障碍；营养过剩可导致肥胖，影响阴茎的发育和外观，并造成血清睾酮水平低下，影响睾丸的发育和精子发生。

◆男性泌尿生殖系统感染。泌尿生殖系统感染，包括前列腺炎、结核性附睾炎、沙眼衣原体感染等。

◆接触有害物质。环境中的有害化学物质，包括汽车废气、含苯油漆、有害的装饰材料和涂料、重金属污染等。

◆不良的生活习惯。如嗜好烟酒等。

男性不育的症状

男性原因引起的不孕不育除外生殖器发育畸形外，有下列症状是常见的：

◆阳痿：阴茎不能勃起，或勃起不坚硬，以致不能进行性交。

◆不射精。

◆精液过少。

◆血精：精液呈粉红色或夹有血丝。

◆射精疼痛、排尿困难。

◆白浊：指男性尿液中混夹精液，或排尿后有精液状浊物。

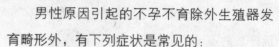

温馨嘱咐

男性不育重在肾

男子不育，中医认为主要是肾肝脾功能失调。这是因为肾主管生殖，肾虚则导致生精功能障碍，可能出现阳痿、少精、弱精、死精的情况。又因为，肾藏精，肝藏血，肝肾同源，肝经络阴器，肝阴亏损则会精少，肝经湿热则伤精而影响生育功能。针对肾虚引起的不育症，中医治疗以益肾生精、活血化淤、清热利湿为主，根据具体情况而定。如果患有不育症又想要宝宝的话，也不要太着急，现在已经有很多治疗方法，尽早去医治吧。

良好习惯促成真男人

男性不育症的原因很复杂，但是如果坚持良好的生活习惯，有一些男性不育症是完全可以预防和避免的，这就要做到：

◆按时接种疫苗，以预防各种危害男性生育能力的传染病。

◆掌握一定的性知识，了解男性生理特征和保健知识，如果发现睾丸有不同于平时的变化，一定要及时诊治。

◆如果经常接触放射性物质、高温及毒物，一定要严格按照操作规定和防护章程作业。如果近期想要孩子，最好能够脱离此类工作半年后再生育。

◆睾丸是一个很娇嫩的器官，它的最佳工作温度要比人的体温低1℃左右，如果温度高，就会影响精子的产生，所以任何能够使睾丸温度升高的因素都要避免，如长时间骑自行车、泡热水澡、穿牛仔裤等。

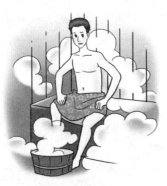

◆改变不良的习惯，戒烟戒酒；不要吃过于油腻的东西，这会影响性欲。

 医学助你成功播种

目前在临床上对男性不育症有一定疗效的治疗方法如下：

◆内分泌治疗。应用长效庚酸睾酮治疗促性腺激素低下的性腺功能低下症，应用溴隐亭治疗高泌乳素血症等。

◆生殖道炎症的治疗。一般联合应用抗生素与抗炎类药物，治疗的效果较好。

◆免疫治疗。应用外科手术切除生殖管道局部的损伤病灶，减少抗精子抗体的产生，同时使用免疫制剂。

◆外科治疗。运用输精管的显微外科吻合术、附睾管与输精管的显微外科吻合术等。

◆人工授精。应用各种物理和生物化学技术处理精液，提高精子受孕能力，进行人工授精。

◆原因不明的不育症的治疗。此种情况的治疗方法繁多，但疗效均不肯定，主要有激素、抗生素、维生素、微量元素、氨基酸等药物以及中草药治疗，同时辅以劝告病人避免烟酒，防止精神紧张、过度疲劳以及保持正常营养和规律的生活习惯等。

治愈疾病：保持健康体质

患有疾病的女性在准备怀孕前，应该系统地了解这些疾病对怀孕的影响，并积极配合治疗，才能确保未来宝宝的健康。

心脏病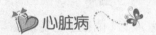

孕期合并心脏病是孕妇常见而又严重的合并症之一。怀孕后心脏随子宫的增大而移位，从而使心脏负担加重。心脏病患者在孕期心脏负担就会更重，随怀孕时间的增加，可能会引起心力衰竭。

患心脏病的女性能怀孕吗

心脏病对怀孕的影响，关键在于心脏的代偿功能。如果心脏代偿功能好，再加上自我保护好，一般都可以安全度过孕期，胎儿能正常生长发育。那么，怎样知道心脏代偿功能正常与否呢？多年来，一直沿用把心脏功能分为四级的标准。

Ⅰ级：从事普通体力活动时自觉无不适感。

Ⅱ级：一般体力活动后即感到心慌、胸闷、气短。

Ⅲ级：一般体力活动明显受到限制，轻体力活动就出现心慌、气短。

Ⅳ级：完全不能进行体力活动，休息时仍出现心慌、气短。

一般来说，绝大多数心功能Ⅰ、Ⅱ级的女性可以胜任怀孕的压力，而心功能Ⅲ级以上者发生心力衰竭的机会较多。另外，患者年龄以及以往有无心衰史也很重要。年龄在35岁以上，心衰的可能性比年轻女性要大得多。有心衰史的女性中，70%在怀孕期间会复发。

哪些心脏病患者不能怀孕

◆有心衰病史或伴有慢性肾炎、肺结核者。

◆风湿性心脏病伴有房颤或心率快难于控制者。

◆心脏有明显扩大或曾有脑栓塞而恢复不全者。

◆严重的二尖瓣狭窄伴有肺动脉高压的风湿性心脏病、心脏畸形较严重或有明显紫绀的先天性心脏病而未行手术者。

这些女性一旦怀孕，随时有可能发生心力衰竭甚至突然死亡，胎儿也有因血液循环不好而诱发缺血、生长受限的可能，容易发生死胎。

肾 病

一般来说，对孕妇影响最大的肾病有肾炎和泌尿系统感染。

如果是在急性肾炎期，最好不要怀孕，先进行积极治疗，等到病情减轻或病体康复后再作计划。如果是泌尿系统感染，对怀孕影响最大的是肾盂肾炎。要视病情的轻重，听取医生建议后，再作怀孕与否的决定。

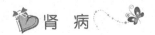

温馨嘱咐

糖尿病女性欲孕细思量

◆去糖尿病专家处咨询有关问题。

◆保持食用健康并且含有大量叶酸的饮食。

◆停用口服降糖药，按医生的治疗方案改用胰岛素治疗；在控制好血糖的前提下怀孕。

糖尿病

糖尿病患者只要能够在怀孕那一段时间里保持血糖基本正常，就完全可以怀孕并且最终获得一个健康可爱的宝宝。但是，在准备怀孕之前，必须做好计划，建立有益健康的习惯，并且要控制好血糖。

糖尿病女性在孕期容易出现如下几个问题：

◆患不孕症者约为2%，流产率可5%~30%。

◆糖尿病妊娠高血压综合征的发生率较非糖尿病孕妇高数倍，为13%~30%，同时有糖尿病血管病变时则更易发生，可达68%。

◆羊水过多的发生率为非糖尿病孕妇的20~30倍，而羊水骤增可致孕妇心肺功能不全。

◆剖宫产的机会显著增加。

◆产后出血的发生率也较非糖尿病孕妇高。

◆糖尿病孕妇较非糖尿病者更易继发感染，而且产后感染常较严重。

◆糖尿病孕妇容易生产巨大儿，巨大儿可使分娩受阻，胎儿缺氧。

◆围产儿死亡率5%~10%，多发生在怀孕36~38周。

◆糖尿病孕妇的胎儿及新生儿畸形率为非糖尿病孕妇的4~10倍。

♥ 高血压

高血压患者怀孕后易患妊娠高血压综合征，而且症状严重，多见于年龄较大的产妇。

孕前血压控制不理想者，最好不要怀孕，该病对母婴影响较严重，应引起警惕。为了在孕前保持正常血压，应按医生指导处理，采取利尿、降压方式进行治疗。如果对自己的血压不清楚，怀孕前一定要找医生测量。

高血压患者能否怀孕

如果血压只是轻度升高，在医生的指导下适当注意休息，低盐饮食，进行药物调整，还是可以怀孕的。如果高血压已经持续一段时间，并且产生了一些并发症，就要暂缓怀孕，密切监测身体状况，待血压及并发症控制后再考虑怀孕事宜。

孕前慎用治疗高血压的药物

对有生育意愿的慢性高血压患者，在准备怀孕前3个月就要在医生的建议下调整好治疗方案。例如，血管紧张素转换酶抑制剂（ACEI）类降压药，如在妊娠前3个月使用，会增加严重先天性畸形的风险。为此，对于已怀孕或准备生育的女性，医生需要重新考虑她们的用药。

♥ 肝脏疾病

肝脏病主要见于急性病毒性肝炎，是严重危害人类健康的传染病，包括甲型、乙型、丙型、丁型及戊型5种类型。

对母体的影响

患者怀孕早期妊娠反应加重，怀孕后期并发妊高征者可达30%，妊高征引起的子宫胎盘严重缺血或肝炎病毒形成的免疫复合物均可激活凝血系统，导致散播性血管内凝血。肝炎使凝血因子合成功能减退，分娩时容易发生产后出血，甚至出血不止而死亡。

对胎儿的影响

患者怀孕早期可使胎儿畸形率增加两倍，怀孕后期早产及围产儿死亡率均明显升高。黄疸型肝炎的患者早产率高达40%~90%。

💛 肺结核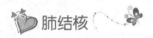

　　肺结核是一种慢性消耗性疾病，怀孕会加重患者的负担，会因为营养缺乏而影响胎儿的生长发育，这对母婴双方都不利。由于孕妇在患肺结核时出现发热和中毒症状，常使正常的怀孕发生流产和早产。如孕妇患的是一种粟粒性肺结核，其结核菌可透过血液进行散播传给胎儿，引起流产或死胎。

　　所以，患肺结核的女性应在治愈肺结核后再考虑怀孕和分娩，治愈后怀孕期间一定要注意保证足够的营养、充分的睡眠、规律的生活、清新的环境，在医生的监护下平安度过孕产期。

💛 甲 亢

　　甲状腺功能亢进是一种基础代谢紊乱造成的疾病。一旦甲亢患者怀孕，很容易发生流产、死胎、早产现象，这些现象明显高于正常女性。怀孕会加重甲亢患者的生理负担，使其甲亢症状加重、病情恶化。

　　如果孕妇在妊娠期间必须服用抗甲状腺药物，这样会抑制胎儿的甲状腺功能，因而造成胎儿先天性甲状腺功能低下症（甲低），导致小儿出生后的呆小症。如果妊娠中采用了放射性碘来治疗甲亢，则这个胎儿会因为接触过多放射线的影响，造成严重后果，应终止妊娠。甲亢患者怀孕是危险的，对母婴均不利。为了优生，患甲亢的妇女应先治愈后再怀孕。

💛 哮 喘

　　哮喘是一种常见疾病，由于各种因素引起支气管痉挛而反复发作，又称支气管哮喘。

　　孕妇哮喘发作时呼吸困难，严重时会引起全身性缺氧，包括胎儿的缺氧，造成胎儿发育迟缓和早产，或使胎儿及新生儿死亡。

　　如果患哮喘的孕妇需要用药，那么应该注意：不宜长期服用碘化物化痰，否则会引起胎儿甲状腺肿大。皮质激素类药，如地塞米松、泼尼松，有造成胎儿畸形的可能，但一般影响不太大。在哮喘发作时根据医生的意见，参考使用药物。

　　患哮喘的女性，如果心、肺功能正常，一般情况下可以怀孕和分娩。无并发症和心、肺功能病变的，造成胎儿病变的不太多，所以不必为此过分担心。

癫痫

癫痫是一种常见疾病，病因是继发于脑外伤、大脑炎后遗症、脑内血管性病变或占位性病变，称继发性癫痫。另有一些患者的发病原因不明，称为原发性癫痫。对有癫痫病史的女性来说，怀孕是个考验。孕妇在癫痫发作时，由于全身痉挛，易造成胎儿缺氧、窒息而发生流产或早产。

癫痫的持续状态可能会造成胎儿神经系统并发症和胎儿畸形。此外，由于治疗需要，必须持续服用抗癫痫药物，这些药物对胎儿可能造成危害。如果孕妇孕前即有癫痫史，后因为怀孕而停用或减量使用抗癫痫药物，很容易引起癫痫持续发作，对胎儿造成严重危害。

一般来说，继发性癫痫不会造成遗传，治愈后可以怀孕，故不必担心会影响婴儿健康。但原发性癫痫的孕妇中，一部分有明显的遗传性，其婴儿发病率高达4%，因此，原发性癫痫患者，虽然临床治愈，但仍不应怀孕，以免遗传给后人。

性病

性病的传播途径是性接触，这类病对母婴都有一定危害，尤其是胎儿。因此，一定要治愈性病后再怀孕。

梅毒

它是由苍白螺旋体引起的慢性传染病，其螺旋体可通过胎盘、脐带传染给胎儿，使胎儿发生梅毒性病变，导致流产、早产、死胎。

淋病

它是由淋病双球菌引起，女性患病后，淋病双球菌可侵犯阴道、子宫颈、子宫内膜、输卵管而引起一系列的炎症反应。有淋病性阴道炎的妇女，当分娩婴儿通过产道时会被感染，发生淋菌性眼结膜炎，称"脓漏眼"，如不及时治疗或治疗不当，可导致失明。

尖锐湿疣

它是由人乳头瘤病毒感染所致，多发生在大阴唇、小阴唇、肛门、会阴部，严重时，可波及阴道、宫颈、尿道等处。如果孕妇在阴道内或阴道口发生尖锐湿疣，分娩时新生儿就可被感染，以致婴儿出生后不久就能发现其阴部或肛门周围有尖锐湿疣的症状。

如在怀孕前患有梅毒、淋病或尖锐湿疣，应彻底治愈再怀孕。

贫 血

孕妇贫血容易并发妊娠高血压综合征，而且情况也较严重。重度贫血时，会出现心慌、气短、呼吸困难、贫血性心脏病，甚至发生心力衰竭。

由于贫血，红细胞输送氧气的能力下降，胎儿宫内缺氧，生长发育迟缓，容易发生流产、早产、低体重儿和死胎。

除了原发性贫血外，后天的一些生活习惯和疾病也会导致贫血的发生。准备怀孕的女性可以看看自己是否属于以下几类人，如果是的话，就要格外警惕贫血的发生。

◆长期喝咖啡、浓茶的人：咖啡可以抑制铁的吸收，浓茶中的鞣酸与铁结合形成难溶解的物质，随粪便排出。

◆不爱吃水果的人：水果中的维生素C可以促进铁的吸收。

◆有痔疮的人：痔疮造成消化道长期慢性失血，正如同女性月经一样，甚至更严重。

◆反复鼻出血的人：有的人鼻腔黏膜糜烂，每遇天气干燥，鼻腔持续小量出血。

◆月经过多的女性：女性通常在一次月经期间失去20~30毫克的铁，身体内铁的含量供不应求，很容易导致贫血。

◆长期吃素的人：人体的铁主要靠动物性食品供给，而且植物中的植物纤维可以抑制铁的吸收。

◆长期减肥的人：减肥而不吃早饭及午饭，或只吃那些不能使营养得以平衡的食品，食物中的铁不但减少，而且制造血红蛋白的蛋白质等原料也不足，更容易引起贫血。

如何预防缺铁性贫血

缺铁性贫血大多数是可以预防的。主要应注意食品配制，多食含铁丰富的食品，如黑木耳、海带、发菜、紫菜、香菇、猪肝等，其次为豆类、肉类、动物血、蛋等。动物性食物不但含铁量高，吸收率也高。黄豆及豆制品中含铁量及吸收率也较高。食物中应含有一定比例的动物蛋白，增加富含维生素C的水果等的摄入。铁锅烹调，也可增加铁的来源。

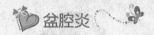
盆腔炎

一般来讲，如果盆腔炎的炎症仅局限于盆腔内的结缔组织，则不会影响受孕；但如果盆腔炎累及了输卵管，使输卵管发生粘连，导致它狭窄、堵塞就会影响受孕，因此导致不孕的情况也很常见。

未婚女性与盆腔炎

为什么未婚女性也会患盆腔炎呢？一般来说，有以下几点原因：

◆不良生活习惯。如经期盆浴，因为经期抵抗力下降，下身泡在水中，水中的致病菌可经阴道上行进入内生殖器。如经期游泳，更容易使水中病菌进入阴道，继而进入子宫、输卵管而引起炎症。因此，经期、人流手术后，一定要禁止游泳、盆浴、桑拿浴，要勤换卫生巾，因为此时机体抵抗能力下降，致病菌容易乘虚而入，造成感染。

◆不洁的自慰。脏手指或脏器械表面都沾有致病菌，甚至可能有淋菌、支原体等性病病原体。

◆其他疾病。最常见的是阑尾炎，若就诊延迟，阑尾化脓，炎性渗出物即可流入盆腔，引起输卵管炎。患急性肠炎，肠道内的病菌可经淋巴管传至生殖器，引起生殖器炎症。

别让急性盆腔炎转为慢性

如果急性盆腔炎得到及时有效的治疗，绝大多数患者就可以正常怀孕分娩，养育自己的宝宝。很遗憾的是，总有一部分患者由急性盆腔炎转变为慢性，此时的治疗效果往往难以令人满意，而且患者易出现输卵管堵塞而致治疗失败，因此，应该尽量避免类似情况的发生。

在此提醒准备怀孕的女性朋友：除了主动预防盆腔炎的发生外，一旦患了盆腔炎就应积极面对，早期治疗盆腔炎的效果还是很好的。大多数盆腔炎患者经过治疗都可以受孕，只有少部分人由于病程太长及粘连、阻塞等情况而最终不能当上妈妈。

准备怀孕的盆腔炎患者请注意

希望每一个准备怀孕的盆腔炎女性能够注意以下三点：

◆坚持到正规的医院，找专业的妇科医师进行诊断和治疗，以免误诊。

◆要坚持治疗。

◆选择药物要得当，治疗要充分及时，必要时可以采取手术治疗。

子宫内膜异位症

子宫内膜异位症是一种比较常见的妇科疾病，在生育期女性的发病率为10％～20％，且近年有增加趋势。大多数患子宫内膜异位症的女性有以下症状：痛经、月经失调、不孕、非经期疼痛、排尿痛、排尿及排便障碍、性交痛等。

在子宫内膜异位症的患者中，有50%左右的人会引起不孕。不孕的主要原因是异位的子宫内膜使盆腔发生广泛粘连，使输卵管向子宫腔运送卵子受到很大的影响，因而不能怀孕。另外，异位的子宫内膜使卵巢功能失调，不能正常将卵子排出，也会影响怀孕。

子宫内膜异位症患者经过性激素治疗或保守性手术后，是有生育机会的。应根据年龄、临床表现、病变部位和范围以及对生育要求等酌情选用最佳的治疗方法。

卵巢肿瘤

卵巢肿瘤是妇科常见肿瘤，有良性、恶性之分。如果没有通过定期妇科体检及时发现，采取措施，很可能有恶变。一般说来，卵巢肿瘤在下述情况时可造成不孕：

◆卵巢肿瘤生长过快过大时，可以影响卵巢的血运和排卵。

◆某些卵巢肿瘤出现急慢性扭转、破裂时，影响卵巢血运和引起坏死，继而出现卵巢功能障碍和不排卵，如为双侧性，则影响更大。

◆某些含有内分泌功能的卵巢肿瘤，如卵巢甲状腺瘤、卵巢颗粒—卵泡膜细胞瘤、睾丸母细胞瘤等，可因其所含肿瘤组织成分不同而产生某些相应激素，从而干扰卵巢激素的正常分泌和排卵，出现闭经、子宫出血、多毛等症状。

◆某些卵巢的恶性或巨大肿瘤，使大部分卵巢组织破坏，可出现卵巢功能失调、不排卵、与周围组织粘连、阻塞输卵管等情况，均可造成不孕。

卵巢肿瘤种类繁多，年轻女性患者中虽多为良性肿瘤，但亦有恶性肿瘤的可能。即使肿瘤为良性，怀孕后肿瘤常常也会由于子宫增大的影响不易查清，影响了对肿瘤的观察。妊娠期肿瘤可有扭转、破裂等危险情况发生，又常常需要做急症妇科手术，手术和麻醉又容易造成流产、早产，腹部伤口也不易愈合。因此，在妊娠前有持续存在的、直径大于5厘米的卵巢肿瘤，应在妊娠前进行妇科手术切除肿瘤，术后恢复半年左右可以妊娠。

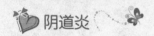 阴道炎

准备要宝宝的女性，最好治愈阴道炎再怀孕。这是因为患上阴道炎，在孕期用药非常麻烦。尤其孕期病情严重了，用药十分棘手，所以最好能在孕前治好；其次，在阴道炎同时并有子宫颈管炎时，宫颈黏液的性能也发生了改变，对精子的影响就要大得多，使受精卵先天不足；第三，阴道分泌物太多，阴道炎使阴道内的正常弱酸性环境被破坏，炎性细胞可吞噬精子，使精子的活动力减弱，对受孕产生一定的影响；最后，有些阴道炎患者也会出现性交痛，勉强性生活会使女性对性生活产生厌恶，不利于健康性生活。而且，阴道炎很容易与其他病原菌合并感染，如支原体、衣原体，这些也是容易引起女性不孕的病菌。

患有阴道炎想怀孕的女性，也不要有思想负担，应先治好病，健康地生活、饮食，养好身体再怀孕。阴道炎通常需要治疗1～3个月。

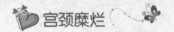 宫颈糜烂

一般来说，育龄女性得了宫颈糜烂后，宫颈分泌物会比以前明显增多，并且质地黏稠。由于含有大量白细胞，当精子通过子宫颈时，炎症环境会降低精子的活力，黏稠的分泌物同样使得精子难以通过。炎症细胞还会吞噬大量的精子，剩下的部分精子还要被细菌及其毒素破坏。如果还有大肠杆菌感染，还会使精子产生较强的凝集作用，使精子丧失活力。以上各种对精子的毒害作用使精子能量消耗过多，寿命变短，这样既对精子的活动度产生了一定影响，同时又妨碍精子进入宫腔，从而最终减少精子和卵子结合的机会。

因此，从总体上而言，宫颈糜烂人群的生育能力普遍低于正常人群。但是发生宫颈糜烂后一定会导致不孕吗？答案当然是否定的。实际上，是否会导致不孕和患者具体的情况有关。

宫颈糜烂如果得不到积极的治疗，以后发生恶性肿瘤的机会也会随之增高。所以医生建议，广大的女性患者如果发现了宫颈糜烂，一定要积极治疗。重度的宫颈糜烂一般都伴有宫内的感染，在这种情况下怀孕有可能对孩子有影响，最好还是进行系统的根治以后再怀孕。

子宫肌瘤

子宫肌瘤是由子宫平滑肌组织增生而形成的良性肿瘤。常见的表现有子宫出血、疼痛、腹部包块、邻近器官的压迫症状、白带增多、贫血和心脏功能障碍等。一部分患者并无症状，常在妇科普查时才发现患有子宫肌瘤。

子宫肌瘤影响怀孕

子宫肌瘤的具体原因目前尚不明确，但有研究表示，激素分泌过于旺盛是导致子宫肌瘤的最普遍原因。而未育、性生活失调、性格抑郁的女性极易造成内分泌紊乱，这是导致激素分泌过剩的罪魁祸首。

子宫肌瘤可以影响怀孕，有25%～40%的患者不孕。这与肌瘤的大小及生长的部位有关。如子宫角部的肌瘤可造成输卵管扭曲、变形，影响精子或受精卵的通过，减少受孕机会。黏膜下的子宫肌瘤占据宫腔的位置，影响受精卵着床。而比较大的肌壁间肌瘤既可改变宫腔的正常形态，又可压迫输卵管。

切除肌瘤后何时能怀孕

为了提高生育机会，特别是不孕症的肌瘤患者，要及时就医。医生会根据肌瘤的大小，生长的不同部位，采取不同的手术方案，或开腹切除子宫上的瘤子，或在宫腔镜下切除黏膜下的肌瘤。这样可保留患者的生育功能，提高受孕机会。

那么，肌瘤切除后多长时间才能怀孕呢？肌瘤切除之后子宫虽然保留了下来，但子宫壁上却留下了一个疤痕，疤痕需要一段时间才能修复，否则妊娠后有可能发生子宫破裂。所以，手术之后应该避孕半年后再怀孕。肌瘤切除手术后3年内的妊娠率可达60%，想要孩子的人，最好3年之内争取怀孕。因为随着时间的推移，术后肌瘤复发的机会有可能增加，3年后肌瘤的复发率为10%～20%。

温馨♥嘱咐

干干净净"做人"

为杜绝各种感染途径，应保持会阴部清洁，每晚用清水清洗外阴，做到专人专盆，切不可用手掏洗阴道，也不可用热水、肥皂等洗外阴。同时要勤换内裤，不穿紧身、化纤质地的内裤。

调养身心，夯实孕育基础

所有想做父母的夫妻，都希望能以自己最佳的状态来迎接怀孕的到来。这就需要夫妻双方共同努力，不仅要重视孕前饮食，安排好自己的生活，还要从身心方面做好充分的准备。

乐观快乐"孕"气好

未来宝宝的健康与母亲孕前和孕后的精神健康有着密不可分的微妙关系。乐观的心态、健康的心理对未来宝宝的成长大有助益。

生儿育女寻常事

现实生活中，对待怀孕有些人顺其自然，有些人是既然怀孕了也就无可奈何，还有些人早就计划要孩子，现在怀孕了，当然很是欢喜。这几种不同的态度对妊娠的影响也绝然不同。

第一种情况是一切听之任之，倒也自在。怀孕本为自然的生理过程，既然结婚成家了，有孩子也是自然的，不惊慌，不恐惧，心态平和。

第二种情况是以乐观的心情迎接新生命的到来，宫内胎儿也会感觉到这种欢乐气氛而生长发育得更好。

还有一种情况是有些夫妻婚后关系不融洽，婚姻处于危险的边缘，而想以生孩子来改善双方的关系，把孩子作为婚姻的纽带。结果有两种情况可能发生，一是确实使婚姻关系得到改善；二是孩子的到来并没有给摇摇欲坠的婚姻带来转机，这对孩子是极不负责任的。

所以，要孩子应建立在稳固的家庭婚姻关系基础上，夫妻双方都愿意有一个小宝宝，并愿意肩负起做父母的责任，以欢乐、祥和的态度迎接新生命的到来。

心理有准备，变化掌控中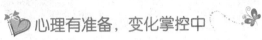

从准备怀孕起，未来的妈妈便将开始经历生命中最大的变化。为了更好地适应这一变化，孕前良好的心理准备对准妈妈来说至关重要。

愉快地接受孕期的各种变化

怀孕会使女人在体形、情绪、饮食、生活习惯、对丈夫的依赖性等诸多方面发生变化，所有这一切都是正常的而且是必须经历的自然过程。想做妈妈的人都应以平和自然的心境来迎接怀孕和分娩的到来。

接受未来家庭心理空间的变化

小生命的诞生会使夫妻双方的两人空间变为三人世界，二人生活格局变为三人生活格局，孩子不仅要占据父母的生活空间，而且要占据夫妻各自在对方心中的情感空间。这种心理空间的变化往往为年轻的夫妇所忽视，从而感到难以适应。

总之，从女孩到妻子，从结婚到怀孕，从分娩到做母亲，所有这一切都是女人从生理到心理的不断成熟的过程，相信你会用自己的智慧迎接这一切的到来！

没必要的担心

一些年轻女性对怀孕抱有担心心理，一是怕怀孕后影响自己优美的体形，二是怕难以忍受分娩时产生的疼痛，三是怕自己没有经验带不好孩子。其实，这些顾虑都是没有必要的。

毫无疑问，女人怀孕后，由于生理上一系列的变化，体形也会发生较大的变化，但只要坚持锻炼，产后体形就会很快得到恢复。事实证明，凡是在产前做孕妇体操，产后认真进行健美锻炼的年轻女性，身体的素质和体形会很快地恢复原状并可能更好。另外，分娩时所产生的疼痛也只是短暂的，只要能够同医生密切配合，就能减轻痛苦，平安分娩。

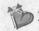

不良情绪消解法

夫妇双方在决定要孩子之后，要努力调整自己的情绪，积极乐观地面对未来，把积聚、抑郁在心中的不良情绪，通过适当的方式表达、发泄出去，以尽快恢复心理平衡。具体可采取下面3种方式。

直接发泄法

可用直接的方法把心中的不良情绪发泄出去。例如当有的人遇到不幸，悲痛万分时，大哭一场，让眼泪尽情流出来方可觉得好受些。哭是一种痛苦的外在表现，是一种心理保护措施。将内心的郁积发泄出来，能使精神状态和心理状态平衡一致。

自我调节法

出现不良情绪时应进行自我调节，有节制地逐渐发泄，或借助于别人的疏导，把闷在心里的郁闷发散出来。在生活中受到了挫折，甚至遇到不幸，可找自己的知心朋友、亲人倾诉苦衷，从亲人、朋友的开导、劝告、同情和安慰中可得到力量和支持，使消极苦闷的情绪变得豁达、轻松。正如俗语所言："快乐有人分享，是更大的快乐；痛苦有人分担，就可以减轻痛苦。"所以，扩大社会交往，广交朋友，互相尊重，互相帮助，是解忧消愁、克服不良情绪的有效方法。研究证明，建立良好的人际关系，可缩小"人际关系心理距离"，是医治心理不健康的良药。

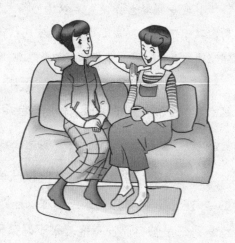

满足需求法

在客观条件允许的情况下，丈夫要尽力满足妻子合理的欲望或需求，以创造条件改变其所处环境，满足生理或心理需要。物质决定精神，物质需求的满足与否，会直接影响人的情绪与行为，甚至导致精神情志病变，仅靠疏导或强行压抑欲望的办法，是难以从根本上解决问题的。只有当人的生活基本欲望得到满足时，才能获得心理满足。

放下包袱乐观面对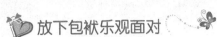

对于急切想要宝宝的夫妇来说，等待是一种最残酷的考验，尤其是女性。在这个阶段，沮丧、挫败感、压力、悲伤等消极的情绪都会不约而来。没有人能够告诉你等待会是多久，也许只有2～3个月，也许会是一年半载……毅力固然重要，但适时地让自己放下包袱，乐观地面对现实，接受考验，也是迎接未来的法宝。

不要责怪自己

如果为受孕付出了很多努力，却看不到回报，难免会有些疑虑和埋怨。这时必须要忍住责备自己的冲动，因为消极的想法只会使事情更糟糕。与其埋怨自己，还不如与伴侣一起找出问题的根源，是自己的健康出了问题，还是情绪紧张导致的不孕？应互相鼓励和理解，只有多沟通才能了解对方的想法，避免产生不必要的心理负担。

储备相关知识

掌握一些有关生理和医学的常识，会让受孕更加顺利，例如每个月的易受孕期，受孕前应该做哪些检查以及哪些药物会影响受孕等。尽可能多地了解在受孕阶段你将遇到的问题，及时发现影响受孕的身体因素，必要时可以请教一下医生。因为积累知识是助你顺利渡过这个阶段的最好办法。

把注意力从怀孕上转移开

尽量少参加好友举办的家庭聚会，因为你周围的亲朋好友，可能大多都有了宝宝。聚会或是庆祝活动往往会触动你的伤心事，最好的选择是躲开或拒绝，以避免那种被伤害的感觉，在给别人的孩子挑选礼物时可以不去儿童服装店或是玩具店，到书店买本书也是不错的选择。同时，要保持平和的心态，平时多做一些能让自己放松的事，把注意力从生孩子这件事上转移开，让自己完全放松。

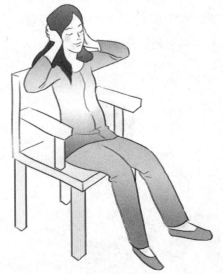

科学饮食体质优

由于早孕阶段胎儿的营养主要依赖于孕妇体内的营养储备，因此，孕前营养显得非常重要。孕前营养储备的多少，直接影响着胎儿的早期发育。

备孕宜营养先行

从优生角度考虑，怀孕女性机体营养失衡会导致胎儿发育所需的某些营养素短缺或过多，对优生不利。因此女性在怀孕前应当对自己的营养状况做一全面了解，必要时也可请医生帮助诊断，以便有目的地调整饮食，积极储存平时体内含量偏低的营养成分。

了解营养素的储备期限

许多营养素在人体内的储备期限是相当长的。比如，脂肪能存20～40天，维生素C能存60～120天，维生素A长达90～356天，铁为125天，碘是1000天，钙的时间最长，高达2500天，即6年之久。因此，为了能生个健康、聪明的孩子，青年夫妇们应该从想要孩子的时候就开始适当加强营养。

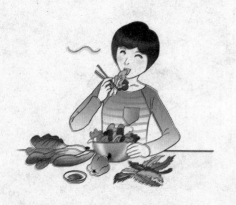

增加营养应因人而异

当然，具体从何时起，增加什么，增加多少，还要因人而异。营养状况一般的妇女，应该从孕前3个月开始，注意多摄取含优质蛋白、脂肪、矿物质、维生素和微量元素丰富的食品，其中尤其不可忘记钙、铁、碘、维生素A和维生素C的摄入，多吃些水产品、骨头汤、瘦肉、动物肝和肾、新鲜蔬菜和水果等。

对于那些体质瘦弱、营养状况差的妇女，孕前营养更为重要，开始加强的时间还要早一些，最好在孕前半年左右就开始。除上述的营养内容要足够外，还应注意营养要全面，不偏食、不挑食，搭配要合理，讲究烹调技术，还要多注意调换口味，要循序渐进，不可急于求成，孕前营养达到较佳状态即可。

身体肥胖、营养状态较好的人，一般来说，不需要更多地增加营养，但优质蛋白、维生素、矿物质、微量元素的摄入仍不可少，只是应少进食含脂肪及糖类较高的食物。

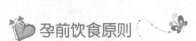

孕前饮食原则

对生活在现代社会的人们而言，科学饮食已经成为一种时尚。对于准备怀孕的女性而言，科学的饮食方法不仅对于自己的身体状况十分有益，也为孕育宝宝所需的营养提供了有效的保障。孕前的饮食应参照平衡膳食的原则，结合受孕的生理特点进行饮食安排。

保证热量的充足供给

每天供给正常成人需要的9200千焦的基础上，再加上1600千焦，以供给性生活的消耗，同时为受孕积蓄一部分能量，为受孕和优生创造必要条件。

保证充足优质蛋白质的供给

蛋白质具有使伤口愈合，产生白细胞，防止细菌侵入的特殊功能。另外，催化身体新陈代谢的酶、调节生理机能的胰岛素等，都离不开蛋白质。可以说，人体没有蛋白质将不能运转。母亲的蛋白质缺乏会直接导致婴儿先天缺乏蛋白质。

一般来说，在怀孕前，蛋白质的每日摄入量应控制在80~85克，也就是说，每天荤菜中有1个鸡蛋，100克鱼肉，50克畜、禽肉，再加1杯牛奶就可满足身体蛋白质的需求。

充足的无机盐和微量元素

怀孕期间，女性对各类维生素和矿物质的需求都有所增加，宝宝在母亲体内的健康发育也离不开这些微量营养素，加上微量营养素之间有相互作用，某些微量营养素可以提高另外一些微量营养素的吸收或利用，如维生素C可以增加铁的吸收率，而叶酸与维生素B_6、维生素B_{12}协同作用可以预防先兆子痫，钙的吸收需要维生素D来调节等等，所以，在怀孕期间补充复合维生素的效果优于单一的某一维生素或矿物质补充。另外，钙、铁、锌、铜等对构成骨骼、造血、提高智力、维持体内代谢的平衡有重要作用，准备怀孕的夫妻也不可缺少。

改变不良饮食习惯

成年人的偏食、挑食、节食减肥、饮酒和吸烟等不良习惯，或长期口服避孕药，都会引起某些微量营养素的失衡。

肥胖影响生儿育女

若是你期望生一个健康的宝宝，请在怀孕前不要过胖。若你已是肥胖的体形，请按照以下的饮食建议，尽快采取措施。过去吃得过量的食物，留在体内成为不必要的东西，所以应避免过量饮食，并少吃营养价值过高的食物。吃饭时一定要细嚼慢咽，不要因肚子过饿而狼吞虎咽。

有效的食物

生食：生蔬菜、萝卜泥、土豆、豆腐、青菜、水果、食用蔬菜汁、生鱼片。

酸的食物：醋拌菜、酸梅、柠檬、橘子类等。

其他食物：荞麦、海藻类、白菜制的泡菜、大芥菜、南瓜、牛蒡、木耳、竹笋。

尽量避免吃的食物

甜食：砂糖、点心类。

烤焦的食物：烤吐司、锅巴、烤鱼、烤肉。

辣的食物：山芋菜、姜、辣椒、胡椒、咖喱。

其他：葱、火腿肉、香肠。

素食者的饮食

食物中有互补的植物蛋白质，只要菜式力求变化，相互搭配，也可以得到全部所需的氨基酸。譬如在吃大米、麦、玉米时，应兼吃脱水豆类、豌豆或一些硬壳果的果仁；煮食新鲜蔬菜时，也可加入少许芝麻、果仁或蘑菇来弥补欠缺的氨基酸。

素食者在补充钙质、铁质、维生素D及维生素B_2方面尤需注意。由于不能吃牛奶及鸡蛋，更要多吃海藻类食物、花生、核桃及各类新鲜果蔬，以补充钙及各种维生素；维生素D尚可从阳光中大量获得，但维生素B_{12}的吸收却难以解决，因为它只存在于动物性食品中，虽然身体需要量极小，但缺乏容易导致贫血。对铁质的吸收更是重要，但是每一份植物性食物中的铁质相当少，即使绿叶蔬菜及豆类也是如此，而且其中还含有妨碍胎儿吸收铁质的物质，所以吃得太少则作用不大，必须大量进食，如海藻、麦片、菠菜、芹菜等。

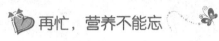

再忙，营养不能忘

上班族的准妈妈们由于工作忙碌，饮食也相应地受到了影响，正常的营养吸收也变得没有规律可言，这对孕育宝宝的营养供给是要不得的。所以，孕前的上班族们应特别注意自己的饮食营养。

健脑饮食

上班族女性在工作中由于精神压力较大，易疲劳，可能会出现神经衰弱综合征。因此，要注意健脑饮食，尤其应多食含氨基酸的鱼、奶、蛋等食物。脑力劳动的白领女性会大量消耗体内的维生素，而这些食物中所含的维生素和氨基酸等能够保证脑力劳动者的精力充沛，提高思维能力，因此，宜多食些富含维生素C的食物。再次，适当补充含磷脂的食物，一般认为每天补充10克以上的磷脂，可使大脑活动机能增强，提高工作效率。

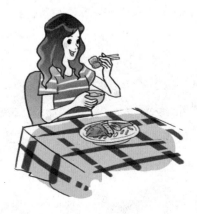

平衡合理营养

在上班时就做好平衡营养的准备，对每一个上班族准妈妈来说都是非常重要的。每日饮1袋250毫升的牛奶，内含200毫克钙，可有效地补充膳食中钙摄入量偏低现象；每日摄入碳水化合物400～600克，即相当于400～600克主食；每日进食3～4份高蛋白食物，每份指：瘦肉50克、鸡蛋2个、家禽肉100克、鱼虾100克，以鱼类、豆类蛋白较好；每日吃500克新鲜蔬菜及水果，这是保证健康、预防癌症的有效措施。蔬菜应多选食黄色的，如胡萝卜、甘薯、南瓜、番茄等，因其内含丰富的胡萝卜素，具有提高免疫力作用；多饮绿茶，因绿茶有明显的抗肿瘤、抗感染作用。饮食原则应有粗有细（粗细粮搭配）、不甜不咸。合理安排饮食会使你的身体既健康又美丽。

适当增加饭量

上班族女性还应在孕前增加自己的饭量，这主要是取决于平时的营养水平。平时营养水平如果比较好，只需在选择食物上多加注意即可。孕前健康水平不佳，尤其营养水平低的女性，要增加饭量，平时每天吃400克米和面的，可增加到每天500克左右，即使稍胖一些也没问题。米饭和面食的花样要增加，以促进食欲。

必需的营养量小也要补

在孕前缺少微量元素对孕育健康胎儿的发育是极为不利的，下面列出一些微量元素对胎儿的影响。

缺碘

碘是人体合成甲状腺素的重要原料，如果缺乏碘就会很容易导致甲状腺激素减少，造成胎儿发育期大脑皮质中的主管语言、听觉和智力部分不能得到完全分化和发育。婴儿出生后生长缓慢、反应迟钝、面容蠢笨、头大、鼻梁下陷、舌外伸流涎，有的甚至聋哑或精神失常，成年后身高不足130厘米，此病名为"呆小病"。目前对于呆小病尚无特效的治疗方法，因此必须要重视预防。尤其是生活在缺碘地区的妇女，怀孕前应多吃一些含碘较多的食物，并坚持食用加碘食盐。

缺锰

专家们研究调查后发现，缺锰会让婴儿的智力低下。一般说来，常吃谷类和蔬菜等食物的人不会发生锰缺乏，但由于现今食品加工得过于精细，往往会造成锰摄入不足。因此，女性在怀孕前要适量多吃粗粮、新鲜蔬菜和水果。

缺铁

人体发生低血色素性贫血往往都是由于缺铁造成的。孕妇在妊娠30～32周时，血色素可降至最低，造成"妊娠生理性贫血"。在此基础上如果再缺铁，则可危及胎儿。调查表明，患严重贫血的孕妇所生婴儿的红细胞体积比正常婴儿小19%，血色素低20%。

无论在孕前还是在孕期，准妈妈们都要做到科学饮食，应多食一些含铁丰富的食物，如蔬菜中的黑木耳、海带、芹菜、韭菜，谷类食物中的芝麻、大麦米、糯米、小米，豆类食物中的黄豆、赤小豆、蚕豆、绿豆等，全面补充人体所需的微量元素，这样在孕育宝宝的时候才不会因为缺乏微量元素而产生心理负担。

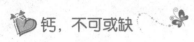 钙，不可或缺

对于怀孕的女性们来说，因钙流失而出现骨质疏松的风险是30%～40%。如果平时就有喝咖啡、不爱晒太阳、不喝牛奶的习惯，那么就可以肯定地说，你缺钙的情况已经比较严重了，如果不及时补充，在怀孕后只会流失得更快。专家提醒，女性在孕期出现大量钙流失主要源于胎儿。因为胎儿骨骼的形成所需要的钙全都来源于母体，因此准妈妈消耗的钙量也要远远大于普通人。

缺钙导致骨质疏松

孕前不注意补钙，就会在准妈妈体内的钙流失过程中，调动母体骨骼中的钙盐，来保持血钙的正常浓度，如果钙流失得很严重，那么孕期的女性就会出现肌肉痉挛，如小腿抽筋、手脚抽搐，甚至因为骨质疏松引起骨软化症。此外，缺钙还容易诱发高血压。倘若女性在孕期补钙不足，就容易出现中度或重度的妊高征，也就是孕期特有的一种高血压水肿蛋白尿。

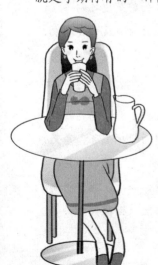

这种高血压反应在孕妇中是常见的，且会在一段时间内持续、频繁地发生，对孕妇和胎儿带来极其不良的影响。不过，只要能够做到每天合理、充足地补钙，就能很好地避免这些不良现象的发生。

补钙只需36周

对于孕前补钙，专家提醒，必须合理、足量地补，而不能随意、过量的乱补。医学专家认为，如果能从准备怀孕的时候就开始补钙是最理想的，在整个妊娠期间，都要特别注意补钙。孕期的女性每天最好能摄入1000～1500毫克的钙，尤其是妊娠中晚期的孕妇，每天摄入1500毫克钙比较合适。因为，在摄入的这些钙中，有400～500毫克都是要给宝宝的。

针对人体钙流失的现象，如今市场上出现了许多不同的钙片，孕前准妈妈们不妨适当地补充一些，200毫克/片的钙片每天可以吃2～3片。除了补充钙剂以外，在饮食上也要多摄入含钙高的食品。比如说乳制品，最好每天能摄入250～500毫升的牛奶，250毫升的牛奶中大约含有200毫克的钙。另外，像虾皮、蔬菜、鸡蛋、豆制品、紫菜、海产品等都含有丰富的钙，还可以多喝点鱼汤、排骨汤。

叶酸虽小作用大

叶酸是在绿叶蔬菜、谷物和动物肝脏中发现的一种B族维生素，是女性在做母亲前必须补充的一种维生素。虽然身体对这种营养素的需求量并不大，但是它却对胎儿的发育和基因表达起着至关重要的作用。

叶酸虽小作用大

别看叶酸在人体内似乎不太起眼，可它却是蛋白质和核酸合成的必需因子，对细胞的分裂生长及核酸、氨基酸、蛋白质的合成起着重要的作用，也是胎儿生长发育不可缺少的营养素。因为妊娠早期若缺乏叶酸，会使胎儿神经髓鞘与构成传递神经冲动介质的原料匮乏，影响胎儿大脑与神经管的发育，造成神经管畸形，严重者可致脊柱裂或无脑儿等先天畸形。因此怀孕应及时补充叶酸。

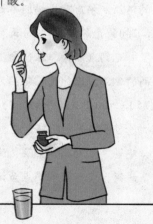

吃多少和怎么吃

怀孕最初的8周，是胎儿重要器官的快速发育阶段，当准妈妈意识到已经怀孕时，可能已经错过了小生命发育的最重要的时期。因此，准妈妈应至少提前3个月开始补充叶酸。准备要孩子的女性，孕前每天应摄入400微克的叶酸，孕中每日应摄入600微克，对预防神经管畸形和其他出生缺陷非常有效。

同时，由于叶酸具有不稳定性，遇光、遇热易失去活性，蔬菜储藏两三天后叶酸会损失50%～70%，不当的烹饪方法会使食物中的叶酸损失50%～95%。所以要提高叶酸的获取率，就要吃新鲜的蔬菜，并注意烹调方式。柑橘类水果中叶酸含量也较多，而且食用过程中损失少，是补充叶酸的首选。不过，事物都是过之则不及，叶酸补充也要适量，补充太多叶酸对身体反而会不利。此外，服用叶酸补充剂，要严格遵照医嘱。

这些食物含叶酸

富含叶酸的食物有：动物性食物方面，动物肝脏、肾脏、蛋类、鱼类；植物性食物中的绿叶蔬菜、芹菜、菜花、红苋菜、菠菜、生菜、芦笋、龙须菜、油菜、小白菜、花椰菜、豆类、土豆、莴苣、蚕豆、梨、柑橘、麦芽及香蕉、柠檬、草莓、橙子、坚果类及大豆类等。除了食物，服用叶酸补充剂和叶酸强化食品如添加叶酸的谷类、奶粉等也可补充叶酸。

 少吃或不吃的食物

既然准备怀孕了，就不能像以前那样，想吃什么就吃什么了。在怀孕前，下面这些饮食问题一定要注意。

少吃辛辣食物

怀孕后辛辣食物会加重孕妇的消化不良、便秘或痔疮等症状，影响孕妇对胎儿的营养供给，增加分娩的困难。因此在计划怀孕前3～6个月不应吃辛辣食物。

少吃高糖食物

怀孕前，夫妻双方尤其是女方，若经常食用高糖食物，常常可能引起糖代谢紊乱，甚至成为潜在的糖尿病患者；怀孕后，由于孕妇体内胎儿的需要，孕妇食糖量增加或持续以前的饮食结构，极易出现妊娠糖尿病。

少吃快餐

快餐的营养成分有欠均衡。快餐里含有太多的饱和脂肪酸，容易导致胆固醇过高，危害心脑血管健康；多数快餐的调味料都含有大量盐分，对肾脏没有益处。

少吃方便食品

方便食品，为了方便，利于保存；往往会含有一定的化学物质，作为临时充饥的食品尚可，但不可作为主食长期食用，以免造成营养素缺乏。

少吃腌制食品

在腌制鱼、肉、菜等食物时，容易产生亚硝酸盐，它在体内酶的催化作用下，易与体内的各类物质作用生成亚硝酸胺类的致癌物质，并能促使人体早衰。

少吃微波炉加热的食品

微波炉加热油脂类食品时，首先损毁的是亚麻酸和亚油酸，而这两样都是人体必需而又最缺乏的优质脂肪。

少喝咖啡

长期饮用咖啡不仅会对心脏和血压造成损害，还易引起神经衰弱，这些对怀孕都是极为不利的。体内大量沉积的咖啡因还会降低精子和卵子的质量，减少受孕的成功概率。

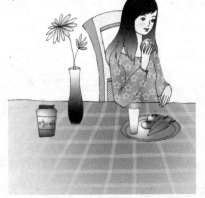

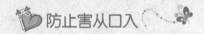 **防止害从口入**

食物从其原料生产、加工、包装、运输、贮存、销售直至食用前的整个过程中，都可能不同程度地受到农药、金属、霉菌毒素以及放射性元素等有害物的污染，所以为了避免这些有害物质对人体造成危害，对孕育造成伤害，在生活中应充分重视饮食卫生，防止食物污染。如尽量选用新鲜天然食品，避免食用加工食品；蔬菜、水果等食物，一定要充分地清洗干净，必要时，去皮后再食用。总之，饮食卫生注意事项有很多，一定要认真对待。

下面是一些基本的食品卫生常识：

◆处理食物前后都要洗手，特别是生肉和禽类。

◆生肉要和别的食物分开放置，避免污染。

◆对生肉要单独使用切菜板和菜刀，使用后要用热水清洗。

◆水果在食用前要仔细清洗，现在多数的水果都用杀虫剂和环氧乙烷处理过，这些物质容易导致流产。

◆蔬菜的清洗要彻底，胡萝卜要去皮，保证除去泥沙。拿过水果和蔬菜后要洗手。

◆在微波炉中对冷冻食物的解冻要注意，应多翻几次以便彻底解冻。

◆当用微波炉重新加热烹饪好的食物时，要确认热熟、热透。

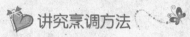 **讲究烹调方法**

在进行烹调时，生熟食要分开切、分开储藏。少吃或不吃油炸、烧烤类的食物；家庭炊具中应尽量使用铁锅或不锈钢炊具，避免使用铝制品及彩色搪瓷制品，以防止铝元素、铅元素等对人体细胞的伤害。

♂♀ 温馨嘱咐
蛋、鸡要煮熟

沙门氏菌主要存在于蛋类和鸡肉中。沙门氏菌感染可引起呕吐、恶心、腹泻和发烧，发作通常在进食污染食物后的12～48小时内。由于细菌不能通过胎盘，胎儿一般不会被感染，一旦怀疑感染应当立即去看医生。

加热可杀灭沙门氏菌，因此要烹饪熟食物，并避免吃半生的或生鸡蛋做的食物，如蛋黄酱、冰激凌、奶油蛋糕等。烹饪鸡蛋的时候要确认蛋白和蛋黄都凝固。

另外，保鲜期内的新鲜鸡肉和鸡蛋并非就不会引起沙门氏菌感染，只是机会少一点儿罢了。

孕前锻炼益处多

夫妻双方在计划怀孕前的一段时间内，若能进行适宜而有规律的体育锻炼与运动，不仅可以促进女性体内激素的合理调配，而且还可以促进孕妇体内胎儿的发育和宝宝口后身体的灵活程度，更重要的是如果孕前能够做适当的运动，可以减轻孕妇分娩时的难度和痛苦。

"土肥苗儿壮"

孕前身体素质的提高，最关键的是要经常坚持进行健身活动。如果经常通过体育锻炼保持身体健康，就能为下一代提供较好的遗传素质，特别是对下一代加强心肺功能的摄氧能力、减少单纯性肥胖等遗传因素能产生明显的影响。

运动以后再怀孕

对于任何一对计划怀孕的夫妻而言，应该进行一定阶段有规律的运动后再怀孕。例如：夫妻双方计划怀孕前的3个月，共同进行适宜与合理的运动或相关的体育锻炼，如慢跑、柔软体操、游泳、太极拳等，以提高各自的身体素质，为怀孕打下坚实的基础。特别是体重超过正常标准的女性，更应该在计划怀孕前准备好一个周密的减肥计划，并严格执行。

运动无处不在

如果你以前并不经常锻炼，那么就不要急于开始大运动量的练习，可以从常规生活的一些细小变化开始，这些变化会提高你的基本健康状况。比如上班或逛商店的时候爬楼梯而不要乘电梯，回家的时候跑步上楼，就是在电梯上也要多活动一下。这些都会提高心跳的速度，为身体提供氧气、消耗脂肪，并全面提高肌肉的柔韧性。

或者你可以改变一下生活方式：每周骑自行车出去旅行一次，不要再驾车；走路去车站；提前1~2站下车，然后走到目的地；改变一下通常周末散步的方式，一口气跑上5分钟，然后再交替进行轻松的散步，这样效果会更好。

运动助"好孕"

怀孕前，很多女人一直在辛苦地维持身材，一旦决定怀孕了，就像穷人过年般放开胃口。千万别以为怀孕就可以放纵吃喝，体重增加过快或过重，都会导致妊娠纹的产生，也会成为你自己的负担。只增体重、营养不多的快餐和油炸食品最好还是少吃。准妈妈应该多吃含有维生素C的蔬菜，能够减轻色素沉淀，淡化纹路。其实，最简单、最方便的减肥方法就是多参加体育活动。它不仅能够使你减少脂肪，而且能增强肌肉耐力，使你的身体健康、充满活力，这是任何减肥方法也替代不了的。如果身体允许，你应该坚持每周至少有2～3次，每次花上20分钟左右的时间进行有计划的锻炼。你应该安排好运动计划。如果生活有规律，或者参加训练班的话，那就比较容易坚持下来。

如果没有时间或条件去健身房或训练班进行运动，你可以每天两次，每次仅仅用上10分钟做一些简单的锻炼，运动一下腿部、胳膊和肩、背、大腿的下部，这样也会提高整体健康水平。开始的时候每个练习只做一遍，几周后就可以每个练习做两遍，然后再做下一个练习了。

摆臂练习

◆站立，脚打开，两脚距离大于肩宽；脚尖呈45°角向外打开；挺胸收腹，双手在会阴处交叉；慢慢弯曲膝盖。

◆深深吸气，慢慢将手臂向外旋出，至身体两侧，然后到头顶；同时伸直膝盖，并垂直站立。

◆将胳膊旋转回原来的位置，同时呼气。重复此动作10次，保持动作的连贯。

背部伸展

◆坐下，后背挺直，双腿展开，收腹；将手放松置于大腿内侧；正常呼吸。

◆放松肩部，然后从腰部抬高，臀部向前倾，将手放在地面上；当感到腹股沟部稍有紧张的时候，后背和大腿的背部落下，保持8～10秒钟，重复6～8次。

有氧运动效果更佳

有氧运动被公认为是最有效的孕前运动方式。有氧运动也称有氧代谢运动，是指人体在氧气充足供应的情况下进行的体育锻炼。也就是说，在运动的过程中，人体吸入的氧气与需求相等，从而达到生理上的平衡。常见的有氧运动项目有步行、慢跑、滑冰、游泳、骑自行车、打太极拳、跳健身舞、做韵律操等。

慢跑

慢跑若以锻炼为目的，每次最少不能少于5分钟，持续的时间越长，心肺功能的锻炼会越好；若以减肥为目的，则应在20分钟以上。运动量和每次持续时间应循序渐进，一开始时可以走跑结合、快慢结合，适应后，距离和速度再逐步增加。

跳绳

跳绳是一种非常好的运动方式，它适合于任何人、任何季节、任何地点。跳绳跟别的运动一样，要循序渐进。开始时，从1分钟做起，跳完1分钟，可以去做些放松运动，休息1分钟，再跳2分钟。3天后即可跳5分钟，1个月后可连续跳上10分钟。不间断地跳绳10分钟，和慢跑30分钟消耗的热量差不多，是一种低耗时、高耗能的有氧运动。

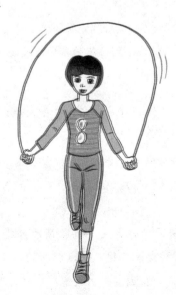

骑车

骑车锻炼应注意增加深呼吸，一般骑30多分钟。骑自行车的正确姿势是身体稍前倾，男性前倾30度左右，女性前倾20度左右，脚心正好蹬住踏板。这样对脚心处涌泉穴可起到经常按摩的作用。

骑车

游泳时，水的浮力可以减轻人体90%的体重，释放关节压力，刺激淋巴排毒。同时，游泳可使胸肌、膈肌和肋肌等呼吸肌得到锻炼，从而改善肺的功能，提高呼吸效率，并增强肺泡弹性。作为水平运动，游泳可减轻心脏和脊柱负担。水的刺激和压力还可改善供血状况。除了可防治呼吸系统疾病和心血管疾病以外，游泳对于防治腰背疼痛、关节炎、神经衰弱症、肥胖症等也有较明显效果。

养成散步习惯

散步，就是指不拘形式的从容踱步，闲散和缓地行走，四肢自然而协调的动作。可使全身关节筋骨得到适度的运动，加之轻松自如的情绪，可以使人气血流通，经络畅达，利关节而养筋骨，畅神志而益五脏。散步，不但可以健身，而且能够防病治病，是一种简便易行、行之有效的孕前运动方式。

散步的要领

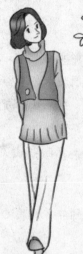

散步之前，应该使全身放松，适当地活动肢体，调匀呼吸，平静而和缓，然后再从容起步。全身放松是增强散步锻炼效果的重要步骤。身体拘束而紧张，筋骨则不得松弛，动作必然僵滞而不协调，肌肉关节也不会得到轻松的运动，当然也就达不到锻炼的目的。

散步时宜从容和缓，不宜匆忙，更不宜使琐事充满头脑。"须得一种闲暇自如之态"，百事不思。这样可以使大脑解除疲劳，益智养神。悠闲的情绪，愉快的心情，不仅可以提高散步的兴致，也是散步运动的一个重要条件。

散步要根据体力，循序渐进，量力而行，做到形劳而不倦，勿令气乏喘吁。即使健壮之人，也不可过力过累而耗气伤形，这样不仅达不到锻炼的目的，反而于身体有害。

散步的速度

缓步：指步履缓慢，行走稳健，每分钟行60~70步。可使人稳定情绪，解除疲劳，也有健脾胃、助消化的作用。

快步：指步履速度稍快的行走，每分钟行120步左右。由于这种散步比较轻快，久而久之，可振奋精神，兴奋大脑，使下肢矫健有力。但是快步不等于急行，只是比缓步稍快而已，速度太快也不相宜。

逍遥步：指散步时且走且停，且快且慢，行走一段距离后，停下来稍事休息，继而再走；或快步走一段，再缓步行一程。这种走走停停，快慢相间的散步，适用于病后恢复或体弱之人，应根据自己的体力情况，量力而行。因其自由随意，故称之为逍遥步。

♥身体锻炼小提醒

为了增强体质，为孕育一个健康宝宝做准备，孕前运动需要科学安排，并逐步养成好的习惯。

运动前要热身

锻炼前，最好做肢体伸展运动，如做体操、活动腰身等，为有氧代谢运动做准备。

运动前不要吃得过饱

运动前1～2小时吃饭较为适合。食物吃进胃里需要停留一段时间才能被消化吸收，如果运动前吃得过饱，胃肠膨胀，膈肌运动受阻，腹式呼吸不畅，会影响健康。运动前应少食产生气体的食物，如豆类、薯类、萝卜、鱼肉等，因肠胃运动缓慢，气体不易排出，会造成气体淤积，运动时易产生腹痛。

运动时不宜急停

运动突然急"刹车"，全身血液不能及时回流心脏，心脏给全身器官组织的供血也会突然减少，就会产生头晕、恶心、呕吐，甚至出现休克症状，因此运动后应继续做放松运动。

运动后不要立即吃饭

运动时，胃肠供血少，运动后立即吃饭，会影响胃肠消化功能，长期如此会引发疾病。特别是冬季运动后，不要吃过烫食物，因为热刺激食管、胃肠后，易引发便血等症状。

运动后不要立即洗澡

运动时，血液多在四肢及皮肤，运动后血液尚未回流调整好，马上洗澡，会导致血液进一步集中到四肢及皮肤，易造成大脑、心脏供血不足，并会产生不适症状。

温馨♥嘱咐

运动要选择好时间

每次运动时间最好定为30～60分钟。国外研究揭示，昼夜间人体机能状态是变化的。每天8～12点、14～17点是速度、力量和耐力处于相对最佳状态的时段，若在此时间段进行健身锻炼和运动，将会收到较好的效果；而3～5点、12～14点则是人相对低迷状态，如果在此时间段从事体育运动，易出现疲劳，且易发生运动性损伤。

全面准备，确保好"孕"满"怀"

了解了与怀孕相关的知识、调养好了身心状态，是不是就万事大吉了呢？其实孕前准备还不止这些，在怀孕前，你还需要做好充足的物质准备、建立良好的生活方式以及掌握成功受孕的技巧。

学会健康生活

一般年轻夫妇都会选择在自我感觉良好时生儿育女。然而，由于现代生活方式的改变，往往我们自认为身体状况良好时，却隐藏着许多不利于生育的因素，这就需要在准备怀孕前改掉一切不良的生活习惯，建立有利于妊娠的科学生活方式。

良好的起居环境

居住环境的好坏不仅仅关系到女性个人的健康，更重要的是关系到是否能顺利怀孕、怀孕后胎儿能否健康生长发育及智力发育如何等。

居室空气清新

目前，居室空气污染问题已经引起了人们的关注和重视。除了大气污染之外，家庭装修、新型家具等挥发性有毒气味也会给女性及家人健康带来不利影响。因此，必须注意室内通风，保持居室内空气清新良好。家居不必豪华装修，要选择无污染的合格产品，装修后不要急于入住，最好通风2~3个月。

室内温度、湿度适宜

居室内的温度、湿度适宜。一般温度保持在18~24℃，湿度保持在40%~50%为佳。因为过高或过低的温度都会引起人的情绪波动，出现烦躁不安或抑郁，间接影响卵泡成熟与排卵。室内过于干燥，会导致口干舌燥、焦虑不安、心烦等，同样会影响健康及排卵，不利于受孕与妊娠。

卧室环保舒适

我们可以通过下面的指标来检查一下，看看自己卧室的居住条件如何。

卧室的朝向是否合适

卧室宜安排在向南的房间，才能保证夏季有东南风，有充足的阳光。卧室内要经常开窗通风，保证呼吸新鲜的空气，尽量少用空调。居室内摆放几盆绿叶植物，既增添绿意，更可净化空气。不过，不要把夜间会与人争夺氧气的绿叶植物放在卧室里。

卧具是否舒适

睡在过软的床上，容易浑身酸痛，长期如此易导致腰肌劳损。选择卫生、舒适、透气性强的棉麻织品床单和被套。枕头内的填充品种类和枕头的高低要适合，一般夏季用蚕沙、废茶叶枕芯；冬季选用蒲绒、木棉、羽绒枕芯，荞麦皮枕芯无论冬夏都适合。同时，卧具应该放在远离窗户、相对背光的地方。

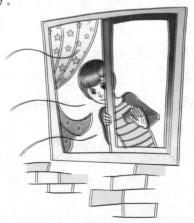

勿以虫小而不驱

尘螨是一种强烈的过敏源，可引起过敏性哮喘、过敏性鼻炎等多种应变性疾病。蟑螂能携带的细菌病原体有40多种，携带的寄生虫卵可达20余种，并能携带多种致病病毒和有毒的霉菌。这些害虫，都会给你的怀孕计划造成很大的麻烦。

室温25℃左右和相对湿度80％左右对尘螨的孳生最为适宜，地毯下、积尘的床底、被褥、床垫、枕头、空调机、鸭绒被以及各种装饰工艺品等都是尘螨的最佳栖身之所。室内通风、保持干燥、清除灰尘，使螨虫无所附着；床单、被褥和衣物要勤清洗和日晒，清除或杀灭螨虫。

蟑螂喜欢潮湿、温暖的环境。蟑螂多隐身于墙、橱柜、家具的空隙裂缝内，通过到处活动、取食，传播各种病原体。要消灭蟑螂，首先要尽可能堵塞它入侵的通道，即用水泥或玻璃胶把屋子里的各种无用缝隙封上；然后要尽量切断蟑螂的食源，即严格密闭保存食物、及时清理积水；最后要经常做卫生扫除，及时清倒家庭垃圾，经常清洗和用开水冲烫厨具。

谨防电磁辐射伤人

现代信息社会，计算机普及率很高，许多人已经离不开它了。但是，长期从事计算机工作会对生育和性功能产生慢性和潜在的危害。

据调查显示，不同行业从事计算机操作的女性，其妊娠剧吐、先兆流产、自然流产以及月经异常的发生率与不从事计算机工作的女性相比差异显著。

长时间从事电磁辐射相关作业的女性，易发生月经不调，如果长期受到超强度的电磁辐射，则可能出现皮肤衰老加快，恶性肿瘤患病概率增加，孕妇流产率升高，胚胎发育不良、畸胎发生率升高。男性则会引起精子活性降低、数量减少。电磁辐射还会导致头痛、失眠、心律失常等神经衰弱症状。

为保护母婴的身心健康，妊娠期女性，特别是在孕期前3个月，应该不接触或少接触电磁辐射相关作业。对于从事电磁辐射相关作业的女性来说，每周作业时间最好不超过20小时，每日最好控制在2～4小时之内，每20分钟或是半个小时起来走动走动。尽量保持与显示屏距离在70厘米以上。

大场合也有小麻烦

大型购物超市、商场一般主要依靠中央空调系统等机械通风装置调节室内空气质量，一旦输送的风量不够，氧气缺乏，室内空气污浊，就会成为一些呼吸道传染病传播流行的场所，会对购物者的健康产生影响。因此，在准备怀孕前的一段时间，夫妻双方尽量不要去大型超市和商场，需要什么东西最好提前购置完备。

无事不拍X光照

女性在怀孕前一段时间内最好不要受X光照射。如果在怀孕前4周内受X光照射，就会发生问题。医用X光的照射能杀伤人体内的生殖细胞。为避免X光对下一代的影响，接受X光透视的女性，尤其是腹部透视者，过4周后怀孕较为安全。

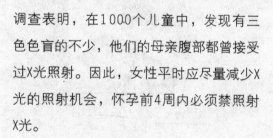

调查表明，在1000个儿童中，发现有三色色盲的不少，他们的母亲腹部都曾接受过X光照射。因此，女性平时应尽量减少X光的照射机会，怀孕前4周内必须禁照射X光。

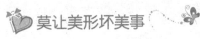

莫让美形坏美事

如果你向来是时尚的追随者，时刻关注流行趋势，那么在准备怀孕时，就有必要作出一些牺牲，把紧身裤、高跟鞋以及化妆品收起来吧。

小心危险因素

女性内裤穿得太紧，易使肛门、阴道分泌物中的病菌进入阴道或尿道，引起泌尿生殖系统感染。

对于男性来说，紧身裤会将阴囊和睾丸牢牢地贴在一起，增加睾丸局部温度，有碍精子产生。

穿高跟鞋一方面稳定性差，稍不注意就会出现扭脚、摔跤等情况；另外，穿着高跟鞋时腰板和后背都很难受地保持着支撑姿势，容易产生腰痛等不适症状。

应对方法

不要用口红、美白霜、指甲油等化妆品。

常穿紧身裤的男性可以用较凉的水浸浴阴囊，也可用温冷水交替浸洗，每天15分钟。

女性在衣着方面要宽松，以使乳房和腹部保持自然松弛状态为宜，最好选择透气性好的棉质内衣，而且应该做到每天换洗。

穿高跟鞋既要讲究美学，又要注意穿着舒服无害于健康，建议高跟鞋和便鞋轮换着穿，以使脚得到适当放松，保持走路的健美姿态。

久坐不动易致不孕

对于女性来说，长期久坐容易造成血液循环不顺畅，同时也会引发妇科方面的疾病，甚至导致不孕症。

对于男性而言，久坐会减少性器官的血液供应，升高阴囊温度，而不利于产生精子。

男性如果久坐，阴囊受到过久压迫，会出现静脉回流不畅，淤血严重时可导致精索静脉曲张，影响到男性的性功能和生育。再则，精子生成需要适宜的温度，阴囊过久地被包围受压，不能正常进行温度调节，会导致睾丸温度上升，不利于精子的生成，这也会影响到生育。

学会好好睡觉

在怀孕前，不管多忙，一定要保持充足的睡眠，这对孕育健康宝宝是很有好处的。

睡眠不足有危害

如果睡眠不足，对人体会带来下列危害：

◆**影响免疫功能。**长期睡眠不足可导致免疫功能下降。

◆**伤肝。**大部分患肝病的人都有熬夜的习惯。

◆**伤心。**不少心律不齐或血压不稳定的患者，根本的原因在于睡眠时出现缺氧现象。

◆**溃疡。**经常熬夜的人患溃疡的概率高。

培养良好的作息习惯

宝宝的作息习惯是在孕期建立的，孕妇的作息习惯是会影响到胎儿的。为了宝宝，从现在开始就培养自己良好的作息习惯吧。

◆**固定的时间入睡。**每晚大约10点，最晚11点入睡，在早上6点左右便会自然醒来。

◆**睡前不要吃得太饱。**睡前两小时停止进食（水除外），吃得太饱容易做噩梦。

◆**裸睡。**60%有腰痛、痛经症状的女性，是因为睡觉时穿过紧的内裤引起的，裸睡可缓解这种痛苦。

◆**泡澡。**以能承受的热水加一些粗盐，水位到肚脐为佳，浸泡10~20分钟，可起到温泉浴的效果。

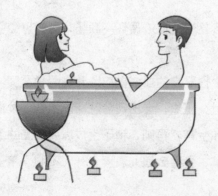

不要经常打乱睡眠规律

如果女性朋友坚持良好的睡眠作息制度，定时起床，定时休息，那么身体内的生理性物质到时候就会自动调节，从而轻松入睡。相反，如果女性朋友经常打乱睡眠规律，如开夜车、整夜打麻将、看整夜电影、跳一夜舞等，偶尔一次还行，长期这样做，就会破坏原有的睡眠规律，等到想按正常睡眠作息时间进行时已经不太可能了。因为习惯于夜间兴奋、活动的人，身体内的生理性物质已经适应了另一种变化，想回到正常的睡眠节律，就需要有一段重新适应的时间，这样就难免会造成失眠。

所以，讲究睡眠卫生的女性朋友应强调正常的睡眠作息制度，不要轻易地改变它，甚至在节假日也应一如既往。

预备必要物质

怀孕之后，由于身体的变化会导致生活变化。现在就要做好一些物质准备，以应对马上就要面临的变化。

孕妇装宽松得体

怀孕之后以前的衣服可能穿不了了，这一点一定要考虑到。下面是挑选孕妇装的几个小技巧，可供参考。

服装颜色的选择

颜色和衣料可根据个人的爱好选择，以简单、朴素为好。这样可以给人以精神振奋和愉快的感觉。大红、大绿或色彩鲜艳的图案会增加孕妇的臃肿感，条状花纹能使孕妇看上去相对苗条一些。

根据季节选购衣服

最好能根据季节选购衣服。应选择冬天保暖，夏天凉爽，简洁宽松，实用美观，穿着得体的服装。外出衣服要准备1～2套，平时穿着准备2～3套，夏天最好穿孕妇裙，既宽松又凉爽。夏天宜穿肥大不贴身的衣服；冬天宜穿厚实、保暖、宽松的衣服，如羽绒服或棉织衣服及保暖性好的毛织品。孕妇夏季出门应戴凉帽，冬季要戴围巾。

孕妇装质地不可忽视

一般衣料质地以轻柔、耐洗、吸水、透气为原则。孕期新陈代谢加强而使孕妇经常出汗，为保持皮肤干净，孕妇需时常清洗衣服，所以选料时应要考虑好洗和耐洗的因素。夏天的衣装与皮肤直接接触，因此，要选用透气性强并且具有吸汗功能的衣料。

孕妇装款式的选择

宽松舒适，不会勒紧腹部，可以说是孕妇装的最基本样式，尺码大小应以宽大为原则，胸腹部、袖口要宽松。上衣宜穿开衫，或肩部有纽扣衣服会很方便。上下身分开的衣装非常便于穿脱，可以减少身体的不便。

自己设计孕妇装

当然，你不太可能整套孕妇装都自己设计，不过，如果现有的款式你觉得不够满意，你可以到服饰店去选购一些你喜欢的布料自行设计或请店员帮你修改。不论是剪裁、颜色、下摆的长度，还是垫肩的选用等，都要让你看起来能够显得比较高、苗条一点。

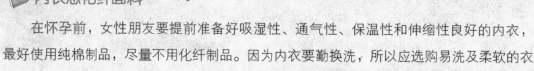

 内衣忌化纤面料

在怀孕前，女性朋友要提前准备好吸湿性、通气性、保温性和伸缩性良好的内衣，最好使用纯棉制品，尽量不用化纤制品。因为内衣要勤换洗，所以应选购易洗及柔软的衣料。应选择容易穿脱的内衣，冬季服装以开襟式衣服为好。内衣裤应宽松，避免束身太紧，否则不但会影响血液循环，还可能会引起水肿。刚买回来的新衣和布料，应先用清水漂洗一次再用，以去除在加工处理时所沾染的各种化学药品，防止引起皮肤炎症。

胸罩

乳房从受孕早期开始就逐渐地鼓起来，一步步地变大。到怀孕4～5个月的时候，乳房已经变得相当大，原来的胸罩已不再适用。尤其需要注意的是，这个时期是乳腺发育的重要阶段，因此必须选用不会挤压乳房的胸罩，这样才能在产后顺利地分泌母乳，并且保持优美的乳线。

挑选胸罩的时候，应当选择既能够保护整个乳房同时又不会压迫乳头的罩杯，胸罩的型号最好要稍大一些。同时，应当选择从底部到侧部的领扣可调节的胸罩。前开襟的胸罩方便产后给婴儿哺乳。

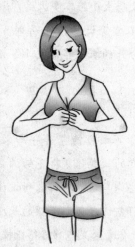

短裤

妊娠过程中保持腹部的温暖非常重要。因此，最好选用能够包裹整个腹部的三角短裤。对于内裤的材料，应当选择吸湿性、弹性都出色的纯棉制品。

同时，妊娠过程中阴道分泌物增多，而且由于阴道的酸度下降，容易导致病菌侵害，因此一天最少要换一次内裤。

塑身裤

一般来说，虽然塑身裤具有收缩腰身、腹部和臀部，美化体形的功能，但是由于其在妊娠过程中会压迫到腹部，因此最好不要穿，可代之以孕妇专用塑身裤。孕妇专用塑身裤可以使腹部保持温暖，其专业的设计也使隆起的腹部感到舒适。

孕妇专用塑身裤的优点之一是里面添加了紧腹带，在设计上可以根据腹部的大小任意调节腰身。因此从妊娠第5个月至分娩都可以穿。在挑选产后穿着的塑身裤时，应当选择可以按照体形的恢复状态调节腹部或腰围的塑身裤。

挑选鞋子的学问

怀孕之后，身体的重心发生变化，一双合适的鞋对于保证行走安全有着极为重要的作用。

选择鞋时应注意以下几点：

◆ 有能支撑身体的宽大后跟。

◆ 鞋跟高度在2厘米左右。

◆ 鞋底上有防滑纹。

◆ 宽窄、长短适度。

◆ 鞋的重量较轻。

孕妇不要穿高跟鞋，一是高跟鞋稳定性差，稍不注意就会出现扭脚、摔跤等现象，而孕期跌跤有时会出现早产、流产等情况；二是穿着高跟鞋时腰板和后背都很难受地支撑着，容易产生腰痛。但低跟鞋也不理想，走路时的震动会直接传到脚上。无跟平底鞋因易使身体重心落在脚后跟，过久站立行走会引起脚跟痛和腰痛。孕妇最好穿软底布鞋、旅游鞋、帆布鞋，这些鞋有良好柔韧性、弹性和弯曲性，穿着舒服、轻便，并可防止摔倒。

选购床上用品

停经后嗜睡是早孕反应的表现之一，也是妊娠早期的生理需要。睡眠可使处于负代谢状态而消瘦的母体得到保护，从而少得病，对防治感冒效果更佳。为了给孕妇创造一个良好的休息环境，选择床上用品应该考虑以下几点：

铺：孕妇适宜睡木板床，铺上较厚的棉絮，避免因床板过硬而缺乏对身体的缓冲力。

枕：枕头以9厘米高为宜。枕头过高迫使颈部前屈而压迫颈动脉。颈动脉是大脑供血的通路，受阻时会使大脑血流量降低而引起脑缺氧。

被：理想的被褥是全棉布包裹棉絮。不宜使用化纤混纺织物作被套及床单。

帐：蚊帐的作用不止于避蚊防风，还可吸附空间飘落的尘埃，过滤空气，利于孕妇安然入睡。

温馨嘱咐

买鞋也有窍门

最好在晚上买鞋，因为此时你的双脚比白天要大。除非你对买鞋非常在行，否则尽可能听从鞋店店员的建议。鞋子太紧，你的脚容易痛；鞋子太松，走起路来就会不太安全。确定鞋头要宽到有足够的空间，可让脚趾舒适地伸展。

怀孕费用早知道

对于计划怀孕和想要孩子的家庭来说，经济能力是必须考虑的因素之一。生养孩子的费用绝不是一笔小小的开支。从计划妊娠时开始，有诊疗费、住院费、婴儿用品购买费用等，此外，婴儿出生后的育儿费也是一笔数额不小的支出。因此，若想在稳定的环境中抚养婴儿，就需要一定程度的经济能力作后盾。

制订家庭预算表

一旦有了预算表，你花钱的手脚就会被捆起来了：想换部新式的手机，但想想预算中并没有这笔钱，还是忍痛割爱吧；今天参加朋友的婚礼，随了份子，可这并不在预算之内，那就需要在其他项目中节约一点儿，使总预算不会超出。总之，家庭的一切花销，应该都以预算为准。

到每个月末，对照收支报表和预算表，好好分析自己的收支。当然，最愉快的感觉是清点自己的战果——剩余的钱。这时就能感到预算的好处了，能够在顺利养育一个孩子之余留有积蓄是一件非常有成就感的事情。

做好费用准备

怀孕期间花费最大的是生活费用。从怀孕开始，要增加孕妇的营养，并且在怀孕的不同时期，应适当调整孕妇的饮食，以满足孕妇对营养物质的需求。在计划怀孕时，应将这部分开支考虑在内。

随着怀孕，女性的身体外形会发生改变。因此，就需通过穿着打扮来修饰身体的变化，如设计裁剪良好的孕妇装，保护孕妇和胎儿的腹带等。这些服装或用品的专用性非常强，当怀孕结束后就不会再使用，所以在购买时，价格因素占有重要的地位，但是更重要的是这些物品使用的舒适性。在计划孕期费用时，应适当考虑这方面的开支。

在孕产期，为保证胎儿和孕妇的安全，同时为生产做必要的准备，例行的产前检查是不能免的。怀孕期间，有可能会出现许多意想不到的事情，如前置胎盘、早产等。在计划时，应将这些可能出现的意外考虑在内，做适当的心理和费用准备，以免在事到临头时慌乱不堪。

提高受孕几率

年轻夫妻们最担心的恐怕就是不能成功受孕。其实，只要双方的精神和身体都处于最佳状态，并掌握科学的保健知识，成功受孕并不难。

卵子哪天来接访

精子在女性体内存活时间最长是3天，而卵子只能在排卵24小时之内受精，如果要怀孕，就应在排卵前3天至排卵后4天同房，这时的受孕机会较大。那么，到底哪天是排卵日呢？下面我们来介绍一种根据公式推算排卵日的方法。如果通过观察，你的月经很规律，28天一次，那么你可将月经周期的最长天数和最短天数均定为28天，代入下面这个公式：

排卵期第一天＝最短一次月经周期天数－18天

排卵期最后一天＝最长一次月经周期天数－11天

这样，可计算出"排卵期"为本次月经来潮后的第10～17天。此种计算方法是以本次月经来潮第1天为基点，向后顺算天数，而不是以下次月经来潮为基点，倒算天数，因此不易弄错。找出"排卵期"后，如果想怀孕，可从"排卵期"第1天开始，每隔1日性交一次，连续一段时间，极有可能怀孕。如不想怀孕，就要错过"排卵期"过性生活。

观察子宫黏液

这是一种根据阴道黏液变化判断排卵日的方法。女性月经周期分为"干燥期—湿润期—干燥期"。在月经中间的湿润期，白带较多而且异常稀薄，一般持续3～5天；分泌物像鸡蛋清样、清澈、透明、高弹性，拉丝度长的这一天就是排卵日。

具体方法：平常在早上起床后、洗澡前或小便前，用干净的卫生纸在阴道口取拭黏液，先看看，再拉长。一般你会有这样的发现：月经后的几天内，黏液又少又稠，这种状态下的黏液，提示阴道内的环境呈酸性，不利于精子存活，是最不易受孕的阶段；在排卵前，卵巢分泌的雌激素不断增加，雌激素促进宫颈分泌出潮湿、滑润、富有弹性、清亮或白色的黏液，犹如鸡蛋清状，这类黏液的分泌可以过滤异常精子，为健康的精子提供营养的通道，引导精子经过宫颈、子宫进入输卵管。

基础体温的秘密

基础体温，是指经过6～8小时的睡眠后，体温尚未受到运动、饮食或情绪变化影响时所测出的体温。正常情况下，生育年龄女性每月排卵后体温会升高0.5℃，基础体温法就是每天测定清晨醒后的体温，根据其变化确定排卵日，并用以避孕或受孕的方法。

基础体温中的秘密

从这次月经到下次月经之间，每天早晨测量基础体温，可形成一种前半段时间体温较低、后半段时间体温较高的曲线。体温之所以变高，是因为排卵结束后卵巢中生成的黄体分泌黄体素所致。确切地说，月经结束后到下次排卵日开始的这段时间体温降低，排卵后到下次月经来临的这段时间体温升高。因此，在两次月经之间分为低温期和高温期两个时期，而且低温期的最后一天即为排卵日。

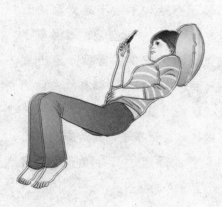

如何测定基础体温

每天在睡觉前将体温计甩到35℃以下，并放在床头安全的地方，第二天一醒来不要做任何运动，立即测量体温，因为任何动作都可能使体温升高而产生误差，所以必须在不运动的情况下完成测量。至少需要连续测量和记录3个月，画出曲线图，以便掌握体温上升、下降的规律，来确定自己的排卵日。如果较高的基础体温持续两周以上，就有可能是怀孕了。

建议使用专门的基础体温计，基础体温计与一般体温计不同，它的刻度较密，一般以36.7℃（刻度24）为高低温的分界，6℃对应刻度10，38℃对应刻度50。测定基础体温还有下面这些注意事项：

◆ 量体温的时间必须是在每天早晨刚睡醒还没有起床活动之前。

◆ 使用口腔体温表置于舌下5分钟，记录数字。

◆ 必须每日清晨不间断地测量，并排除感冒、值夜班或其他会使体温上升的因素。

◆ 一般有排卵的体温，排卵后会较排卵前平均高出0.5℃，排卵前称为低温期，排卵后称为高温期。

◆ 如某天体温比低温平均线超过0.5℃以上，且持续3天以上，就表示有温度上的高温期出现。

◆ 排卵一般发生在体温持续上升前的低温那天，但是有24～48小时的误差。

以环境助激情

正如人们在工作、吃饭、睡眠时需要有一个与之相适应的良好环境一样，受孕也需要良好的环境。我国古代的胎教学就十分重视受孕时夫妻双方的情绪因素与外界环境因素的影响，指出不宜受孕的有"弦望晦朔、大风、大雨、大雾、大寒、大暑、雷电霹雳、天地晦冥、日月薄蚀"等环境，这些认识是有一定的科学道理的，因为恶劣的自然环境会给双方心理带来不利的影响，干扰人的一切活动。

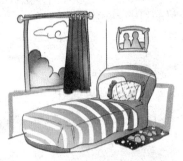

所以，理想的受孕时间最好是空气清新，令人精神振奋、精力充沛的日子，卧室的环境应尽量安静，不受外界条件的干扰。床上的被褥、床单和枕巾等物品应该是新的或干净的，最好是刚洗晒过且能散发出一股清新的味道，并且要注意受孕时的视觉刺激，让室内沉浸在柔和的灯光下。放些优美轻松的乐曲，优美的音乐可以通过听觉器官作用于人体，使人处于一种和谐状态，可以营造一个良好的受孕环境，对于受孕质量的提高也是有帮助的。这种恬静舒适的环境往往能对人产生良好的心理暗示作用，使夫妻双方能以最佳的状态播下爱情的种子。

养精蓄锐待时发

怀孕是以精子与卵子结合成受精卵为开始，在排卵期前后进行性生活才能受精。正常男子在射精后，通常需要30～40小时才能使新产生的精子达到最大量。性生活太频繁会导致精液量减少和精子密度降低，精子活动率和生存率下降，精子在女性生殖道的行进能力和与卵子相会的机会大为减弱。

同时，过频的性生活还可以导致女性免疫性不孕，对于能够产生特异性免疫反应的女性，如果频繁地接触丈夫的精液，容易激发体内产生抗精子抗体，使精子黏附堆积或行动受阻，导致不能和卵子结合。

因此，频繁的性生活不能增加受孕机会，并会使受孕机会减低，在排卵期前更应该适当减少性生活频率，这样才能保证精子的质量和数量。所以医学专家建议，在排卵期前夫妻应禁欲一周左右，这样男性才能保证提供充足而成熟的精子。

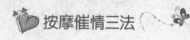
按摩催情三法

性生活前的按摩，是为了达到性唤起的目的。尤其是性功能有障碍的人，更应采取房事前的按摩。此种按摩需要一定的按摩技巧和手法，是一种性交前令对方放松的保健辅助行为，还可起到治疗阳痿、性冷淡等多种疾病的作用。

有许多夫妻在相互按摩时力度和手法掌握不好，弄痛对方，适得其反，或者因手法不对，刺激不了对方的性神经，落得费力不讨好。下面来介绍一些合理的按摩方法。

仰卧位按摩

被按摩者为仰卧位，从按摩胸、腹部开始，逐步过渡到双侧乳房的按摩。然后沿双侧乳线拉长抚摸距离，由乳房经腹部抚摸下腹→腹股沟→大腿内侧→外生殖器，进而生殖器相互接触。

外侧卧位按摩

被按摩者为外侧卧位，从抚摸腹部开始，同时以另一手抚摸背部。因被按摩的一方处于侧卧位，按摩者可进行前侧和背侧"挟摩"。逐渐拉大抚摸幅度，前面按摩可由腹部→胸部→双乳房→腹部→下腹→双大腿内侧。最后接触外生殖器，并发展成生殖器之间相互接触。

俯卧位按摩

被按摩者为俯卧位，从按摩腰背开始→腰部→胸背→颈部→头部→再摩回胸腰→双侧大腿内侧，如此上下往返按摩。按摩至胸背部时，双手可绕至胁下，同时按摩至双侧乳房，再回摩胸腰。最后接触外生殖器。

最佳性交姿势

一般来说，女性阴道的上端比下端宽，上端包围子宫颈，其环绕子宫颈的周围部分称为阴道穹隆，射入阴道的精液先储存在阴道后穹隆内形成精液池。精子在穹隆中停留时间长和最少量外流会加大受孕率。为了使精液能够停留在穹隆中，男上式女仰卧位则是最佳姿势，女性两腿弯曲，阴道稍缩短，与子宫腔成一直线，精液不易外流，能够迅速进入子宫颈口，有利怀孕。保持原姿势不动30分钟，成功率更大。如性交后精液流出阴道，可于臀下置垫，保持骨盆高位。

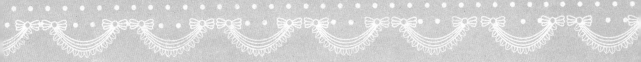

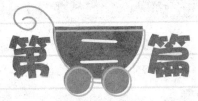

第二篇

孕早期：一个新生命的缔造

孕早期，喜悦、紧张与不适并存的3个月。在这3个月里，我们的孕妈咪和胎宝宝会有哪些变化？产生什么样的症状？生活中需要注意哪些方面？如何让小宝宝在肚子里安心住下去呢，一起来看看吧!

第1周：做好受孕准备

我们常说的"十月怀胎"，是从末次月经的第1天开始算起的，因此，排卵前两周实际上是为卵子的受精做准备的两周。经过这两周的酝酿，准妈妈的子宫里，就将迎来胎宝宝的降临。

妊娠进行时

从现在开始，就要进入怀孕倒计时了。相信通过前面的精心准备，夫妻双方的心理和生理都已足够经受这次孕育历程了。对准妈妈来说，这一周是面临孕育的关键时刻，也是孕育生命的起点。

万事俱备付诸行动

在第1周，由于准妈妈尚未受精，成熟的卵子在输卵管中等待精子的到来。而精子，则正在准备着最后的冲刺。不过，要孕育出健康的宝宝，越早付诸努力越有利。以妊娠期40周来计算，将准备产生新卵子的一周视为妊娠第1周具有特别的意义。因为这意味着，妊娠不是以精子和卵子相遇的瞬间作为开始，而是以制造具有妊娠可能性的卵子和精子作为开始。因此，准备妊娠的夫妇应当在最后一次月经开始的时候检查妊娠的可能性，在身体上和心理上做好准备。

认识自己的身体

由于此时尚未妊娠，所以女性的身体基本不会发生变化。在这个阶段，女性的子宫内膜会逐渐变厚，准备排卵。未处于妊娠状态的子宫犹如鸡蛋般大小，妊娠初期，体积基本上没有变化。随着月经的结束，子宫内膜重新变厚，准备排卵。到了排卵日，成熟的卵子从卵巢中来到输卵管等待精子，卵子在输卵管中可存活12~24个小时。这种现象是有妊娠能力的女性每月都会经历的过程，用肉眼无法看出其明显的变化。

饮食红绿灯

　　孕早期的膳食营养强调营养全面、合理搭配，避免营养不良或过剩。虽然第1周的精子和卵子还未真正结合在一起，但也一定要遵循这样的饮食原则。

饮食原则要全面科学

　　在孕早期，准妈妈的身体并未发生很大变化，因此，可以按照正常的饮食习惯进食，要本着营养丰富全面、饮食结构合理的原则，膳食中应该含有人体所需要的所有营养物质，包括蛋白质、脂肪、糖类、维生素及各种矿物质等。

适当增加糖类和脂肪的摄入量

　　准妈妈应适当增加糖类的摄入量，以保证胎儿的能量需要。准妈妈每天至少应摄入150克以上的糖类，以免因饥饿而使体内血液中的酮体蓄积。一旦这些物质被胎儿吸收，对胎儿大脑的发育将产生不良影响。此外，准妈妈的脂肪摄入量也不能过低，以防止脂溶性维生素不能被吸收。

及时补充蛋白质

　　孕早期胚胎的生长发育及母体组织的增大均需要蛋白质。孕早期是胚胎发育的关键时期，此时，如果准妈妈体内蛋白质、氨基酸缺乏或供给不足会引起胎儿生长缓慢，甚至造成畸形。同时，早期胚胎不能自身合成氨基酸，必须由母体供给，因此，母体应从膳食中获得充足的优质蛋白质。只有每天不少于40克的蛋白质供给，才能满足母体和胎儿的需要。

日常饮食要均衡

　　在这一周，因为马上面临着孕育，所以要注意讲究饮食，继续加强营养，多吃营养丰富的食物，但要注意"均衡"二字，总的原则是饮食清淡、多样化，而并非指单食淀粉类、脂肪类等食物。一般情况下，每天1～2杯牛奶，200克肉类，250克蔬菜，1～2个水果，不少于300克的淀粉类比较适合孕妇的营养需求。

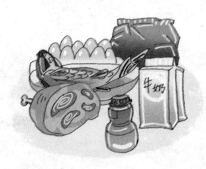

补充有利宝宝脑发育的食物

刚刚怀孕的女士可以进食一些核桃、开心果之类的坚果，既对大人有好处，也有利于孩子的大脑发育。坚果的品种繁多，较便宜的有瓜子、花生，价格较贵的有核桃、巴旦木、碧根果、开心果、夏威夷果、鲍鱼果等，核桃补脑健脑，富含磷脂，夏威夷果富含维生素和微量元素，开心果理气开郁、补益肺肾，这几种坚果是孕妇们平时买得较多的了。

怀孕后适量补充坚果类食品，还可以补充微量元素。

一周食谱参考

孕早期准妈妈们每日三餐的营养十分重要，准妈妈孕期营养的均衡摄入关系到胎儿的健康成长，应注重蛋白质食物，富含无机盐、维生素食物及易于消化吸收的粮谷类食物的摄入。

 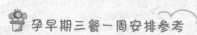 **孕早期三餐一周安排参考**

时　间	早　餐	午　餐	晚　餐
周　一	甜豆浆、烧饼	米饭、酸渍白菜、醋溜鱼片、虾皮蛋汤	花卷、蘑菇笋片、椒炒猪心、胡桃豆腐
周　二	鲜牛奶、面包	烙饼、芝麻核桃仁、干切牛肉、鸡丝蛋汤	米饭、姜汁黄瓜、红烧鱼片、炒猪心、酱鸭肝
周　三	枣米粥、馒头片	花卷、素拌合菜、油爆虾、蘑菇肉汤	包子、素拌茄泥、豆花、素鸡、素什锦肉
周　四	玉米面粥、花卷	馒头、油皮素鱼、糖醋鱼、肚片菜汤	烧卖、拌番茄、菜炒肚片、红烧排骨
周　五	肉丝挂面、馒头	肉包、素制火腿、干切牛肉、猪肝汤	馒头、糖醋酱瓜、醋溜鱼片、盐水鸭
周　六	红豆粥、烧饼	阳春面、泡菜、葱爆羊肉、紫菜蛋汤	烧饼、肉丝茭白、笋炒腰花、三鲜汤
周　日	鲜牛奶、肉包	水饺、黄瓜、红烧鱼块	炒鸡蛋、荷包鲫鱼、菜心肉汤
备　注	每日换一样小菜，午餐后吃一份水果，晚餐后不宜再吃零食		

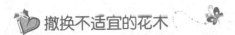

养胎护胎方案

虽然这一周还没有怀孕，但准妈妈们也要注意对自身的护理，首先要做的，就是消除身边的安全隐患。

撤换不适宜的花木

在家中养几盆观赏植物，气味芳香，赏心悦目，但有些花草植物的气味或花粉会使人产生不适症状，尤其是怀孕的女性会备受影响。

不宜长期放在室内的花卉：

◆ 松柏类花木，如玉丁香、接骨木等。

◆ 洋绣球花，如五色梅、天竺葵等。

◆ 丁香类花卉，如夜来香。

◆ 其他类，如郁金香、月季花、紫荆花、兰花、百合花等，这些植物长期在室内存放，其气味对人体健康均有不同程度的影响。

有毒性的花卉

这类花卉颜色虽然艳丽，但气味和花粉对人体健康有害，若长时间接触，或一次大量吸入有毒成分，往往会引起中毒，轻则过敏，重则引起神经系统症状或休克，因此怀孕的女性，室内不能养放有毒的花卉，包括黄杜鹃、郁金香、一品红、夹竹桃、光棍树、五色梅、水仙花、石蒜、含羞草、虎刺梅、万年青、仙人掌、仙人球等。

常给电话消消毒

黏附在电话机上的细菌和病毒有480种以上，很多疾病最容易通过电话机来传播。有些女性打电话时总是离话筒很近，有时还一边打一边吃东西，打完电话也不去洗手，然后又去摸别的东西，包括自己的身体。这样，常年积累在电话机上的病菌，就会浩浩荡荡地进入这些女性的口腔和鼻孔中，并在此进行生长繁殖。一旦这些部位有创口，病菌就会进入身体内

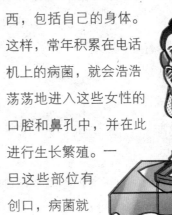

部，最终可能通过脐带进入宝宝体内，从而引起上呼吸道感染、胎宝宝发育不良、流产、早产等。

因此，使用电话时尽量与话筒保持远一点儿的距离，并在使用后马上洗手。

胎教让宝宝更聪明

做父母的都希望自己的宝宝聪明伶俐，要达到这一目的，年轻的准爸爸准妈妈们就要早早开始进行胎教。

胎教的作用

胎教是有意识地对胎儿进行教育，在大脑形成期给予充分的营养和适当的信息诱导发育。适宜的开发，大脑越发育大脑皮层的沟回相应地也就会越多，孩子也就越聪明。相反，孩子出生后会表现发育迟缓、智力低下。大致归纳起来，胎教至少有下列影响：

◆ 安抚情绪：安抚胎儿情绪，让胎儿将来有较高的智商。

◆ 刺激胎儿：刺激胎儿的感觉神经、运动神经。

◆ 胎内沟通：直接可以和胎儿透过血液、心灵来沟通。

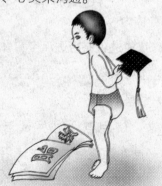

什么时候开始胎教

胎教应从受孕时开始，即从生命诞生之初开始。胚胎演变的过程正是神经系统不断发育完善的过程。随着胎儿大脑神经系统的发育，生理机能也在日益发展，生理反射活动也日益加强。有研究表明，4个月的胎儿对光线就很敏感，5~6月的胎儿就开始有触觉，7~8月的胎儿就有了听力。

孕妈妈情绪影响胎儿

宝宝的性格跟胎教是有很大关系的。妈妈的子宫是胎宝宝生长的第一个环境，这个小小的生命在这里直接感受母亲的各种情绪波动。当他感受到你温暖、和谐和慈爱时，那颗小小的心也会被同化，逐渐形成热爱生活、活泼外向、果断自信等优良性格的基础；当他受到你焦虑、厌烦甚至还有敌意和怨恨的心情影响时，这颗心灵也同时被蒙上了孤独、寂寞、内向和自卑的阴影。

准爸爸助孕讲堂

作为丈夫和未来宝宝的父亲，准爸爸从现在开始就要打起精神，陪准妈妈一起准备冲刺，为孕育一个健康、聪明的宝宝而努力。

喜度良辰美景

伴随着现代社会竞争压力增大、生活节奏加快，许多男性会有紧张、恐惧、抑郁、沮丧等不良情绪，容易出现内分泌功能失调的情况，从而导致不育。对于丈夫来讲，更要注意调节自己的心态，始终保持一个好的心情，这才有利于创造一个健康、聪明的宝宝。

当情绪波动时，可以通过掌握呼吸来放松自己的心情：轻轻闭上眼睛，做3～5次深呼吸。妻子也要配合，体谅、宽容、理解丈夫所处的压抑、悲观、忧愁或紧张状态，减少他的心理负荷。记住，未来宝宝是需要爸爸妈妈共同来创造的。

优化你的"种子"

健康宝宝是由健康的精子和卵子相结合的，所以准爸爸的精子健康至关重要。

精子是雄性生殖细胞系发育的终端产物。它不能够自行修复原发性遗传物质的损伤。另外，精子对有毒物质十分敏感。男性从胚胎中后期一直到老年，会连续不断地生成精子。在快速的生精过程中，各种有害因素产生的危害作用在蓄积和累加之后明显增大，所以丈夫要重视身体状况。

保持适当的运动

运动不仅可以保持健康的体力，还是有效的减压方式，但运动时要注意穿宽松的衣服。

定期体检种疫苗

男性的免疫能力其实并不如女性可靠。定期体检不仅可以预防很多疾病，接种疫苗则可以预防一些传染病，特别是可能影响生殖健康的传染病。

学会清洁自己

男性应该养成好的卫生习惯，因为隐私部位有时更容易藏污纳垢。应每天对包皮、阴囊进行清洗；要避免持续两小时以上的活动，如泡热水澡、洗桑拿浴、骑自行车、驾车、坐沙发等。

第2周：测算排卵期

进入了第2周，也就进入了怀孕的关键期，因为一般排卵期是在月经周期的第13～20天，因此在这个周末，排卵期就会开始，也就是说，这一周末或这一周之后，你们的生活即将改变。

 妊娠进行时

进入排卵期后，女性在生理上会出现一些特定的变化，从现在开始一定要开始重视。

 排卵期的生理变化

在排卵期前后，阴道分泌物的变化最为明显。待到排卵期时，分泌物明显增多，较清亮，可呈水样透明。这时，女性常会感到阴部潮湿，用手纸擦拭阴部时，可发现有鸡蛋清样的条状黏液，这种情况会持续2～3天。

在排卵前后，由于女性体内激素的分泌有较大波动，部分女性可因子宫内膜的小范围脱落，形成少量阴道流血。如果出现这种情况，最好求助于专业医师。一般说来，其出血量较少，色暗，偶尔淡红，有的仅为咖啡色分泌物，在持续2～3天后自行停止，最多不超过4～5天。

 精卵这样美妙相遇

当精子和卵子接近时，有许多精子包围一个卵子，卵细胞外面有一层由蛋白质构成的透明带，它的外面还有放射状排列的冠状细胞。精子的顶体会释放两种酶，叫做神经胺酶和透明质酸酶，它们能消化卵子外围的透明带，冲破围绕卵子的细胞并溶解这些细胞间的酸质，为一个精子开辟道路，如果伞端将卵子抓进输卵管并传送到壶部，诸多精子中的一个撞进卵子的外膜，卵子立即在这一瞬间使外膜变得坚韧起来，使得其他精子无法进入。这个全过程就叫做受精，受了精的卵子称为受精卵。

饮食红绿灯

维生素是人体必须的营养物质之一，是维持生命的要素。对于准妈妈而言，维生素更有着非同凡响的作用。

适量补充维生素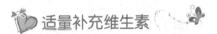

据英国某大学一项研究发现，每天服用维生素的女性，怀孕的机会较没有服用的高40%。在那些服用维生素的女性中，她们的卵子四周的液体中均含有丰富的维生素，这些液体负责给卵子以养分，而其中的维生素C和维生素E则对卵子的受精机会起重要作用。也就是说，补充适量的维生素可以增加受孕机会，而且培育健康胚胎的概率更高。

一般情况下，每天合理的混合性食物就可以充分满足准妈妈对维生素A的需求量。而对于其他维生素，如果准妈妈的身体中过量缺乏那种营养素，在孕期检查时，医生将会提醒特别补充。所以，在医生没有特别提示的情况下，准妈妈不要自己随意补充维生素。

富含维生素的食物

含维生素A的食物有肝、蛋黄、牛奶、牛油、奶油、鱼肝油、油菜、胡萝卜、茄子等。

维生素B_1在瘦肉和肝脏中含量最多，糙米、小米、玉米等的含量较丰富。含维生素B_2的有脏腑、鳝鱼、蟹、黄豆、青豆、蚕豆、豆豉、腐乳、豆瓣酱、花生、杏仁、榛子、葵花子、菠菜、苋菜、雪里蕻、牛奶、鸡蛋等。

维生素C又称抗坏血酸，主要来源：大白菜、小白菜、辣椒、番茄、藕、豆芽菜、橘、橙、柠檬、柚、草莓、枣、山楂等。

含维生素D_1、维生素D_2和维生素D的有肝脏、鱼肝油、蛋、奶、牛油等。

维生素E：麦胚含量最多，在蛋黄、豆类、硬壳果、叶菜、植物油中也有含量。

维生素P，主要来源于柠檬，荞麦叶、青菜叶、番茄汁、橘子汁、红豆等也有含量。

养胎护胎方案

准妈妈怀孕后，由于身体发生了特殊变化，势必对工作产生一些影响。因此，怎么合理安排孕期的工作与休息，就成了准妈妈必须要考虑的事情。

让工作变得轻松

放松双脚：在办公室桌子底下放一双拖鞋，上班后换上拖鞋，让双脚在八小时内也能得到放松。

尽量多饮水：清水可以说是人类最好的营养液。准妈妈在怀孕期间也特别需要补充充足的水分。因此，准备好一个大杯子，随时让杯子里的水保持满的状态。

自我减压法：如果工作压力很大，可以尝试使用一些办法去减压，譬如深呼吸、在楼道里散步、伸展四肢或闭上眼睛稍作冥想。

接受他人的照料：在单位里，很多有爱心的同事会因为你怀孕了而对你特别照顾，准妈妈应该愉快接受。毕竟怀孕是人生中一个非常特殊的时期，所以应安心接受他人的照料。

午睡一会儿健康一大步

医学专家研究发现，准妈妈之所以在孕期非常容易犯困是由体内一种免疫物质引起的。这种物质对胚胎顺利着床有重要作用，因此，准妈妈应找出一段时间用来午睡，这样既能消除疲劳，让下午的工作更有精力，还能让胎宝宝更好地生长发育。

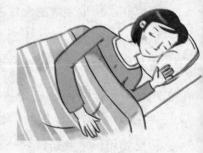

用家电悠着点

一项研究报道显示，处在孕早期的女性如果在计算机前工作时间过长，其流产率增高80%，畸胎率也会有所提高。尤其是在工作的计算机前打手机，所产生的辐射更强烈。

如果必须用计算机，每天不要超过6小时，并且每小时需要离开计算机10分钟左右。

怀孕期间，准妈妈每天使用手机最好不要超过30分钟。在办公室时，尽量用固定电话作为通讯设备，外出时再使用手机。

胎教补给站

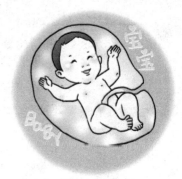

很多准妈妈对胎教的认识有很大的误区，认为胎教就是多听听音乐而已，甚至有人根本不相信胎教。因此，准妈妈们需要对胎教有一个正确、科学的认识。

胎教宝宝更灵慧

现代科学认为，胎儿的素质是可以随胎教而改变的。宝宝接受过胎教和未接受过胎教有很大区别。接受过胎教的宝宝有如下明显的优点：睡眠好，不爱哭；生活有规律，精神饱满；发育好，体格健壮；学说话的时间早，理解能力较强，爱与人交往；乐感强，节奏感也好，喜欢听音乐；适应能力和创造力也比没有接受胎教的宝宝要强。另外，接受胎教与没有受过胎教的宝宝，其智商差距很大。但如果说胎教能使孩子成为"神童"却是言过其实。因为"神童"（即智力超常儿童）是良好的先天遗传和后天教育综合影响的结果，而胎教虽然能在一定程度上促进胎儿大脑发育，但单凭胎教却不能塑造出"神童"。

胎教形式多多

广义胎教指为了促进胎儿生理上和心理上的健康发育成长，同时确保孕产妇能够顺利地度过孕产期所采取的精神、饮食、环境、劳逸等各方面的保健措施。因为没有健康的母亲，就不会有强壮的胎儿。有人也把广义的胎教称为"间接胎教"。

狭义胎教是根据胎儿各感觉器官发育成长的实际情况，有针对性地、积极主动地给予适当合理的信息刺激，使胎儿建立起条件反射，进而促进其大脑机能、躯体运动机能、感觉机能及神经系统机能的成熟。换言之，狭义胎教就是在胎儿发育成长的各时间，科学地提供视觉、听觉、触觉等方面的刺激，如光照、音乐、对话、拍打、抚摸等，使胎儿大脑神经细胞不断增殖，神经系统和各个器官的功能得到合理的开发和训练，以最大限度地发掘胎儿的智力潜能，达到提高人类素质的目的。从这个意义上讲，狭义胎教亦可称之为"直接胎教"，所以胎教是临床优生学与环境优生学相结合的实际具体措施。

准爸爸助孕讲堂

在日常生活中，有些男士的一些不良习惯和生活方式会影响自己的生育能力。如果准备要宝宝了，就要改掉它。

水过热易伤"精"

睾丸产生精子，需要比正常体温37℃低1～1.5℃的环境。研究资料表明，连续3天在43～44℃的温水中浸泡20分钟，本来精子密度正常的人，密度会降到1000万/毫升以下，这种情况会持续3周之久。近年的"温热避孕法"就是根据这个道理而来。因此，男士不宜进行过频、过久的热水浴。

对烟酒说不

对男性而言，吸烟不仅会影响到受孕的成功率，而且也会严重地影响受精卵和胚胎的质量。另外，长期大量地吸烟的人更容易发生性功能障碍，也间接地降低了生育力。酗酒可造成机体酒精中毒，影响了生殖系统，使精子数量减少，活力降低，畸形精子、死精子的比率升高，从而会影响受孕和胚胎发育。

远离抑郁和疲劳

抑郁和疲劳可影响性功能和生精功能。过多地骑自行车、摩托车、三轮车和骑马，往往会使前列腺和其他附性腺受到慢性劳损和充血，影响其功能或加重慢性炎症，最终影响生育能力。

重视孕前检查

男性朋友们千万不要过于自信，要知道，健康宝宝首先必须是健康的精子和卵子结合的结晶。因此，男士孕前检查最重要的就是精液检查。

其次，男性泌尿生殖系统的毛病对下一代的健康影响极大，因此这个隐私部位的检查也必不可少。如果觉得自己的睾丸发育可能有问题，一定要先问一下父母亲，自己小时候是否患过腮腺炎，是否有过隐睾、睾丸外伤和手术、睾丸疼痛肿胀、鞘膜积液、斜疝、尿道流脓等情况，将这些信息提供给医生，并仔细咨询。

第3周：精子与卵子美丽邂逅

在这一周，精子与卵子的结合会导致你怀孕。怀孕一旦确定，就标志着女性一生中一个极其重要时刻的来临，即自己的肚子里有了一个小生命，你要和他共度10个月的幸福时光。

妊娠进行时

在孕期的第3周，受精卵进入子宫，开始进行细胞分裂，进入了快速的成长阶段。虽然在这几周，胎宝宝还是处于"胚芽"状态，但寄托了准爸爸、准妈妈们太多的希望。

胎宝宝在成长

在本周，精子和卵子已经结合在一起形成受精卵，受精卵有0.2毫米大小，重约1.505微克。受精卵经过3～4天的运动到达子宫腔，在这个过程中由一个细胞分裂成多个细胞，并成为一个总体积不变的实心细胞团，称为桑胚体。

准妈妈的变化

在本周，准妈妈并不会察觉到身体有什么太大的变化。这时，准妈妈虽然没来月经，但却像患感冒一样，全身乏力，并持续发低烧。同时，15%左右的女性排卵时下腹部会出现轻微疼痛，阴道的分泌物也会增加。当受精卵附在子宫壁上时，有些女性还会出现阴道出血症状。准妈妈可以通过在家中做早孕测试查明自己是不是已经怀孕。如果测试结果显阳性，请到医院确定一下第一次产检的时间。

饮食红绿灯

对于成人，缺碘会引发甲状腺粗大症。但如果准妈妈缺碘，不仅会对自己身体健康无益，还会影响宝宝的生长发育。

趁早补点碘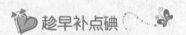

准妈妈如果在孕期时缺碘，可能会使宝宝出生后生长缓慢，身材矮小，甚至反应迟钝、智力低下等。所以，在孕前准备阶段和孕早期多补充碘元素，将会给胎宝宝智力发展带来好处。孕期补碘非常讲究时间，如果在怀孕5个月后再补碘，就已经不能预防宝宝智力缺陷的发生了。含碘多的食物有海带、紫菜、菠菜、芹菜、海鱼、山药、鸡蛋等。准妈妈多吃这些食物，将会对碘缺乏症起到很好的预防作用。

有"紫"有味

紫菜营养丰富，含碘量很高，可用于治疗因缺碘引起的"甲状腺肿大"等症状。紫菜有软坚散结功能，对其他郁结积块也有用途；紫菜富含胆碱和钙、铁，能使人增强记忆，治疗孕妇贫血，促进骨骼、牙齿的生长和保健；紫菜含有一定量的甘露醇，可作为治疗水肿的辅助食品；紫菜所含的多糖具有明显增强细胞免疫和体液免疫功能，可促进淋巴细胞转化，提高机体的免疫力。

鱼，我所欲也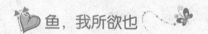

准妈妈多吃鱼，可使宝宝更加聪明。鱼类含有丰富的蛋白质、不饱和脂肪酸、氨基酸、卵磷脂、维生素D和钾、钙、锌等矿物质元素，这些都是胎宝宝发育所必需的。此外，鱼中有非常丰富的牛磺酸，它能够直接影响脑细胞的增殖与成熟，对促进大脑发育有非常重要的作用，而且，牛磺酸还能间接的刺激人体对锌、铜、铁及其他16种游离氨基酸的吸收与利用。

经研究发现，经常吃鱼的准妈妈发生早产的概率也会减少。这是因为鱼肉中含有丰富的奥米加－3脂肪酸，这种物质能延长妊娠期，防止早产，增加胎儿体重。那些从来不吃鱼的准妈妈早产发生率为7.1%，每周至少吃一次鱼的准妈妈，早产率只是1.9%。

养胎护胎方案

在怀孕之前，准妈妈如果感冒或发热，通常都是吃两片药了事，不会太放在心上。怀孕后就不同了，面对感冒和发热，准妈妈和准爸爸一定要有足够的警惕。

准妈妈感冒怎么办

患了感冒的准妈妈害怕用药治疗会对胎儿产生不良影响，而且又不知道在感冒早期应怎样进行调护，最终使感冒发展严重而致发烧，对自己和胎宝宝的危害更大。因此，准妈妈在刚有感冒征兆的时候，就要采取安全有效的措施。

准妈妈一旦患了感冒，应尽快控制感染，排除病毒。轻度感冒的准妈妈，可多喝开水，注意休息、保暖，口服感冒清热的中药如板蓝根冲剂等。感冒较重有高烧者，除一般处理外，应尽快降温，可用物理降温法，如额、颈部放置冰块等。在选用药物降温时，一定要有医生指导，千万不能乱用退烧药如阿司匹林等药物。感冒初起喉头痒痛时，立即用浓盐水每隔10分钟漱口及咽喉一次，10余次即可见效。

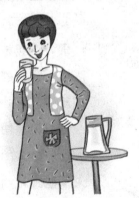

孕期发热危害大

胎儿在母体内发育，尽管有子宫保护，但也不是安全无患，而是常常受到来自外界的干扰。其中，孕妇因感染而高热，可直接危害胎儿的正常发育。医学专家指出，高热是致人类先天性畸形的原因之一。

胎儿的神经细胞在孕早期繁殖旺盛，易受损伤，一次高热可使胎儿8％～10％的脑细胞受到损伤，损伤后的脑细胞由胶质细胞来充填，这些细胞无神经细胞功能，所以会表现出脑发育迟缓。高热也同时损伤其他器官，形成千奇百怪的畸形儿。由此可知，凡是能够使孕妇体温升高的一切因素都能影响腹中胎儿，最终导致畸胎。因此准妈妈一旦体温升高，应立即就诊，解除高热，治疗原发病。另外，平时还应注意预防一切发热性疾病，以保母婴平安。

胎教补给站

在孕早期，正是胎儿主要器官生长的时期，此时胎儿对外界的刺激尚无法反应，过早的胎教并不能真正"因材施教"，这一时期的胎教重点主要是保持愉快的情绪。

母安胎不躁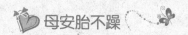

人的情绪对身体健康有很大的影响。当人处于情绪不佳、愤怒或是高压状态时，身体的血管会收缩，而血液会集中到几个重要的器官以提供保护，如脑部、肝、肾等，但在血液总量不变的情形下，其他地方的血液供应量就可能减少，也就是说，准妈妈在生气时提供给胎盘的血液可能会变少，那么就会给胎儿的健康生长带去不良影响。

美丽自己的心情

我们已经讲过，准妈妈的心情好坏对胎教的影响很大。那么，你为什么不每天以一种享受的心情来迎接清晨呢？你以为自己做不到吗？没问题的。比如，大可不必闹钟一响就从床上爬起来。可以尽情地在床上伸伸懒腰，舒展一下，像猫一样！这样可以将整个生物钟调到白天模式。如果能养成醒后侧身高抬腿的习惯，会锻炼你的腹部肌肉。起床时，伸展双臂，用微笑问候清晨，新的一天就这样舒服地开始了。

向宝宝传递快乐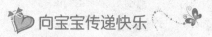

准妈妈情绪不佳，长期过度紧张，如发怒、恐惧、痛苦、忧虑，会对胎儿产生不良影响，出生的宝宝好动、情绪不稳定、易哭闹、消化功能紊乱发病率高。

人类脑下垂体的激素可以分为两种。一种是与情绪有关的激素，当情绪不好的时候，人体会分泌一些肾上腺素、压力激素或是紧张激素，这些激素对胎儿及整个子宫环境来说，都会产生比较不好的生理反应。另外一种则是良性激素，也可以说是快乐激素。快乐激素能够让一个人的心情好起来，它从妈妈的脑部开始分泌，之后到达全身，当然也会到达子宫的血管，通过脐带送到胎儿身上，由脐带血管的放松过程中，提供给胎儿更多、更好的养分和氧气。

准爸爸助孕讲堂

在妻子怀孕以后，丈夫不仅要做好生活方面的照顾工作，还要把很大一部分精力放在妻子情绪上，让她保持一个好心情，这样对胎宝宝是非常有利的。

给妻子以安全感

对于没有生育过的女性而言，怀孕过程中面临的种种辛苦和不适、分娩的痛苦和产后对自己身体的担忧，都会导致恐惧感的产生，尤其对于没有太多生活阅历的年轻女性来讲更是如此，这时候的妻子需要丈夫更多的关爱和理解。作为丈夫的你是否已经了解了这些呢？

既然你已决定要做爸爸了，从各个方面来讲都该是一个成熟的男人了，在妻子怀孕之后，特别要密切关注妻子的心理变化，尽一切可能关心她、体贴她，减少不良刺激，通过你的努力来使她克服恐惧感，感受做一个母亲的伟大使命，鼓励她鼓起勇气来应对孕育过程要面对的困难，并保持愉快心情和稳定情绪，这样才更有利于宝宝的孕育出生，也能够增进夫妻之间的感情。

宽容妻子的异常表现

女人天生情绪化，特别是在怀孕之后，往往既紧张又兴奋，这时候神经更为敏感，情绪更容易波动。对于衣食住行，女性一般都表现出过分的谨慎，处处小心。作为丈夫的你，这时一定要充分理解妻子此时的心理状态，接受她种种过分敏感的表现，并帮助她解除思想压力，尤其对于妻子的烦躁不安和过分挑剔应加以宽容、谅解。

温馨家庭妻乐融融

一般来说，孕妇容易出现急躁情绪，常常不容易克制自己的情绪。遇到这种情况，丈夫更要体谅妻子，心甘情愿地做到"忍气吞声"，时时笑脸相迎，说话低声低气。为了让孕妇能够拥有一个良好的情绪，就需要丈夫努力营造一个温馨的家庭氛围，比如多与妻子散散步、聊聊天等。

第4周：胚胎华丽着床

这个时期胚胎已经在子宫内"着床"，或称"植入"。准妈妈已经通过医院确定自己怀孕了，在开始享受甜蜜孕程的同时，还会有隐隐的不安：如何保护好腹中的胎宝宝？这将是准妈妈在将来几个月中一直关心的重点。

妊娠进行时

虽然已经确定自己怀孕了，但准妈妈几乎察觉不到胎宝宝的存在。

胎宝宝在成长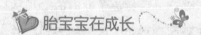

胚胎着床后5天左右，在受精卵底部的中心部位形成一个管，这就是神经管。随着时间的推移，神经管分化为大脑和脊椎，最终形成完整的中枢神经。受精卵着床以后，继续进行细胞分裂。这时它被树根状的绒毛组织包围。胎儿通过绒毛吸收存储在子宫内膜上的营养成分。这个绒毛组织最后成为胎盘，对胎儿来说具有决定性的意义。

怀孕4周时的胎儿头部和躯干分开，胎儿细胞也分为外胚叶、中胚叶及内胚叶。这些细胞最后形成不同的身体器官。

准妈妈的变化

平时细心的准妈妈，在这周一般会意识到自己已经怀孕。如果月经该来而没来、基础体温连续14天处于高温期，那就很可能已有身孕。不能确定是否怀孕时，可以购买测孕试纸进行检查，或者到医院的妇产科检查是否妊娠。怀孕后，体内的黄体酮分泌发生变化，在黄体酮的作用下，从食道到胃脏的括约肌松弛。这时部分准妈妈会出现呕吐，同时伴有肚子不适或者下腹部隐痛等症状。

饮食红绿灯

怀孕以后，准妈妈在饮食方面可不能仅凭自己的好恶了，要多吃对胎宝宝有益的食物，哪怕有些食物自己并不喜欢。

黑木耳补脑强身

准妈妈可以适当多吃一点儿黑木耳。黑木耳营养丰富，具有滋补、益气、养血、健胃、止血、润燥、强智等功效，是滋补大脑和强身的佳品。黑木耳炖红枣具有止血、养血的功效，是孕前女性、孕妇及产妇的补养品。

吃些"长生果"

花生被世界公认为是一种植物性高营养食品，被称为"长生果"、"植物肉"、"绿色牛乳"。中医学认为，花生具有醒脾开胃、理气补血、润肺利水和健脑抗衰等功效。

吃花生不要去掉红色仁皮，红皮是利血物质。花生含有维生素E和一定量的锌，能强化记忆，抗老化，滋润皮肤，所以它对准妈妈保持完美容颜有好处。准妈妈最好不要将花生仁炸食，这样会增加胆固醇；应多炖食，这样营养不会被破坏，又不上火，且易消化。

玉米以嫩为佳

准妈妈多吃玉米，对胎宝宝的大脑发育非常有益。尤其是新鲜的嫩玉米，因其胚胎中含有丰富的维生素E，有利于安胎，对防治习惯性流产和胎宝宝发育不良有很好的作用。嫩玉米中还含有丰富的维生素B_1，这种物质对人体内糖类的代谢起着重要作用，能够促进食欲，促进胎儿发育，提高神经系统功能，使胎宝宝的大脑发育更加完善。对于处在孕早期的准妈妈来说，嫩玉米中的维生素B_6可以预防和控制妊娠呕吐的发生，提高准妈妈的食欲，对母婴健康都有帮助。

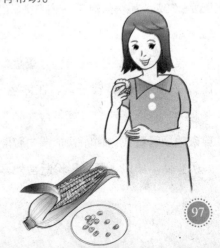

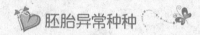

养胎护胎方案

在确定自己怀孕以后，准妈妈需要做的就是小心、小心、再小心，一定要对孕期的异常情况保持足够的警惕，从而提前发现问题。

胚胎异常种种

怀孕1个月时，由于遗传环境等因素的作用，可能使得胚胎发育出现异常，一般可能会有下列几种胚胎异常的情况出现。

◆胚胎只是个空囊，里面完全没有胚胎。

◆子宫里面有胚胎，但胎宝宝已经停止发育。

◆子宫里面完全没有任何东西，很可能是胚胎早已流掉，而准妈妈全然不知。

◆宫外孕，胎宝宝不在子宫之内。

虽然会有胚胎异常的情况出现，但准妈妈也不必过于担心，这些异常都是可以通过医院检查及时发现的。另外，确定了检查医院时，最好在同一家医院定期接受检查。

宫外不能孕

宫外孕也叫异位妊娠，凡受精卵在子宫以外的任何部位着床者，都称为宫外孕。根据着床部位不同，有输卵管妊娠、卵巢妊娠、腹腔妊娠、宫颈妊娠及子宫残角妊娠等。异位妊娠中，以输卵管妊娠最多见。输卵管妊娠的发生部位以输卵管壶腹部最多，占55%～80%；其次为峡部，占20%～25%；再次为伞端，约占17%；间质部妊娠最少，仅占2%～4%。

宫外孕是最常见的妇科急腹症之一，常常被漏诊和误诊，这就增加了潜在的危险性。比较常见的是输卵管妊娠，在停经后1～2个月内，受精卵及绒毛组织（未来的胎盘）越来越大，从而穿破输卵管。宫外孕患者在早期与正常妊娠没有明显区别，但胚胎长大可以穿破输卵管壁或自输卵管伞端向腹腔流产，造成腹腔内出血，甚至因失血性休克威胁准妈妈的生命。所以，要尽早诊断宫外孕并及时做出相应处理。

孕期保健院

在怀孕的第1个月，准妈妈需要做的事情并不多，主要是确认自己怀孕的事实并及时到医院进行初孕检查。

知道自己怀孕了吗

现在，确认是否怀孕的最简单的方法就是购买测孕试纸自己检查。着床后，受精卵的绒毛分泌一种叫做人类绒膜促性腺激素（HCG）的激素，这种激素被母体的血液吸收后，通过尿液排出体外。测孕试纸就是通过测定尿液里是否含有这种激素来确定是否怀孕。

受精约10天后，即可测出是否怀孕。用于检查的尿液应当采集晨尿。如果检测后试纸呈阳性，有必要到医院进一步检查，测出准确的怀孕周数。

去医院进行初孕检查

通过初孕检查，可明确是否怀孕、怀孕天数、准妈妈是否适合继续妊娠等。一旦证实怀孕了，准妈妈要立即到医院建立怀孕健康档案，并且定期到医院进行孕期检查。主要内容包括以下方面：

咨询

如果你对宝宝的生长发育有任何疑问或发现任何异常现象，可到医院产科进一步咨询。如果是高龄（35岁以上）准妈妈，或曾有过病毒感染、弓形体感染、接受大剂量放射线照射、接触有毒有害农药或化学物质、长期服药等情况，或已生育过先天愚型儿或其他染色体异常儿的妇女，有糖尿病、甲状腺机能低下、肝炎、肾炎等疾病的准妈妈，都应该进行相关的产前检查和咨询，以确保妊娠的健康、顺利进行。

检查项目

◆问诊：医生会进行详细的病史询问，会询问停经日期及怀孕后的反应、妊娠史、月经情况等。

◆体格检查：测量血压、身高、体重，检查甲状腺、心、肺、肝、脾、胰、肾、乳房等。

◆阴道检查：也叫内诊。内诊时，医生一只手两个手指放置在阴道内，另一只手按压下腹部，两手配合，便可了解产道、子宫及附件有无异常情况，核查子宫大小与怀孕天数是否相符，有无生殖器官畸形和肿瘤等。

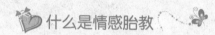

胎教补给站

在这个时候，准妈妈在胎教方面最重要的事就是对自己进行情感调节，积极适应角色的转换，这对胎宝宝来说是至关重要的。

什么是情感胎教

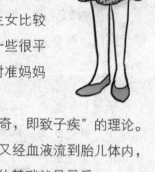

准妈妈通过情感调节，使自己忘掉烦恼和忧虑，创造清新氛围，让精神愉快、心理健康，并且通过母亲的神经递质作用，使胎儿的大脑得以良好的发育，称为情感胎教。怀孕后的生理功能变化，准妈妈本人和家庭其他成员对胎儿的期望或者猜想，尤其婆婆、公公对生男生女比较感兴趣或偏重，都会有形或无形地给准妈妈的心理蒙上阴影。一些很平凡的小事也都会引起准妈妈的不良反应。因此，应该格外注意对准妈妈精神方面的刺激。

我国医学有"孕借母气以生，呼吸相通，喜怒相应，一有偏奇，即致子疾"的理论。医学研究表明，母亲的情感直接影响内分泌的变化，而内分泌物又经血液流到胎儿体内，使胎儿受到或优或劣的影响，故情感胎教非常必要，而情感胎教的基础就是母爱。

伟大的母爱

母爱是伟大的，母爱是世界上独一无二的，母爱的勇敢和奉献是令人惊叹的。古往今来，人们不知运用了多少美妙动听的词语来歌颂母爱。然而，世界上任何语言在母爱面前却都显得那样苍白无力。在280天的孕期中，母亲倾听着胎儿的蠕动，关注着胎儿的成长，祈求着胎儿的平安，并积极地把爱付诸行动，用自己的心血精心周到地疼爱、照料着腹中的生命，增加营养，锻炼身体，避免有害因素的刺激，创造良好的孕育环境，施行胎教，最后又在疼痛中把胎儿降生到了人世间。

在整个孕育过程中，母亲的情感逐步得到爱的升华，产生出一种对胎儿健康成长极为重要的母子亲情。正是这种感情，使意识萌发中的胎儿捕捉到爱的信息，并转入胎教机制，为形成热爱生活、乐观向上的优良性格打下基础。

准爸爸助孕讲堂

在孕期内，丈夫的第一要务就是保护好妻子和胎儿，但保护也不宜过度，否则反而会适得其反。同时还要记住，在这个阶段，妻子的压力本身就非常大，你就不要再给她添加负担了。

 保护不宜过度

准爸爸要从生活上、饮食上、精神上多关心准妈妈，帮助准妈妈顺利地度过妊娠，但应注意不要对准妈妈过度保护。一些丈夫在准妈妈怀孕后把家务事全包下来，甚至让她请长假在家休息；在吃的方面也不惜花钱，买各种各样的高级营养品。更有甚者，因为怕准妈妈出门受凉、挤着、碰着，索性将准妈妈成天关在家中。

这种关爱之情是可以理解的，但是，这种过度保护对准妈妈是不利的。因为孕妇需要适度的活动，这样有利于保护孕妇良好的心理状态，缓解妊娠和分娩引起的压力。适当的锻炼还能增强体质，特别是增强腹肌和骨盆肌肉的力量，有助于以后顺利分娩。

别让妻子有压力

在孕期内，妻子的情绪较敏感，有时候丈夫的不妥言行会给准妈妈造成精神压力。

不要计较生男生女

有的丈夫希望妻子生个男孩儿，所以就常跟妻子说："一定替我争口气，生个男孩儿。"由于妻子害怕自己生的孩子不能满足丈夫的要求，所以总会很担心，吃不好，睡不香，产生很大的压力。所以，丈夫不要计较生男生女。

不要让自己"出轨"

有的丈夫生性风流，喜欢往女人堆里钻，甚至出现精神或肉体上的出轨，这也会让准妈妈感到恐慌和愤怒，尤其是现在很多网络、杂志评论：孕育期是许多丈夫的"出轨"期。所以，对女性来说更看重此问题。因此，做丈夫的应注意行为检点。要知道，妻子孕育不容易，不要做对不起妻子及孩子的事情，避免破坏家庭幸福。

第5周：从苹果籽长成小葡萄

现在，生命的种子已种植在你的体内。怀孕4周时还蜷曲在一起的胎儿手脚在这一周有了发展，像植物发芽一样伸展开来。由于激素的作用，虽然胎宝宝现在还非常微小，但准妈妈也会觉得自己的身体有了一种异样的充实感。

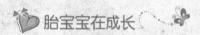 妊娠进行时

这周的胎儿体长可能达到1.25毫米，大脑和脊椎已经形成。而准妈妈则可能正在遭受疲劳的侵袭。

胎宝宝在成长

在第5周的时候，胚胎正在子宫里迅速地生长。从形状上看，胎体可以分为身躯和头部。胎儿的背部有一块颜色较深的部分，这个部分将发展成为脊髓。神经管两侧出现突起的体节，体节将会发展成为脊椎、肋骨和肌肉。

准妈妈的变化

第5周的时候别人还很难看出你已怀孕，腹部表面无明显的变化。但准妈妈就像患了感冒一样全身无力，头疼、畏寒，即使不运动也常常感到疲劳。

从这个时期开始大多数准妈妈开始出现严重恶心、呕吐现象。恶心现象在早上空腹时尤为严重。只要是闻到某些食物的气味，马上感到恶心甚至呕吐。由于逐渐增大的子宫压迫膀胱，使准妈妈频繁产生尿意。乳白色的阴道分泌物也逐渐增加。另外，由于激素的影响，肚子或者腰部常处于紧绷状态，肠管的蠕动变得缓慢，从而容易引起便秘。

孕早期会出现许多妊娠反应，乳房的变化就是其中之一。就像月经前期一样，乳房肿胀，乳头变得敏感并伴有刺痛的感觉。乳头的颜色加深，乳房正下方的血管越来越鲜明。

饮食红绿灯

孕期的饮食不仅关系着准妈妈的健康，对胎儿的成长发育也有实质性的影响。从得知怀孕的瞬间开始，准妈妈就应该认真检查自己的饮食生活习惯，改正陋习。

暴食或过饥都要不得

有的准妈妈担心吃得过多胎儿会过大过重，不利于分娩，或者是忧虑自身发胖增重，影响产后体形美，于是会有意识地节食。如果营养物质摄入受到人为限制，会使孕妇抵抗力下降，易患多种妊娠并发症和合并症，还会使体力下降，不利于日后分娩。同时，还有的准妈妈习惯暴饮暴食，这样会造成肠胃功能紊乱。一次吃得过多，人体大量的血液就会集中到胃里，造成胎儿供血不足，影响胎儿生长发育。也有的准妈妈长期饮食过量，这样不但会加重胃肠负担，还会造成胎儿发育过大，导致分娩时难产。

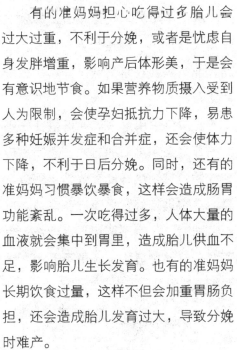

细嚼慢咽好处多

孕妇进食切忌狼吞虎咽。因为进食后，人体会将食物的大分子结构变成小分子结构，从而有利于消化吸收。这种变化过程是靠消化液中的各种消化酶来完成的。人在进食时，慢慢咀嚼食物可以使消化液的分泌增多，这对人体摄取食物营养则非常有利。如果吃得过快、食物嚼得不精细，进入胃肠道后，会影响营养成分被人体的吸收。此外，还会加大胃的消化负担或损伤消化道黏膜，使消化液分泌减少，易患肠胃疾病。

选择零食应谨慎

首先要注意小零食的卫生，街头露天出售食品最好不要吃。另外，有些零食有可能对准妈妈的身体造成不良影响，比如冰淇淋、罐头食品和过甜的点心等，这些零食都不应成为准妈妈饮食的主要内容。准妈妈可以考虑既可口又有营养的零食，比如用果汁代替冰淇淋，用新鲜水果代替果脯，还可以吃一些营养饼干、核桃仁、花生等。总之，孕期吃零食的原则就是营养、卫生、适量。

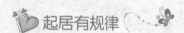

养胎护胎方案

既然已经是准妈妈了，那就要在日常生活的方方面面多加小心，起居规律、讲究卫生，这些细节都是要注意的。

起居有规律

在孕早期，准妈妈体内发生激素变化，因此身体状态与平常大不相同。主要表现为：像感冒似的感到疲劳、嗜睡，即使进行轻微活动，也会感到疲惫不堪。这时，不能因为身体状态欠佳便终日躺在床上，或者拖延家务。应该从现在开始，保持有规律的生活起居。这不仅有利于健康，而且还可以适度调整情绪。现在，准妈妈的睡眠时间可以比平常延长1~2个小时，早睡早起，或者进行适当的午睡。但午睡时间不宜过长，否则夜间无法入睡，引起失眠症。午睡时间约1小时为宜。

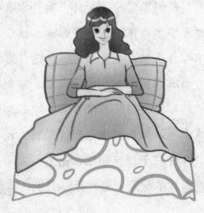

讲卫生防感染

由于孕期新陈代谢旺盛，导致准妈妈大量出汗，阴道分泌物增多。因此，准妈妈要经常清洁身体，防止细菌感染。

洗澡要采用淋浴。准妈妈在妊娠期间最好采用淋浴的方式，洗完后应穿棉质内裤，这样能有效防止阴道感染。经常进行外阴局部皮肤清洁。局部清洁时，注意不要用热水烫洗，也不要用碱性肥皂水洗，更不要用高锰酸钾溶液洗，用清水清洗即可。

莫沾有机溶剂

越来越广泛地走进人们生活的有机溶剂多达上百种，如洗涤剂、清新剂等，其中的有效成分同样会对人体产生危害。特别是孕妇，经常接触有机溶剂，很容易引起胎儿肢体短小畸形、唇裂和先天性心脏病。所以，准妈妈不要用有机溶剂洗手。

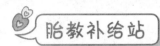

对准妈妈来说，最好的胎教并不在于掌握了多少胎教方法，而是在于自己的言行对胎宝宝的影响，因此，为了将来宝宝的成长，准妈妈一定要注意自身修养的提高。

培养健康生活情趣

为了更好地承担起胎教的重任，使孕育中的胎宝宝充分感受到美的呼唤，每一个准妈妈都应从自己做起，从现在做起，努力提高自身的修养。大致可以从以下几个方面入手：

提高自身素质，也就是说在心理上要相信自己的力量，勇于战胜自己；在人格上要尊重自己，保护自己的尊严；在事业上要有志气，奋发向上，有所作为。

加强文化修养。文化修养给人以内心世界的美，是人生的无价之宝。可有计划地阅读一些有益于身心的文学作品、知识读物以及人物传记，品评一些精美的摄影、绘画作品，欣赏一些优美的音乐等，以获得知识的源泉。

培养健康的生活情趣，充实自身的精神生活，热爱大自然，热爱人生。

注意潜移默化的影响

胎宝宝是由母亲孕育出来的，孕妇与胎儿不仅血肉相连，而且在心理上也有着微妙的天然联系。孕妇的一言一行、一举一动都将对胎宝宝产生潜移默化的影响。

在我国古代就十分重视并强调孕妇的个人修养，主张"自妊娠之后，则需行坐端严，性情和悦"，"常处静室，多听美言，令人诵读诗书，陈说礼乐，耳不闻非言，目不观恶事"，"如此则生男女福寿敦厚，忠孝贤明，不然则生男女鄙贱不寿而愚顽"。

这就是说，酗酒、嗜烟、爱搬弄是非、没有修养的女性，是不会孕育出智力超群、身心健康的孩子的。不难想象，一个具有良好文化修养和生活情趣、不怕困难、生活乐观的女性与一个经常出入赌场、酒会，看庸俗书刊，听震耳欲聋的摇滚乐，喝烈酒的女性孕育出的胎儿，必然会有很大的差别。

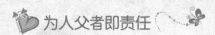

准爸爸助孕讲堂

面对怀孕的妻子，丈夫要做好自己角色的转变，努力控制以前的一些不良嗜好，并且要积极地参与到胎教当中去，与妻子一起为了未来宝宝的聪明健康而努力。

为人父者即责任

丈夫在得知妻子怀孕时往往非常兴奋，因为这是他们男子汉气概的证明，同时他们也更加自信。当然，成为人父也意味着责任。有人也可能因为自由从此将受限制而感到不安。把这些思想矛盾与配偶公开地谈一谈是非常有益的。

丈夫刚开始进行父亲角色的转变时，可以经常和爱人聊些轻松愉快的话题，回忆儿时往事、计划有了小宝贝以后的生活、找到两人都能接受的教育孩子的方法。可以多留心周围新生了小宝宝的父母，从他们身上总结出以后可以用到的方法和经验。夫妻两人日后会感到这即将逝去的宝贵的二人世界是多么值得珍惜。

"二手烟"毒害大

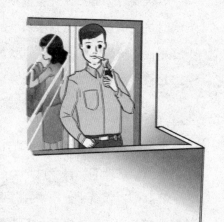

被动吸烟也叫吸二手烟。准妈妈被动吸烟对胎儿会造成严重影响。丹麦的一位教授进行了孕妇吸烟对新生儿体重影响的研究，他提出，孕妇每天同吸烟者接触两小时以上（在同一房间或在一起工作），低体重新生儿（小于2500克）与被动吸烟有关，同时发现父亲大量吸烟的婴儿产期死亡率比父亲不吸烟的婴儿高得多。

丈夫风趣妻快乐

丈夫除了在生活上体谅怀孕辛苦的妻子外，也可以同妻子开适度的玩笑，幽默风趣的话会使妻子的感情更丰富；陪妻子观看她喜欢的影视剧；让妻子经常和亲朋好友相聚；陪妻子作短途旅游等。在妻子心情不好时，要多开导、安慰她，尝试一切方法让她快乐起来。如果希望宝宝将来是一个朝气蓬勃、乐观向上的人，那就应让妻子成为一个快乐的孕妇。

第6周：宝宝开始心跳了

进入第6周时，准妈妈的妊娠反应开始明显起来，在子宫里，胚胎正在迅速地成长，该个星期，他的心脏已经开始有规律地跳动了。

妊娠进行时

在上一周，很多准妈妈的早孕反应并不是十分强烈，但到了第6周的时候，早孕反应可能会严重起来，几乎每天早上都想吐，慢慢地一天当中大部分时间都有反胃现象，注定本周是痛苦并快乐的历程。

胎宝宝在成长

从怀孕第6周开始，胎儿逐渐成形。虽然后面还拖着小尾巴，但四肢已开始像植物发芽一样长出来，能看到明显的突起状。胳膊比腿生长得快，两只手和两条胳膊就像动物的蹼。此时脸部的雏形也逐渐显现，眼睛是两个黑色的突起，耳朵是两个小洞，嘴巴和鼻子则是两条小缝。最重要的是，胚胎的心脏在这时候已经可以跳到150次/分钟，相当于大人心跳的两倍。在怀孕6周的时候，胚胎会发生轻微转动，但是准妈妈无法感受到这一奇妙微小的变化，直到怀孕3个月后才能够感受到胎儿在腹中的运动。

准妈妈的变化

女性在怀孕以后，食物进入内脏的速度减慢，同时子宫增大压迫胃部，胃和十二指肠里的食物就会顺着食道倒流，致使准妈妈心情焦虑，消化不良。这种现象随着时间的推移会变得越来越严重。在这个时候，有的准妈妈头痛症状加剧，而有的准妈妈情况正好相反，平时常犯的头痛得到缓解或消失。越是平时不犯头痛病的准妈妈，怀孕后越有可能头痛。头痛现象在怀孕3个月之后会自然消失。孕早期准妈妈多数会经历便秘。

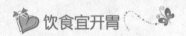 饮食红绿灯

在这个时候，大部分准妈妈在早上空腹时恶心的感觉尤为强烈，严重时一整天都无法进食。准妈妈应当留意自己的早孕反应，努力从饮食中找出减少恶心的方法。

饮食宜开胃

许多女性在怀孕后偏好酸味食品，酸味具有刺激胃口的效果。做菜时，加些食醋和柠檬，这样准妈妈会比较喜欢。拌面、冷荞麦面等带酸味的食物，会有利于消除早孕反应。

充分补水

准妈妈会因呕吐而损失水分，所以需要充分地补充水分。因此，应当多喝矿泉水、果汁、汤等。经过冷冻的水或饮料可以减少食物的气味，不会刺激胃黏膜。而且，在进食的时候，最好使凉食更凉些，热食更热些。温热的食物最容易引起呕吐，所以应当避免食用。

别吃高脂肪食物

准妈妈最好通过米饭或面包等碳水化合物摄取必要的能量，黄油、奶油、油炸食物等含有大量脂肪的食物不适合准妈妈食用。蜂蜜和麦芽糖等甜食都能缓解呕吐症状，晚上还可以将牛奶或饼干作为夜宵食用。

饮食莫忘胎宝宝

这时虽然呕吐现象仍然持续，但准妈妈应努力摄取必需的营养元素，以保障胎儿所需的营养，尤其应当摄取更多的蛋白质、铁和钙元素。因为，动物性蛋白质是构成胎儿的血液、肌肉等身体组织所必需的营养成分；钙则是构成胎儿牙齿、骨骼和血液的重要成分。

婴儿从出生到断乳这段时间所需的铁在胎儿时期便储藏在体内。因此这时母亲还应该充分摄取铁质，以满足婴儿将来的需要。胎儿大脑发育的80%在妊娠初期完成，因此这时准妈妈应该多进食有利于大脑发育的粗粮和根类蔬菜、新鲜鱼类、海藻类等食物。

空腹应吃易消化的食物

准妈妈早晨醒来后，在起床可前吃一些易消化的食物，譬如涂有果酱的吐司面包和饼干等，或者喝绿茶或牛奶。

 ## 避开令人作呕的气味

食物的味道经常会引起准妈妈的呕吐，因此，还要注意烹饪菜肴的气味。如果有早孕反应，就不要下厨，最好拜托周围人来做。

维生素B_6可防呕吐

维生素B_6参与女性身体内蛋白质、脂肪、碳水化合物以及某些激素的代谢，对于各种病因引起的呕吐，尤其是妊娠呕吐的疗效最佳。

正常人每日需要维生素B_6 1.6～2毫克，如果摄入不足，就可影响人体对蛋白质等三大产热营养素的吸收，引起神经系统及血液系统的疾病。准妈妈如果缺乏维生素B_6，会加重早孕反应，使妊娠呕吐加剧。反复呕吐不仅造成脱水与低血糖，而且导致胚胎早期凋萎，因此准妈妈要注意摄入富含维生素B_6的食品。

维生素B_6在麦芽糖中含量最高，每天吃1～2勺麦芽糖，不仅可以防治妊娠呕吐，而且使准妈妈精力充沛。富含维生素B_6的食品还有香蕉、马铃薯、黄豆、胡萝卜、核桃、花生、菠菜等植物性食品，动物性食品中以瘦畜肉、鸡肉、鸡蛋、鱼等含量较多。

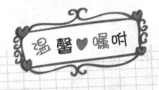

注意预防便秘

妊娠期间，容易出现便秘症状，应当多食有助于肠胃蠕动的纤维类食物和豆类、海藻类食物。另外，妊娠期间不要长期卧床。散步等轻微运动有助于预防便秘。便秘严重时，应向医生咨询，进行适当的治疗。

养胎护胎方案

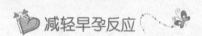

孕早期是准妈妈最关键的时期，也是早孕反应最严重的时期，现在，让我们陪准妈妈们一起，全力阻击早孕反应。

减轻早孕反应

准妈妈们可能已经被早孕反应折磨得烦不胜烦，其实除了前面介绍的从饮食方面减轻早孕反应的方法之外，如果生活方式上能够多加注意，也可以克服早孕反应的影响。

做自己感兴趣的事情

准妈妈的精神状况会影响早孕反应。因此，变换室内的摆设，到户外散步或外出游玩，使自己心情愉悦，将有助于减轻症状。比如，准妈妈可以做十字绣或听听舒缓的音乐。

不要为胎儿的营养问题过度费神

出现早孕反应后，准妈妈最担心的问题就是，怕自己无法摄取足够的营养，影响胎宝宝的发育。但实际上不必过于担心，因为胎宝宝能够从母体的血液中优先获得自己所需的营养。

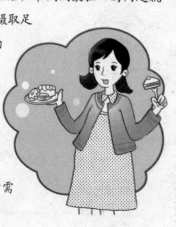

缓解孕期疲劳

怀孕以后，准妈妈的身体变得特别容易疲劳，头晕、乏力，这种疲倦感在孕早期和孕后期尤其明显。医学专家建议，怀孕期间，准妈妈想睡就睡，不要做太多事，尽可能多地休息。另外，还有以下这些方法可以帮助减轻疲劳。

闭目养神片刻，然后用手指尖按摩前额、双侧太阳穴以及后脖颈，每处16次，不仅有利于缓解疲劳，还可以健脑养颜。

按摩前额：用双手捂住脸部，指尖置于前额，掌根部置于下颌。按摩数秒后，双手挪向耳部。

改善下巴血液循环：用双手手背，轻轻地交替向上拍打下巴，刺激该部位的血液循环。

按摩颈部：用手轻捏下颌骨周围皮肤，用拇指和食指的指尖轻柔地挤捏颈部皮肤，切记不可拉拽。

腿发软是怎么回事

在怀孕早期，很多准妈妈都会有双腿发软的现象，应首先考虑是否贫血或者缺钙，如果不放心，应去医院进行检测，然后进行针对性的补充，这种情况有望缓解。

另外，需要提醒注意的是，即使没有这种情况，也应在怀孕期进行适当的微量元素的补充与摄取，不论对胎儿还是大人，都是有益的。

 ## 头痛难忍巧应对

妊娠时，有些平时经常头痛的人可能会好转，有些准妈妈则会加重。而平时从不头疼的人在妊娠期间可能会感到头痛。这一时期头痛是因为激素分泌产生了变化，导致自律神经变得不稳定，血压降低。也有可能是因为精神压力引起的。

头痛症状严重时，可以服用适合妊娠期服用的镇痛剂，但是必须按照医生的处方服药。如果能够忍耐，最好通过聆听舒缓的音乐或卧床休息来缓解疼痛。

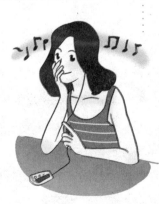

 ## 营造睡眠好环境

妊娠早期，准妈妈容易感到疲倦、浑身乏力，整天昏昏欲睡，提不起精神，常常会想睡觉。这是早孕期的正常反应之一，怀孕3个月后会自然好转。准妈妈应该保证充足的睡眠，想要休息的时候就尽量休息，不要勉强自己。

准妈妈每天应坚持保证有8～9小时的睡眠，中午最好休息1小时。卧室的窗户要常开，使空气流通。夏季尽量少开空调，采用自然风降温；冬季则要注意在保暖的同时，使室内空气流通，并保证居室的温度、湿度适宜。可通过集体供暖取暖，如果没有集体供暖，则可采用电暖器供暖，避免采用燃煤炉供暖，以防引起煤气中毒。另外，室内湿度50%左右为宜，冬天如果空气过于干燥，可采用加湿器加湿，或是在室内放置两盆水，也可以种些绿色植物，来调节室内的温度和湿度。

睡眠时，准妈妈要注意保暖，根据气候盖好被褥，并采用左侧睡姿，这可减轻子宫的右旋程度，缓解韧带和系膜的紧张状态，并能保证血管供给胎宝宝充足的氧含量。

胎教补给站

虽然现在准妈妈正在抵抗早孕反应，不过也不要因此而忽略了胎教。在保证自己身体健康的同时，还要关注与未来宝宝的心理沟通。

多与胎宝宝正面沟通

大脑的潜力无穷，其形成发展受到自母体子宫直至成年这一漫长历程中各种环境因素与个人经历的影响。胎宝宝在出生时，其大脑就具备了相当大的学习潜能，并且记忆、行为和感觉在大脑的结构与功能的形成过程中起了很大的作用。

大脑的发育不仅需要适当的营养、合理的饮食，还需要足够的促进发育的刺激。要刺激胎宝宝的大脑发育，就需要准妈妈和胎宝宝不断沟通。

在整个孕期，母子间便通过心理上的相互作用、生物节律的逐渐同步及听觉、视觉、动觉、触觉的相互感应而建立起密切的信息沟通。例如，怀孕时，准妈妈连续轻轻敲打腹部时，胎宝宝便会感到是在被呼唤，会将头转向被敲打的部位。再如，虽然准妈妈与胎宝宝间没有直接的神经联系，但当母亲紧张、焦虑、愤怒、悲伤时，她的情绪会通过神经系统的调节而影响内分泌系统，产生相关激素，使心脏搏动加快，血压升高。这些变化会通过胎盘的血液循环影响胎宝宝的情感与性格或心理的发育，特别是在怀孕早期，妈妈情绪的极端变化有可能造成胚胎分化异常。

孕妈妈要制怒

由于怀孕使自身机体变化很大，许多准妈妈都易怒。

一些生活中遇到的琐事都可能会让准妈妈大发雷霆。殊不知，准妈妈发火之后心里是痛快了，可对宝宝的个性却造成了坏影响。事实上，一个容易动怒的准妈妈，很可能会生出一个容易动怒的孩子。准妈妈常常发火的话，容易使孩子的性格更固执、更偏激，也更容易情绪化，说不定以后还会变成经常顶嘴或离家出走的麻烦孩子。

最好的办法是，准妈妈一旦遇到可能会发火的时候，就告诉自己先等一等，然后可以喝点水，在屋子里走几圈。等这个过程结束后，准妈妈的怒火应该已经熄灭了。

准爸爸助孕讲堂

妻子怀孕之后，丈夫的任务就更重了，不仅要了解胎儿的发育状况，还要照顾好妻子，陪她去医院确诊，这都是丈夫义不容辞的责任。

学习孕育方面的知识

妻子可能从打算做妈妈开始就会找来各种各样与怀孕和育儿有关的图书杂志，没事就捧着看半天，并且把它们在房间里放得到处都是。那么丈夫是否想过，在听新闻、看报纸的间隙随手拿过一本，大概翻几页，了解一些与怀孕有关的知识和胎儿的发育状况，可以使"怀孕"这件事情对爸爸来说显得更加真实——即便是在她的肚子还没有隆起的时候。

其实，对胎儿和孕妇来说，最大的变化通常都是发生在怀孕的前12周，而之后就只不过是个成熟和发展的过程了。

陪妻子去医院做检查

许多女性在确定自己是否怀孕时，对去医院做检查感到很畏惧，也很害羞。其实做妈妈是一件值得骄傲的事，没必要感到羞怯。而且在医院确定怀孕的方法非常简单方便，主要通过妇科检查、尿妊娠试验和B超检查。不过，这时就体现出丈夫的作用了，可以陪妻子一起去医院，从而减轻妻子的羞怯感。

抽空写写"怀孕日记"

很多准妈妈都写起了怀孕日记，丈夫也不要落后！通过细心观察，丈夫可以记录下妻子怀孕以来点点滴滴的改变；通过妻子的描述，可以记录下宝宝一天天地成长；隔一段时间就给未来的孩子妈妈拍一些照片，贴在日记里面，图文并茂。

这些都将成为夫妻共有的美好的回忆。在宝宝15岁生日的那一天，可以把这些记录当作礼物送给他。这将是一份多么珍贵的礼物啊！

第7周：脸部逐渐成形

时间过得真快，转眼已经进入孕期第7周了，现在胚胎的细胞仍在快速地分裂，胎儿的脸部也逐渐成形，虽然你看不到，但可以在心里想象一下宝宝长得像爸爸还是像妈妈。

妊娠进行时

进入第7周了，准妈妈的早孕反应还是很明显。虽然目前从外表看不出有什么改变，但在准妈妈的体内却发生着翻天覆地的变化。

胎宝宝在成长

进入第7周后，胎儿原先只是雏形的脸部轮廓更为清晰。现在，突起的鼻子已在一张一合地运动，可以清楚地看见小黑点一样的眼睛和鼻孔。胎儿的身体也在发生变化。头部位于脊椎的上方，尾巴变短。手脚变长，可以区分出胳膊和腿，手和肩膀也能够分辨出来。

现在胎儿的心脏完全形成，内部器官在快速生长。心脏分为左心室和右心室，以每分钟150次的速度跳动。胎儿的肚子明显突起，这是肝脏的雏形。肺部形成支气管。胃和肠初显雏形，盲肠和胰腺也已形成。

准妈妈的变化

怀孕进入第7周，为使胎囊顺利着床，子宫壁变软。另外，子宫颈部的黏膜变厚，以保护子宫。在整个妊娠期间，宫颈黏膜严严实实地包围着子宫。

现在准妈妈随时可能有饥饿的感觉，而且常常饥不择食。在这种大吃大喝的补充下，体态很快就会有变化，此时不要过多地考虑体形，因为目前这几周是胎宝宝发育的关键时期，维持胎宝宝生命的器官正在生长，所以更应注意营养搭配。现在准妈妈的情绪波动很大，但这时正是胚胎腭部发育的关键时期，过分不安可能导致胎宝宝出现腭裂或唇裂。

饮食红绿灯

虽然这个时候准妈妈要面临恼人的早孕反应，但一定要注意补充营养，现在正是胎宝宝快速成长、急需营养的时候。

酸性食物有选择

从营养方面来说，准妈妈吃酸味食物对孕妇本人和胎儿的发育都有好处。酸味能刺激胃酸分泌，提高消化酶的活性，增加准妈妈食欲，减轻早孕反应。从怀孕2～3月后，胎儿的骨骼开始形成，酸性物质可促进钙的吸收和骨骼成长，还有助于铁的吸收，促进造血。

但并不是说只要是酸味就一定是好的食物，这里所说的营养酸味食物包括新鲜水果和酸奶等营养食品，水果有酸枣、葡萄、樱桃、杨梅、石榴、橘子、番茄等。

吃些植物油

此时，胎儿机体和大脑发育速度加快，对脂质及必需脂肪酸的需要增加，必须及时补充。因此，增加烹调所用植物油即豆油、花生油、菜油等的量，既可保证孕早期所需的脂质供给，又提供了丰富的必需脂肪酸。

素食者营养须知

素食的孕妇一定要多亲近豆类制品，因为这类食品所含的蛋白质是植物蛋白中最好的一种，其中的氨基酸构成与牛奶相近，而胆固醇含量比牛奶低，并含有不饱和脂肪酸，有利于增加血液中的游离氨基酸。此外，由黄豆制成的豆浆中含有钾、铁、维生素E等对人体有益的元素，是一种理想的营养饮料。实际上，素食的孕妇在孕期如果特别留意调配自己的膳食，每天吃豆类及豆制品、谷物（包括粗粮）、植物油、各类蔬菜、水果，经常晒太阳，就不必担心营养缺乏。

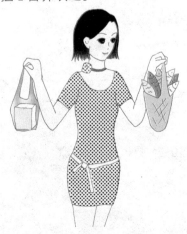

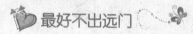

养胎护胎方案

上班族准妈妈现在一面要应对繁重的工作,一面还要忍受早孕反应的折磨,确实非常辛苦。面对怀孕和工作,你如何处理呢?

最好不出远门

怀孕是一种正常生理状态,健康的职场准妈妈不必绝对禁止出差。但是,孕期时出差,路途中可能遇到许多对怀孕不利的因素,如车船的震动、上下车的劳累、旅行中的紧张,再加上道路不平受颠簸,或行车快突遇急刹车等,都很容易引起流产或早产。孕早期外出,还可能会因为感染病毒而引起胎儿畸形。

因此,孕早期及孕后期一定不要外出。必要的出差,可以安排在孕中期。此期最安全,因为早孕反应已过,生活恢复规律,精神状态好转,沉重的大腹与脚肿胀尚未出现,这是最好的时机。

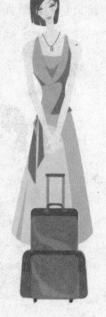

上班孕吐掩饰法

大约有75%的准妈妈在孕早期会有恶心、呕吐等不适的反应,对于职场准妈妈来说,这也许会影响一整天的工作。

如果发生孕吐,准妈妈可以在上班路上准备好毛巾和漱口液,考虑好去洗手间最快的路线。

如果你还没有告诉老板和同事们怀孕的消息,那么别忘了准备好你的借口,诸如"食物中毒"或是"胃不太好"等。万一碰巧在卫生间被看见,你就可以从容应对。如果你的反应特别厉害,或是持续的时间很长,经常恶心或是频频呕吐,那么,你必须告诉你的主管你怀孕的消息。

在告诉他之前,你应该清楚地想好你所要得到的:同情?假期?还是在这段最不舒服的孕期时有个弹性的工作时间?

同时你还必须清楚地想好你的主管所要的:也许是你把工作做好的承诺(甚至是用你的下班时间)。最后向他保证,通常这样的早孕反应会在怀孕3个月后消失。

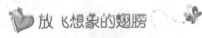

胎教补给站

小宝宝被孕育后，最期待的就是被接纳在爱的环境中长大，所以进行胎教的关键就是"爱"。爱是天然而来，所以不管父母的学历背景如何，对孩子都有一份爱。

 放飞想象的翅膀

有些科学家认为，如果准妈妈在怀孕期内经常设想孩子的形象，其在某种程度上会与将要出生的胎儿较相似。因为准妈妈与胎儿具有心理与生理上的相通，从胎教的角度来看，孕妇的意念构成胎教的重要因素，转化、渗透在胎儿的身心感受之中。同时准妈妈在为胎儿形象的构想中，会使情绪达到最佳的状态，而促进体内具有美容作用的激素增多，使胎儿面部器官的结构组合及皮肤的发育良好，从而塑造出自己理想中的胎儿。日常生活中，许多相貌平平的父母却能生出非常漂亮的孩子，这与怀孕时妈妈经常强化孩子的形象是有关系的。

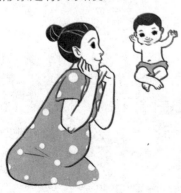

 美丽心情健康胎儿

妊娠初期，由于胎儿的到来，准妈妈心中会充满强烈的喜悦，但同时，也会伴随着茫然的恐惧和不安，以及早孕反应所带来的不快。越是这样，越应通过冥想来使心情平静。

或者抽个空，一边细品香草益茶，一边调理心绪情感。早晨，可以饮用令人神清气爽的薄荷茶或蔷薇茶；傍晚，则可饮用具有镇定舒缓功效的洋甘菊茶。在一面喝茶的同时，可以一面在脑海中进行如下冥想。

◆ 我现在非常美丽动人。

◆ 随着宝宝在腹中的成长，我也变得越来越充实。

◆ 只要宝宝能健康成长，我愿意彻底改变过去的生活方式。

◆ 我对自己的怀孕感到非常满意，觉得自己真伟大。

◆ 我能够调整自己的身体，以适应一切变化。

准爸爸助孕讲堂

准妈妈现在正处于最困难的时期,丈夫一定要细心呵护妻子,从情感、生活、饮食各方面,都要让妻子感受到你的关心。

在细节上下工夫

做丈夫的要在妻子早孕反应阶段给予妻子特别关注,要给予妻子更多的关怀与体贴,经常与妻子交流情感,从妻子那里尽可能地了解怀孕期的情感发展,帮助妻子克服怀孕中的困难。这样,不仅会使妻子信赖你,而且通过怀孕,夫妻之间的情感将进一步发展。

同时,作为一个好丈夫和未来的好爸爸,这时候一定要注意妻子的性情和心理变化,为她创造一个和睦、温馨的生活环境。要多体贴照顾妻子,主动承担家务,不与妻子斤斤计较,并且要注意调节婆媳关系,尽量多花些时间陪妻子娱乐。

孕期情感变化是正常的

妻子怀了孕,就要做妈妈了,过惯了的二人世界幸福生活,即将因为小宝宝的出生而改变,其中最为突出的就是妻子对丈夫的爱的转移。过去温柔体贴的妻子似乎对丈夫关心不够了,过去经常说的情话减少了,甚至对性生活也有些淡漠了,如此等等。这个时候,丈夫就要适应妻子的情感变化,毕竟,一切都是为了将来的宝宝嘛。

不"爱"乃至爱

准妈妈由于孕期反应,性要求变得低下,并且内心也会有意回避,唯恐对胎宝宝不利。这时候,丈夫要对准妈妈充分体谅。胎盘在这时还未完全形成,孕激素的分泌量还不够多,是最易发生流产的时候。因此,不要强求性生活,一次尝试就可能带来严重的后果,尤其是有习惯性流产或曾经流产过的准妈妈。

第8周：透明的小家伙

进入第8周后，胚胎已经初具人形，但是小尾巴还没有完全消失，大小和外形看起来像一颗葡萄，有时会像跳动的豆子一样运动。

妊娠进行时

怀孕第8周的时候，胚胎快速生长。这时候的胚胎长14～20毫米。胚胎的器官已经开始具备了明显的特征。此时的胚胎中会有一个与身体不成比例的大头。

胎宝宝在成长

从现在开始，"胎宝贝"将迅速生长，速度丝毫不亚于孕早期心脏和大脑发育时的速度，并在几周中显现出明显的轮廓。皮肤像纸一样薄，血管清晰可见。在胎儿脖子的最上端形成耳朵的外耳，眼睑，鼻子和上嘴唇开始显露出来。这时还开始形成睾丸或卵巢等生殖器官组织。胎宝宝手指和脚趾之间隐约有少量蹼状物。由于骨髓还没有形成，肝脏来代替产生大量的红细胞，直到骨髓成熟后来接管肝脏的工作。

准妈妈的变化

准妈妈怀孕前就像鸡蛋大小的子宫，现在变得有拳头那么大，而且变得很软，阴道壁及子宫颈因为充血而变软，呈紫蓝色。从这一时期开始体重有所增加，腰身也在逐渐变粗，穿衣服时会有紧绷感。同时，下腹部变硬，感觉有些肿胀。

进入怀孕的第8周后，准妈妈恶心现象更加严重，闻到异常的气味就会呕吐。

由于向胎儿供应营养成分和氧气的需要，这一时期准妈妈的新陈代谢非常旺盛，因此比平时出汗更多，从而产生了皮肤粉刺。同时，面部还容易发生色素变化，出现黑斑、雀斑。

饮食红绿灯

孕早期，准妈妈常会发生消化不良的状况。表现为恶心、闻到油腥味儿就想吐，不想吃任何食物。为了胎宝宝的发育，你一定要掌握解决食欲不振的方法。

没有口味怎么办

很多准妈妈担心没有食欲会影响宝宝的生长发育。其实，准妈妈大可不必有太重的心理负担，可以通过饮食调节或情绪调节等方法缓解食欲不振。

饮食调节

准妈妈食欲不振时要少吃多餐，择其所好，避免味道重的东西，最好吃一些清淡、易消化的食物，如粥、豆浆、牛奶以及水果等。少吃甜食及不易消化的油腻荤腥食物。待食欲改善后，可增加蛋白质丰富的食物，如肉类、鱼虾和豆制品等。

情绪调节

准妈妈要保持良好的心情，避免发生不愉快的事情，因为任何精神方面的不良刺激，都会招致消化不良。孕妇最好多听音乐或观赏美术作品，以使自己心情愉快。为增加食欲，孕妇保持适当的活动是必不可少的，每天散散步，做一些力所能及的工作和家务，不仅能增进消化，也有利于宝宝的生长发育。

少吃多餐想啥吃啥

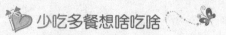

处在孕早期的准妈妈，饮食原则要本着少食多餐、什么时候想吃什么时候吃、想吃什么就吃什么的原则，因此，身边常备一些小零食，也是满足准妈妈营养需要的保证。

核桃——核桃的第一大功效是补脑和健脑，另外，核桃含有的磷脂具有增长细胞活力的作用，能增强机体抵抗力，促进造血和伤口愈合。

花生——花生的营养价值可以与鸡蛋、牛奶、瘦肉相媲美，蛋白质含量高达30%左右，而且易被人体吸收。

杏仁——杏仁有降气、止咳、平喘、润肠通便的功效，对于预防孕期便秘有很好的作用，但不宜一次食用过多。

榛子——含有不饱和脂肪酸，并富含磷、铁、钾等矿物质，还含维生素A、维生素B_1、维生素B_2、叶酸，经常吃可以明目、健脑。

养胎护胎方案

孕早期非常容易流产，准妈妈要格外小心。研究表明，50％～60％的早期流产是受精卵的染色体异常所致。另外，药物、射线、病毒等因素也有可能导致流产。特别值得注意的是，如果孕妇的了宫内膜感染病毒，激素就会出现异常，从而导致流产。

消除流产"病毒"

排除夫妇双方染色体异常等先天因素外，多数后天因素导致的流产是可以避免的。由暴力或别的原因造成的意外流产对孕妇身体造成的影响表现在以下几个方面：

◆并发症：子宫出血在200毫升以上，突然出现心动过缓，心律失常，血压下降，大汗淋漓等一系列症状，严重者甚至发生昏厥和抽搐；子宫穿孔，导致大出血危及生命。

◆近期并发症：流产不全，阴道出血长达15天以上；术后两周内由于致病菌的感染而出现子宫内膜炎、附件炎、盆腔炎等；宫腔积血；宫腔粘连，术后闭经或经量显著减少，有时伴周期性下腹疼痛或有子宫增大积血。

◆慢性盆腔炎，月经异常，继发不孕，子宫内膜异位症。

避免流产关键在预防

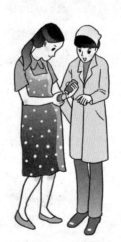

有流产征兆就应该保胎，这似乎是理所当然的。但是，盲目地、无休止地保胎，常常徒劳无功，甚至有害。

对于自然流产，关键应该是预防。一旦出现流产征兆，以绝对卧床休息为主，药物治疗为辅，药物治疗一般常用的是黄体酮。实际上，黄体酮保胎，仅适用于自身孕激素分泌不足而出现流产征兆者。对黄体功能不足者，如有受孕可能，自基础体温上升的第3天起给予黄体酮治疗，怀孕后持续用药到怀孕第9周至第10周。滥用保胎药物黄体酮，可能造成女胎男性化，男胎可能出现生殖器官畸形。

因此，应听从医生的指导，全面衡量保胎与否，以便及时得到正确处理，切勿滥用保胎药物。

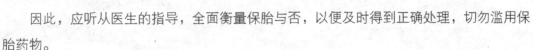

如何预防意外流产

为尽量避免意外流产的发生，专家提醒准妈妈应注意以下事项：

◆孕早期在整理家务时，以不感到疲劳的程度为宜。对于清扫洗手间和阳台等重体力劳动，应托付给丈夫或其他人。

◆不要提重物，在逛商场或超市时，东西最好让其他人拎。不要长时间站着做事情。长时间站着从事劳动，腰部和背部会受累，有可能导致子宫收缩。上班时，也应找些时间适当休息。

◆对于有可能受到惊吓和打击的事情，应避开，比如蹦迪等刺激性的活动。外出时，应穿舒适、便利的服装以及平跟鞋，以免滑倒。

◆避免过于激烈地运动，同时还应避免对腹部产生强烈冲击的动作。

◆怀孕期间应注意休息，防止过度劳累。不要持重远行，不要登山爬树，防止闪挫跌仆。如有阴道出血症状，应绝对卧床静心疗养。

◆避免强烈精神刺激，保持情绪稳定。

◆孕妇饮食宜清淡，易于消化，富有营养。忌食辛辣刺激性食物，多吃新鲜蔬菜和水果，保持大便通畅。因大便干结时，用力排便，腹压升高，会引起阴道出血。

优胜劣汰并非坏事

胎儿在3个月前尚属不稳定时期，这时母亲干重体力活、剧烈地运动或不小心摔倒都容易引起流产。除了因意外因素导致流产外，一般都是因为受精卵本身有缺陷，失去了继续发育生长的能力，优胜劣汰，这是自然法则。据统计，人类妊娠中胎儿异常发生率约占20%，但是到了分娩时已减少到0.6%，这就是说，发育不良的胚胎大多数通过流产而被自然淘汰。由此可见，从某些方面来说，流产是件好事而非坏事。

请在医生指导下保胎

黄体酮保胎主要适用于黄体功能不足所导致的不孕症、习惯流产、先兆流产等相关疾病，而对于非黄体功能不足所导致的不孕症、习惯流产、先兆流产是不适宜的。用之前，应该到医院详细查明病因，并在医生的指导下用药，不可自行滥用，以免带来不必要的麻烦。

孕期保健院

孕早期特别容易流产，因此只要发现异常情况，应立即去医院接受检查。另外，准妈妈还要定期检查怀孕状况和胎儿的情况，只有这样，才能孕育出健康的宝宝。

进行第一次产检

孕早期检查一般要在怀孕40～70天进行第一次检查。医生要询问病史，进行妇科检查，确定妊娠。必要时还要通过产前咨询和遗传咨询，判断准妈妈能否继续妊娠。孕早期检查能够确定子宫大小与停经时间是否相符，从而了解到胚胎的发育情况，并且可以发现生殖器官的异常及妇科疾病等。此次检查十分重要，准妈妈一定要充分重视。

首次检查的项目

一般第一次检查首先要做一个全面检查，医生会先了解准妈妈的饮食习惯、生活规律、既往病史等各种小细节，这是为了及时发现问题及安抚无故紧张的准妈妈。

心、肺、血压、体重检查

医生会为准妈妈检查心脏、肺，测量血压，以确定准妈妈身体的总体状况；还会为准妈妈称体重，检查脊柱，看是否脊柱侧弯，同时给一些建议，以减少孕期经常出现的背痛。

尿液检查

尿液检查当即可拿到结果，主要检查尿液里面是否含有蛋白和糖分。尿液检查每次产检都要做。

血液常规检查

◆血红蛋白：准妈妈血红蛋白低于10克/100毫升，表示贫血，应补充铁剂或进食富含铁的食物。

◆白细胞：准妈妈白细胞计数低于4000个/立方毫米，表示白细胞过低。

◆血小板：准妈妈血小板低于10万/立方毫米，提示血小板过低，产时容易出血，必要时要进一步检查血小板过低原因，并及时处理。

◆红细胞压积：准妈妈红细胞压积高于35%，代表血液浓缩。

哪些情况应查染色体

绒毛细胞检查是近些年发展起来的产前诊断技术，可以尽早诊断严重的染色体疾病。

绒毛细胞检查的原理

绒毛膜是胎盘的主要成分，它与胎宝宝都是由同一个受精卵分化发育而成，绒毛膜细胞与胎宝宝细胞中的染色体是相同的。20世纪70年代，有人发现绒毛膜细胞脱落后，可存在于准妈妈的宫颈黏液中，这个发现为预测胎宝宝性别提供了一条捷径。主要采用一根细的塑料管或金属管，通过准妈妈的子宫口，沿子宫壁插入，吸取少量绒毛，进行细胞学的检查。

绒毛细胞检查的用途

绒毛细胞检查主要用于了解胎宝宝的性别和染色体病，其准确性可高达90%以上。从近年来应用的情况来看，该检查对准妈妈未产生不利影响，出生后的婴儿也未发生任何异常，它是一种较为安全的、极有发展前途的早期产前诊断技术。

哪些准妈妈要做绒毛细胞检查

一般来说，具有下列情况的准妈妈需要做绒毛细胞检查：

◆35岁以上的高龄准妈妈。

◆以前生过一个染色体异常儿的准妈妈。

◆有某些遗传病家族史的准妈妈。

◆夫妇一方有染色体平衡易位者。

◆有多次流产、死产史的准妈妈。

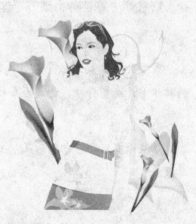

绒毛采样分类及方法

由于采样的途径不同，分为经子宫颈及经腹部两种。经由子宫采样时，准妈妈的膀胱通常要有一些小便，如同内诊一样，准妈妈必须脱掉裤子，躺在检查台上，医生要用阴道撑开器打开阴道采样。经腹部采样时，准妈妈只要平躺在普通的检查床上即可，医生用一根细长针穿透准妈妈的肚子和子宫壁，进入胎盘采集绒毛。

胎教补给站

这时的准妈妈最忙了，既要应对早孕反应，又要进行各种身体检查。不过，无论多忙也不要忘了胎教，准妈妈应多了解几种胎教方法，从而给胎宝宝的未来打下坚实的基础。

优境养胎

优境养胎的概念，是指为胎儿创造一个完好的生活环境，使胎儿受到更好的调养调教。胎儿的生活环境可分为内环境和外环境。

胎儿生活的内环境，包括母亲的精神状态、思想意识活动，母亲自身营养状况，以及母亲的内脏器官、内分泌系统，母亲的自身品格和修养等。内环境直接作用于胎儿。

外环境是指母体所处的自然和社会环境。外环境通过对怀孕女性的眼、耳、口、鼻等感觉器官的刺激，间接地对胎儿发生作用，使胎儿的成长受到影响。积极的、高尚的、乐观的事物给胎儿以有利的影响，消极的、低级的、悲观的事物给胎儿以不利的影响。怀孕女性与胎儿之间虽无直接的神经联系，但胎儿可通过母体中化学物质的变化来感受母亲的情感和意图。母亲的情绪会直接影响胎儿神经系统的发育和性格的形成，这是优境养胎的原理。

平衡饮食

人的生命从受精卵开始，从一个重1.505微克的受精卵，到分化成600万亿个细胞组成的重量为3000克左右的完整人体，其重量增加了20亿倍（从出生到成人体重仅增加20倍左右），这个发育成长的过程全依赖于母体供应营养。

影响胎儿正常发育的因素是多方面的和复杂的，但是，孕妇适宜而平衡的饮食对胎儿的健康发育的确是很重要的，且人的智力发育与胎儿期的营养因素息息相关。

蛋白质是智力发育的必需物质，能维持和发展大脑功能，增强大脑的分析理解及思维能力。磷脂增强大脑的记忆力，是脑神经元之间传递信息的桥梁物质。碘称为智力元素。糖是大脑唯一可以利用的能源。维生素能增强脑细胞蛋白质的功能。

准爸爸助孕讲堂

有些丈夫认为，在怀孕期照顾好妻子，就是让她的饮食有营养，安全有保障就行了。其实，还有很多事需要丈夫来做，比如学习一些按摩技巧，帮妻子按摩，或者陪妻子一起去锻炼等。

陪妻子做运动

在妊娠早、中期，准妈妈身体尚灵活时，丈夫可以根据准妈妈的身体素质和爱好，陪准妈妈适当地参加一些活动，如打太极拳、散步、做简单的体操等。因为怀孕期适当活动好处多多：它能促进机体新陈代谢与血液循环，能增强心、肺功能，有助于消化，能增加全身肌肉力量。另外，有报道说，怀孕时适当参加体育锻炼的准妈妈，生出的新生儿心脏比一般新生儿心脏大，这样的婴儿心肌收缩力增强，血液供应充足，有利于婴儿体内各器官和组织的发育。准妈妈适当运动可加强胎儿的脂肪代谢，预防胎儿出生后的"肥胖"现象。

所以，丈夫要注意引导和陪同准妈妈进行锻炼，或一起去室外活动，使准妈妈经常呼吸新鲜空气，并获得充分阳光，这会有利于准妈妈身体对钙和磷的吸收、利用，既为供应胎儿骨骼发育需要做好准备，也可防止准妈妈本身骨骼软化症的发生。不过要注意的是，准妈妈不能运动量过大，尤其不能参加球类活动及跑、跳运动，以免造成流产、早产。

按摩注意事项

在准妈妈怀宝宝的时期，丈夫最好学会几招按摩技巧。按摩既能促进血液循环，减少不适感觉，舒缓压力以及增强抵抗力，还能让准妈妈直接享受丈夫的关爱，从而保持良好的心情，有利于宝宝的身心健康。按摩是门专项技术，需经过专家指导才能掌握其中的一些基本手法。而在按摩前，丈夫还应该了解一些有关按摩的知识和注意事项。

◆ 采用睡前按摩，有助于准妈妈松弛神经，改善睡眠。

◆ 按摩时间长短应根据准妈妈的需要，一般按摩各个部位15分钟即可。

◆ 按摩最好在床上进行，对床的软硬没有具体要求，只要感觉舒服就可以了。

第9周：初具人形，小尾巴不见了

进入第9周，也就是开始了孕3月，从这个月开始，胚胎正式可以叫做"胎儿"了，准妈妈应及时了解胎宝宝和自己的变化，掌握饮食、常见疾病等知识，以便对自己的生活进行调节。同时，准爸爸也要尽到职责，因为现在仍是容易流产的时期，必须谨慎对待。

妊娠进行时

怀孕已经9周了，准妈妈是否已经适应了怀孕的各种症状呢？早晨醒来后的晨吐很快就要结束了，现在想知道腹中胎儿的变化吗？

胎宝宝在成长

进入怀孕的第9周，胎儿的小尾巴逐渐消失，背部逐渐变直。胳膊渐渐变长，胳膊肘形成并能够弯曲，手指和指纹逐渐形成。可以区分大腿和小腿，脚趾也已形成。随着肌肉的逐渐发育，如果进行超声波检查，可以感觉到胎动。胎儿基本的面部轮廓形成，面部肌肉逐渐发达。几周前开始生长的眼睑渐渐覆盖眼睛，外耳的轮廓清晰可见。上嘴唇开始形成，连接头和躯干的颈部越来越清晰，同时脸部轮廓逐渐形成。

准妈妈的变化

随着子宫逐渐增大，准妈妈会感觉到整个身体都在发生变化。如下腹部和肋下疼痛，双腿麻木，同时又紧绷得发疼，腰部也酸痛，这些都是比较正常的现象。但如果疼痛的同时还伴有出血，就必须向医生咨询。同时，疼痛使得神经变得更加敏感，因此保持平和的心态非常重要。

在这一时期，由于妊娠激素分泌旺盛，平时在月经前皮肤容易干燥的人，怀孕后仍会出现相同的症状。不过，有的准妈妈怀孕以后皮肤变得细嫩。妊娠激素的影响因人而异，皮肤干燥症状严重时，需要认真护理皮肤。

饮食红绿灯

什么食物应该多吃，什么食物应该少吃或不吃，怎样补充营养才最科学……准妈妈虽然此时身体变化很大，但为了胎宝宝的发育，饮食营养问题可不能忽视。

特别关注本月饮食

这时是胎儿发育和成活的关键时期，准妈妈在饮食方面要特别注意，日常饮食应包括以下几类：

食用蛋白质含量丰富的食品，如瘦肉、肝、鸡、鱼、虾、奶、蛋、大豆及豆制品等，蛋白质的摄入量宜保持在每日80~100克。

保证充足的碳水化合物，这类食品包括五谷、土豆、红薯、玉米等杂粮。

保证适量的脂肪，植物性脂肪更适应孕妇食用，如菜子油、花生油和橄榄油。

适量增加矿物质的摄取，如钙、铁、锌、铜、锰、镁等，其中钙和铁非常重要。食物中含钙多的是牛奶、蛋黄、大豆、面食和蔬菜。

补充维生素，应多吃蔬菜和水果。注意蔬菜一定要食用新鲜的，干菜、腌菜和煮得过烂的蔬菜中的维生素大多已被破坏。

适当增加补铁食物

对准妈妈来说，最容易缺乏的必需元素就是铁质。铁的摄取不足易导致贫血，这会增加难产的危险。大部分准妈妈都服用补铁口服液，实际上补铁最好的方法是通过食物补充。

含铁较多的食物有鱼、贝类、牡蛎、豆类、黄绿色蔬菜和海藻类等。摄取以上食物的同时，最好进食富含蛋白质、维生素B、维生素C的食物，因为这三种物质有助于人体吸收铁质。

动物肝脏不宜食多

动物肝脏中除含有丰富的铁外，还含有丰富的维生素A，准妈妈适当食用对身体健康和胎儿发育有好处，但是，并不是多多益善。准妈妈如果过量食用动物肝脏，会导致维生素A摄入过多，从而引起胎儿发育异常。另外，动物肝脏还是动物体内最大的解毒器官和毒物周转站，如果长期过多食用，某些有毒物质会对孕妇和胎儿产生不良影响。

养胎护胎方案

准妈妈感染病毒后，可通过胎盘血循环传染给胎宝宝，造成流产、死胎及胎宝宝畸形等严重后果。所以，准妈妈一定要谨防病毒感染。

致畸病毒一二三

◆风疹：孕早期患急性风疹可引起胎宝宝畸形，常见的为先天性白内障、视网膜炎、耳聋、先天性心脏病、小头畸形及智力障碍等。

这里告诉准妈妈一个常识：风疹属于终身免疫类疾病，即感染过风疹后，终身对风疹有免疫力，不会再被感染。

◆巨细胞病毒症：孕早期感染可引起流产及胎死，孕中晚期感染可引起胎宝宝黄疸、肝脾大、小脑畸形、脑积水、脑软化、白内障、巨细胞病毒性肺炎、先天性心脏病、唇裂、腭裂等。

◆流感：可引起胎宝宝唇裂、无脑、脊椎裂等神经系统异常。

◆水痘：可引起胎宝宝肌肉萎缩、四肢发育不全、白内障、小眼畸形、视网膜炎、脉络膜炎、视神经萎缩、小头畸形等。

◆单纯疱疹：可发生小头畸形、小眼畸形、视网膜炎、晶状体混浊、心脏异常、脑内钙化、神经系统异常、短指（趾）等。

怎样预防病毒感染

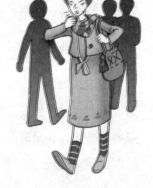

◆畸形的发生与孕期患病早晚有关，胎龄越小，畸形发生率越高。因此准妈妈在怀孕早期尽可能不到人多的公共场所，不接触传染病人，减少患病机会。

◆尽量避免到空气不流通的场所，准妈妈不能呼吸清新空气，被感染的概率就会增大。

◆准妈妈不要吃生的或未煮熟的肉类；切生肉时不要用手触口和眼，切后彻底洗手。

◆怀孕期间，家中不要喂养猫、狗等宠物，以防被它们所携带的弓形虫感染。

胎教补给站

进入孕3月，准妈妈子宫里的宝宝已经成长为一个可爱的小人了，小人不仅是有了人的样子，内在精神也开始产生，当然了，宝宝情绪的好坏，甚至是以后个性的形成，与准妈妈的胎教有着非常密切的关系。

最动听的音乐

母亲有节律的心音是胎宝宝最动听的音乐，母亲有肠胃的有规律蠕动也能给胎宝宝安全稳定的感受，只有处在这样良好的子宫内环境中，胎宝宝才能健康的成长。相反，准妈妈的一些不良情绪，则会给胎儿带去不安的感受，如果长时间使胎儿承受不良刺激，宝宝出生后患多动症的可能性就会增多，同时发生畸形的可能性也会增加。所以，准妈妈保持愉快、平和的精神状态，仍是本月胎教的重点。

在人的一生中，总会遇到这样或那样的不如意，准妈妈也不例外。其实，挫折和困难什么时候来临，或灾难力度多大都不重要，重要的是要用一颗怎样的心去对待，保持一个好的心态比什么都重要。

准妈妈在每天清晨起床后，可以对着镜子，给自己一个大大的微笑，并在心理默默对宝宝说："希望你能跟妈妈一样笑对生活。"这样的微笑也可以给宝宝神奇的心理感应，在潜移默化中，让宝宝也成为一个天生乐观的小孩。

看展览陶冶情操

在这段时间，准妈妈可以多欣赏一些艺术品展览，如参观美术展览、历史文物展览等；也可以买一些名家画册，在闲暇时间慢慢观赏品味，如文艺复兴时期的很多圣母像。圣母恬静优美，给人温暖的感受，准妈妈看了更能体会到即将成为母亲的幸福感。

准爸爸助孕讲堂

随着孕期的逐渐深入，准妈妈的早孕反应也越来越明显，这时就需要丈夫时刻关注准妈妈的状态，并想方设法地提高准妈妈的食欲。

无微不至的关爱

丈夫要尽可能多抽时间和妻子在一起，和她一起憧憬美好的未来，想想孩子的模样，或是陪她一起散散步，一起走走亲戚等，这样会使妻子感到自己受到准爸爸更多的关注，会使她有种被保护感，使怀孕的不良心理得到平衡，她会逐渐放松起来，有益于孕育。

另外，丈夫要多注意帮助妻子，当妻子感到身体不适时，要多加照顾；当她去医院检查时，要尽量抽时间陪她；当她和家庭其他成员发生矛盾时，更要帮她处理好……总之，要保证给予准妈妈适当的照顾，为她排忧解难，使她心情舒畅，这对孕育来说是很有意义的，丈夫应该努力做好这方面的工作。

吊起妻子的胃口

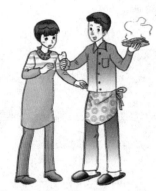

为防止因早孕反应引起准妈妈营养不良，丈夫要设法促进妻子的食欲，在食物的选择、加工及烹调过程中，注意食物的色、香、味，同时根据个人的经济能力、地理环境、季节变化来选择加工、烹调食物，使准妈妈摄入最佳的营养素。

具体来说，要注意以下几点：

◆ 食物形态要能吸引人的视觉感官，同时还要清淡爽口、富有营养，如番茄、黄瓜、辣椒、鲜香菇、新鲜平菇、苹果等。

◆ 选择的主食要易消化、易吸收，同时能减轻呕吐，如烤面包、饼干、大米或小米稀饭。

◆ 食品要对味，烹调要多样化，并应尽量减少营养素的损失。可根据孕妇的不同情况和嗜好，选择不同的原料和烹调方法来加工食物。如孕妇有嗜酸、嗜辣和其他味道的爱好，烹调食物时可用柠檬汁、醋拌凉菜等，以增加食欲。

第10周：稚嫩的手脚动作

到了本周末，胎盘开始形成，准妈妈也度过了最危险的流产时期，可是此时准妈妈的情绪波动却很大，经常会陷入惶恐和忧郁之中。为了宝宝，平静下来吧。

妊娠进行时

宝宝在过去的一周里又长大了许多，单是胎儿的头部便占了身长的1/2，可见大脑正多么迅速地在生长。

胎宝宝在成长

怀孕第10周的时候，胎儿的形状像扁豆荚。胎儿的眼皮还是粘在一起，直到27周以后才能完全睁开。他的手腕已经成形，脚踝开始发育完成，手指和脚趾清晰可见，手臂更长而且肘部变得更加弯曲。胎儿的耳朵的塑造工作已经完成，但还分辨不清性别。

现在，胎盘开始形成，可以支持产生激素的大部分重要功能。胎盘具有五大功能，即气体交换、供应营养、排泄废物、防御及内分泌作用，因而可以说它是胎儿营养的大本营。足月妊娠的胎盘重500～600克，大约是新生儿体重的1/6，直径达16～20厘米，厚约2.5厘米。

准妈妈的变化

进入第10周后，随着身体发生变化的同时，准妈妈的心理也会发生各种各样的变化。对分娩的恐惧以及对"能不能生下健康的宝宝"的疑问会加深，准妈妈的神经特别敏感，情绪波动非常强烈，很多时候会因一点儿小事而大动肝火。大部分准妈妈都会经历这样的心理变化过程，这是自然现象。怀孕期间患忧郁症的孕妇大有人在。若想尽快摆脱这种忧郁阴影，需要准妈妈和家人一起努力。

饮食红绿灯

在日常饮食中，有些食物是对准妈妈和胎宝宝有害无益的，准妈妈一定要注意少吃或不吃这些食物。

土豆发芽发绿不能吃

土豆是世界上公认的营养丰富的食物。土豆的蛋白质中含有18种人体所需的氨基酸，是一种优质的蛋白质。其蛋白质中含有大量的黏体蛋白质，能预防心血管疾病。土豆中维生素B_1的含量，也居常食蔬菜之冠。但是，准妈妈在食用土豆时却要格外小心。因为，土豆中含有龙葵素，它较集中地分布在发芽、变绿的部分。准妈妈如果不慎食入发芽或腐烂的土豆，就会吸收进龙葵素。龙葵素不仅具有溶血作用，还会麻痹运动和呼吸中枢，刺激胃黏膜，最终导致呼吸中枢麻痹而死亡。更重要的是，龙葵素与雄激素、雌激素、孕激素等性激素结构相近，长期大量食用，其中大量的生物碱并不会因水浸、蒸、煮等烹调而减少，而是会蓄积体内，对有遗传倾向并对生物碱敏感的准妈妈产生不利影响。因此，准妈妈应注意不要过量地食用土豆，特别是发芽或外皮发绿的土豆。

山楂可口也"克人"

准妈妈在面对恶心、呕吐、食欲不振等反应时，喜欢吃一些酸性甜果品。山楂酸甜可口，并有开胃消食的作用，是准妈妈们喜欢的果品。但是，山楂对子宫有一定的兴奋作用，可促使子宫收缩。如果准妈妈大量食用山楂及山楂制品，可能造成流产。因此，有过流产史或有先兆流产的准妈妈，应忌食山楂。

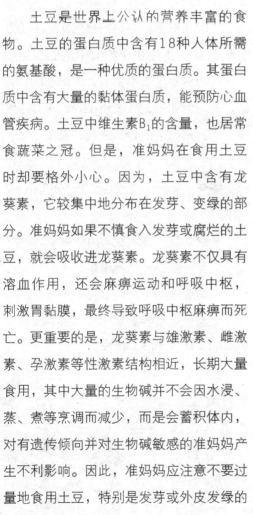

♂♀ 温馨嘱咐

孕期吃糖要适度

有人称糖为"慢性糖"，是因为它能将能量细水长流地提供给大脑，是大脑供能的最佳源泉，但是准妈妈如果摄入过量的糖，又会损害脑的功能，容易造成神经敏感和神经衰弱等各种大脑功能障碍，孩子出生后易哭闹，不爱吃奶等，所以在怀孕期间摄入的糖量要适度。

养胎护胎方案

女性怀孕后，由于想免除上下班坐公交地铁时的拥挤之苦，往往选择自驾车。虽然这样可以让自己轻松一点儿，但一定要注意安全。

 孕妈妈驾车有商量

如果准妈妈只是上下班时开车，并没有太多妨碍。如果准妈妈是以开车为职业的，那最好在孕期先放弃这份工作。因为长时间固定在车座上，准妈妈盆腔和子宫的血液循环都会比较差。开车还容易引起紧张、焦虑等不良情绪，不利于胎宝宝的生长发育。而且，现在路上车多人多，路况比较复杂，一旦遇到紧急刹车，方向盘很容易冲撞腹部，引起破水。在孕期，准妈妈的反应会变得迟钝，开车比较容易发生危险。所以，如果准妈妈是自驾车上下班，那就要谨记以下几点：

◆每天连续驾车不要超过1小时。

◆不要在高速公路上行驶。

◆时速不要超过60公里。

◆系好安全带。

◆怀孕32周以上的准妈妈不要开车。

◆只在熟悉的路线上行驶。

 孕期开车安全守则

一般情况下，准妈妈自驾车除了上、下车时要格外注意保护腹中的胎宝宝以外，开车对胎宝宝不会有太大的影响。但是，准妈妈如果是驾驶新手，开车并不熟练，则容易出危险，加上精神高度紧张，对腹内胎宝宝不好。

如果准妈妈一定要开车出行时，就要注意以下几点：

◆绝对禁止他人在车内吸烟。

◆尽可能避开交通堵塞。

◆安装防晒窗帘以缓和阳光照射。

◆准妈妈很容易双下肢水肿，尤其是长时间保持坐姿时，这时可以在脚下铺一块踏垫或准备一双软拖鞋，以便脚胀时能将鞋脱掉。

◆系好安全带。

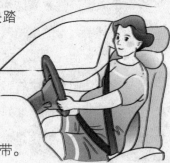

服饰选择应注意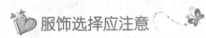

准妈妈的服装以宽松、舒适、大方为主，特别注意不能紧束胸部和腹部。夏天，应该选择吸汗、凉快的棉料；冬天，要穿柔软、透气性好的衣服，并注意比平时更暖和一点儿。

准妈妈选择衣服时应该注意以下几个方面：

◆服装以柔软、宽大、方便四肢活动与舒适为原则。如果穿连衣裙，最好选上小下大的A字型的。容易穿脱也是重要条件之一，上下身分开的套服最好。颜色以明快色调的为好。

◆不能穿紧身裤，更不能束紧腰带。

◆内衣必须选用棉制品，乳罩选前开式。

◆选择鞋子有讲究。穿后跟2～3厘米高的低跟鞋或平跟鞋最为合适。鞋底要选有防滑纹的。穿松软的便鞋最好，特别指出的是不要穿容易脱落的鞋，以防跌跤。

◆准妈妈严禁穿高跟鞋、凉鞋，因为孕期身体重心向前方移动，穿高跟鞋会使腹压增加而致胎宝宝生长受阻。

合体、舒适、大方的准妈妈装使你更添几分迷人的风采，孕味十足，魅力无穷。

谨慎使用化妆品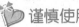

某些化妆品中包含有害化学成分，会对胎宝宝的生长发育产生不利影响，准妈妈应该慎用以下化妆品：

染发剂：据国外医学专家调查，染发剂不仅会引起皮肤癌，而且还会引起乳腺癌，并有可能导致胎宝宝畸形。

冷烫精：据医学专家研究，妇女怀孕后，不但头发非常脆弱，而且极易脱落。若是再用化学冷烫精烫发，会加剧头发脱落。此外，化学冷烫精还会影响准妈妈体内胎宝宝的正常生长发育。

口红：口红是由各种油脂、蜡质、颜料和香料等成分组成，其中油脂通常采用羊毛脂。羊毛脂除了会吸附空气中各种对人体有害的重金属微量元素，还可能吸附大肠杆菌进入胎宝宝体内，而且还有一定的渗透性。

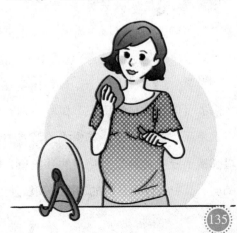

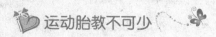

胎教补给站

准妈妈通过适宜的体育锻炼，能够促进胎儿的大脑及肌肉的健康发育，有利于母亲正常妊娠及顺利分娩。

运动胎教不可少

运动胎教在漫长的孕期当中必不可少。怀孕期间，准妈妈因为内分泌激素的改变，致使动作灵敏度降低，反应也较迟缓。孕早期时，准妈妈因早孕反应而精神困乏，全身无力，容易疲劳而活动少。孕中期时，准妈妈因为全身血液循环量增加及增大的子宫压迫下腔血管而出现头晕及下肢浮肿症状，往往使准妈妈产生"不想动"的心理状态。然而，人的功能则是动则盛、惰则衰，只有通过运动才能使人吸入新鲜的氧气，排出身体内的废物，以增强身体的抗病能力。所以，运动胎教在整个怀孕期内都显得至关重要。

当准妈妈要运动时，应慢慢开始，缓和进行，最后慢慢平静地结束；时不时地停下来休息一下。确保运动前、运动中和运动后喝大量的水，不要在非常炎热和潮湿的环境中运动。如果感到不舒服、气短和劳累，休息一下，感觉好转再继续运动。孕早期不要做背部的锻炼，这样做会让给胎儿供血的血管承受过大的压力，影响对胎儿的供血。

呼吸野外清新空气

早晨与白天绿色植物进行光合作用，吸进二氧化碳放出氧气，夜晚则吸进氧气放出二氧化碳。为了使准妈妈摄入足够的氧气，以供胎儿发育之需要，早晨散步是最适宜孕妇的运动，也是一种很好的胎教方式。

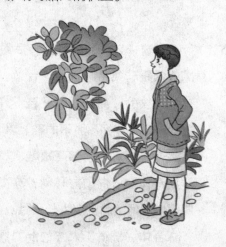

早晨6点半至7点10分，准妈妈可在绿树成荫、环境幽静的公园，绿色的田野，树林或河畔散步。这些地方空气清新，负离子多，准妈妈边散步边吸入负离子，可增加氧的吸入量及二氧化碳的呼出量，既改善和调节大脑皮层及中枢神经系统的功能，又增强抵抗力，有防病保健之功效，有利于胎儿的供氧。

准爸爸助孕讲堂

现在，妻子正在忍受早孕反应的痛苦，做丈夫的不能袖手旁观，要与妻子一起共同来面对，给妻子做做按摩，督促妻子增添衣物等，这些都是丈夫必须要做的。

帮妻子缓解肌肉疲劳

由于早孕反应的影响，妻子会感觉浑身乏力，这时丈夫应该学习一些按摩的技巧，来帮妻子放松神经，缓解肌肉疲劳。

按摩头部

丈夫在妻子身后，按摩颈部，要扶稳头部并轻柔地转动，然后用手掌部慢慢地顺着脸往下按摩。

放松颈部

丈夫用两手的拇指慢慢地向上挤压妻子的后颈，从颈部的中心位置开始打圈按摩，然后按摩整个颅骨底部。

常给妻子提个醒

准妈妈由于怀孕体温略有上升，丈夫应多关心妻子对温度的感知，了解气温变化，督促妻子随气温变化及时增减衣物。早晚天气凉，多穿一件外套；中午暖和的时候适当减少。尤其注意春季保暖。在户外锻炼时的衣着穿戴要适宜，注意防寒保暖，以防出汗后着凉。

规范妻子作息时间

准妈妈由于怀孕会有行为和生理上的变化，可能有焦虑、担忧等情绪，这些变化可能不利于她们规律地生活，而规律的作息是宝宝正常生长发育所必需的。丈夫这时就应该发挥作用了。他们应该帮妻子规律作息时间，养成良好的生活习惯。如果准妈妈在怀孕前的作息就不规律，进入孕期后，为了妈妈和宝宝的健康，丈夫就应该花大力气纠正准妈妈的不良生活习惯。

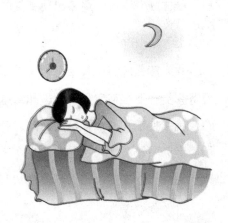

第11周：在羊水中舞蹈

胎宝宝的成长速度在本周越发惊人，胎儿的骨骼细胞发育加快，骨骼变硬。同时，从这时候起也不必为流产而过多担心了。现在，准妈妈不仅可以抚摸胎儿，与其沟通信息、交流感情，还应当帮助胎儿做"体操"。

妊娠进行时

胎儿的发育越来越快，准妈妈的身体内部也有很大的变化，包括基础代谢量增加、血液量增加等。

胎宝宝在成长

进入孕11周，胎儿细微之处已经开始发育，他的手指甲和绒毛状的头发已经开始出现。胎儿维持生命的器官如肝脏、肾、肠、大脑以及呼吸器官都已经开始工作。本周已能够清晰地看到胎儿脊柱的轮廓，脊神经开始生长。从现在开始，胎儿的骨骼细胞发育加快，肢体慢慢变长，逐渐出现钙盐的沉积，骨骼变硬。

准妈妈的变化

在本周，准妈妈基本摆脱了孕早期情绪波动大、身体不适等症状的困扰，这时候可以好好享受一下孕育宝宝的乐趣和幸福了。

为维持脑和自律神经的活动、肺的运动、肝和肾脏以及消化器官的功能运转而进行的所有运动叫做功能代谢，功能代谢所需的热量叫做基础代谢量。在这一时期，准妈妈的基础代谢量迅速增加，比受孕前增加25％左右，因此应当摄取足够的蛋白质和热量。

饮食红绿灯

在这个时候，由于准妈妈的基础代谢量和血液需求量迅速增加，因此应及时补充热量与水分。

依体重摄入足够热量

准妈妈在此阶段由于大量储存脂肪以及胎儿新组织生成，热量消耗高于未怀孕时期。因此，热量的需要增加，且随孕期延续而逐渐增加。此时，保证孕妇热量供应极为重要，如果孕期热量供应不足，母体内贮存的糖原和脂肪被动用，孕妇就会表现为消瘦、精神不振、皮肤干燥、骨骼肌退化、脉搏缓慢、体温降低、抵抗力减弱等。据研究，孕妇膳食中热量的摄入量直接影响胎儿的生长发育，摄入量少可使出生胎儿体重低，因此，孕妇应摄入足够热量，且保持血糖处于正常水平。因葡萄糖为胎儿代谢所必需，多用于胎儿呼吸，当胎儿耗用母体葡萄糖较多时，母体就不得不以氧化脂肪及蛋白质来供能。当孕妇糖类摄入不足，脂肪动员过快，氧化不全时极易出现酮体或酮症酸中毒。

准妈妈每天糖类的需求量为400～500克，最好根据体重的增加情况调整每日热量的供给，怀孕全程体重应增加12.5千克左右，孕中晚期每周增重应为0.3～0.5千克。

喝水有学问

水是人体必需的营养物质，约占人体总重量的60%。它能够参与人体其他物质的运载和代谢，调节体内各组织间的功能，并有助于体温的调节。准妈妈和胎儿都需要水分，因此，准妈妈每天必须喝足够的水以补充母体的消耗。但是，准妈妈饮水是应该有一定限度的，并不是多多益善。水分摄取得过多，就不能按要求排出，多余的水分就会贮留在体内，引起或加重水肿。一般说来，准妈妈每天可以喝1.5升

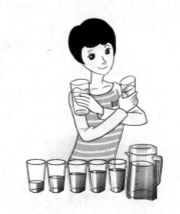

水左右。当然，这并不是绝对的，要根据不同的季节、气候、地理位置等情况酌情增减，但不应超过2升。准妈妈也可适度饮茶，但是要饮淡茶，同时晚上不要饮茶。

养胎护胎方案

不要因为腰腹变粗了，妊娠斑爬上额头了，准妈妈就完全放弃了打扮。爱美是女人的天性，相信准妈妈一定也是这样想的。如果穿戴整齐，将自己清洁得干干净净，准妈妈还是非常靓丽的。

孕期皮肤问题详解

在照镜子时，准妈妈可能会大吃一惊。为什么呢？从这个月开始，妊娠斑就爬上面部了，而且皮肤出油的状况也明显了，还有不少准妈妈脸上开始长痘，这些皮肤症状是由孕期体内激素分泌失调而造成的，不过，这些情况都是暂时的，准妈妈完全可以不必担忧。

妊娠纹

随着胎儿的成长，准妈妈的子宫也会慢慢增大，腹壁的弹力纤维断裂，因此在肚子、乳房、臀部和大腿等脂肪多的地方就容易产生妊娠纹。妊娠纹一旦出现，消失就比较困难了。所以，最好的方法就是防治，准妈妈在补充足够营养的同时，也要注意控制体重，使皮下脂肪不要增加。或在每次洗完澡后，在大腿及腹部等处涂上润肤霜或妊娠霜，轻轻按摩，这样可以预防妊娠纹的产生。

妊娠斑

皮肤下产生黑色素的黑色体细胞因受到雌性激素和孕激素的影响，活化的细胞个数大量增加，从而产生了妊娠斑。妊娠斑大多集中在眼睛下面。此外，肚子中心的白线会变成茶色，乳头和乳晕、腋下周围也会出现黑色。

为了防止妊娠斑肆虐，准妈妈摄入足量的维生素C非常重要。同时，在外出时，要注意防晒，戴上遮阳帽或穿上长袖子衣服。

湿疹

当准妈妈的皮肤出现湿疹时，应首先注意彻底清洁，每次洗脸时候要仔细一些，洗面乳要选择清爽的、不含油脂的、无刺激性的。如果湿疹的症状没有好转反而越发严重，准妈妈最好去求助医生。

扮靓外表扮亮心情

准妈妈修饰打扮，可以掩饰怀孕后体形的变化，当你发现镜子里的自己衣装整齐，神采奕奕时，好心情自然而然就来了，所以打扮也是有利身体健康和精神焕发的，对于准妈妈和胎宝宝的身心健康都有益处。

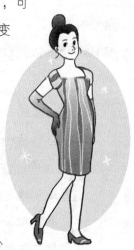

 ### 莫让油漆误胎儿

部分清洁用品或油漆内所含有的化学成分，潜藏着许多未知的危险，准妈妈如果不小心使用可能危害到胎宝宝。特别是一些属于挥发性的清洁剂，准妈妈若在劳动时吸入体内，可能影响胎儿成长或造成畸形儿形成，因此，准妈妈在劳动时，使用清水进行清洁是最安全的。

油漆中的化学成分，同样存在着许多有害物质，有可能导致胎儿畸形。因此，准妈妈不要进行和油漆有关的劳动，并且也不能身处正在进行油漆工作的场所。

 ### 散步的地点和时间

散步是准妈妈安全、有效的健身方法。不论妊娠早期、中期、晚期，准妈妈均可采取这种方法健身。妊娠早期，准妈妈每天散步应在半小时以上。

 选择散步地点

最好选择绿色植物较多，尘土和噪声较低的地点，这些地方空气清新，氧气含量高，是散步的最佳场所。

 选择散步时间

散步的时间选择在早餐或晚餐后较为合适。日出前，空气中的有害物质较多，应选择日出之后出去；晚上8点以后，路上车辆相对较少，也比较合适。

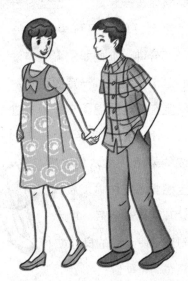

胎教补给站

现在，胎儿体内绝大部分细胞已经具有接受信息的能力，并且通过触觉神经来感受体外的刺激，而且反应会渐渐灵敏起来。准爸爸和准妈妈可以通过抚摸的动作配合声音与子宫中的胎儿进行信息沟通。

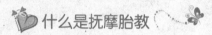 什么是抚摩胎教

一般到了孕早期快结束时，抚摩胎教就可以开始进行了。在胎儿胎动激烈时或在各种胎教方法之前，可应用抚摩胎教。具体操作方法是：全身放松，呼吸匀称，心平气和，面部呈微笑状，双手轻轻放在腹部的胎儿位置上。

双手从上至下，从左至右，轻柔缓慢地抚摸胎儿，感觉好像在爱抚可爱的小宝宝，感到喜悦和幸福，默想或轻轻地说："宝宝，妈妈跟你在一起"，"宝宝好舒服，好幸福"，"宝宝好聪明好可爱"，每次2～5分钟。准妈妈的温柔与爱心是最重要的，一定要带着对胎宝宝的无限温柔与母爱去进行，让胎宝宝感觉到这份浓浓的爱意，可以促进宝宝感觉系统协调发展，让其获得安全感，并且对塑造胎宝宝的良好性格也有帮助。

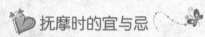 抚摩时的宜与忌

毕竟腹内的宝宝过于娇嫩，准妈妈在进行抚摩胎教的时候，还是有些事情需要特别注意。

◆ 抚摩及按压时动作要轻柔，以免用力过度引起意外。

◆ 有的准妈妈在孕中期、孕后期经常会有一阵阵的腹壁变硬感，可能是不规则的子宫收缩，此时千万不可进行抚摩胎教，以免引起早产。

◆ 如果准妈妈有不良产史，如流产、早产、产前出血等，则不宜使用抚摩胎教，可用其他胎教方法替代。

◆ 进行抚摩胎教时，如能配合对话胎教等方法，效果会更佳。

◆ 抚摩胎宝宝时，准妈妈要避免情绪不佳，应保持稳定、轻松、愉快、平和的心态。

准爸爸助孕讲堂

面对怀孕中的妻子，丈夫要多动动脑子，从各个方面让妻子处于最舒适的状态，这可不是一件很轻松的事。

丈夫有情多下厨

有些准妈妈出于妊娠反应，闻不了油腻味，所以准爸爸要多进厨房。做饭的过程中要开着抽油烟机，关上厨房门，减少油烟味的散发，以免影响有早孕反应的准妈妈的食欲。准爸爸除了要用爱与关怀给准妈妈以信心和鼓励外，更要实在地为准妈妈精心准备可口的饮菜，如做饭时变换膳食花样，做一些清淡可口、富有营养的饭菜；准妈妈早晨易呕吐，应鼓励她食用一些小甜饼、小面包等干燥食物，并少吃多餐。另外，鼓励她多吃蔬菜、水果、牛奶、汤类等含水分多的食品，以补充因呕吐失掉的水分。

分享妻子的喜和忧

准妈妈需要有人当她的听众，分享她的快乐与忧虑，而丈夫正是最佳人选，如此可拉近夫妻双方甚至与孩子的距离，培养出彼此互相信赖的关系与亲密的感情。所以，面对准妈妈的述说，丈夫不要有厌烦心理，要当好听众。

与妻常论胎宝宝

丈夫要多与妻子谈论胎儿情况，多关心妻子妊娠反应的情况，与妻子谈论胎儿在母亲腹中安详舒适、自由自在的样子。要经常和妻子猜想宝宝的脸蛋长得多么漂亮，眼睛多么明亮，增加母子生理心理上的联系，增进母子的感情，消除妻子因妊娠反应引起不愉快而对腹中的胎儿产生的怨恨。母亲对胎儿有着密切的心理联系，母亲对胎儿有任何厌恶的情绪或流产的念头，都不利于胎儿的身心健康。

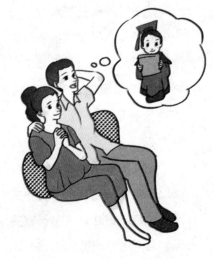

第12周：纤纤指（趾）甲在生长

孕早期在本周就要结束了，3个月来，胎宝宝已初具人形。现在发生流产的机会相应地减小了，胎宝宝成长的关键器官也将在两周内完成。

妊娠进行时

胎儿的生长速度惊人，与前几周相比，身体大了将近两倍，当然，准妈妈的肚子也会相应地增大许多。

胎宝宝在成长

从怀孕第10周至第12周，胎儿的生长速度惊人。身体增大了将近两倍，面部的模样基本形成。这一时期虽然没有长成新的器官，但是巩固了几个星期前初长成的身体器官。胎儿的肌肉已经非常发达，可以在羊水里自由活动。借助多普勒仪甚至可以听到胎儿心跳的声音。

胎儿的手指和脚趾都已分开，长出手指甲。胎儿身体各处的毛囊开始生成。另外，生殖器官完全成形，可以区分出胎儿的性别。

准妈妈的变化

怀孕大约12周以后，准妈妈的子宫从骨盆通过耻骨的上端进入腹部。子宫进入腹部之后对膀胱的挤压减轻，但是支撑子宫的韧带收缩，有可能引起腰痛。抚摸肚子，能感觉到腹部明显隆起。

这个时期，准妈妈的早孕反应现象渐渐减退。有些情况严重的准妈妈，也有可能持续到第16周。有些准妈妈在此期间经常会头晕目眩。

有的准妈妈脖子和脸上出现黄褐斑，这种现象因人而异，不过基本来说，脖子和脸上出现褐色的不规则斑点是妊娠症状之一。这种褐色斑是由于妊娠以后黑色素增加而造成的。分娩后，褐色斑点会变淡，最后逐渐消失。

饮食红绿灯

现在，准妈妈恶心、呕吐的现象已经减轻很多了，这正是补充营养的好时机。不过，准妈妈一定要注意营养均衡，不要偏食。

适量摄入高蛋白

蛋白质供应不足，易使准妈妈体力衰弱，胎儿生长缓慢，产后恢复健康迟缓，乳汁分泌稀少。故孕妇每日蛋白质的需要量应达90～100克。但是，孕期高蛋白饮食，则可能会影响准妈妈的食欲，增加胃肠道的负担，并影响其他营养物质摄入，使饮食营养失去平衡。

研究证实，过多地摄入蛋白质，人体内可产生大量的硫化氢、组织胺等有害物质，容易引起腹胀、食欲减退、头晕、疲倦等现象。同时，蛋白质摄入过量，不仅可造成血中的氮质增高，也易导致胆固醇增高，加重肾脏的肾小球过滤的压力。因此，准妈妈应适量摄入高蛋白。

适时补钙

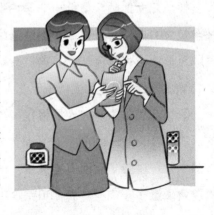

准妈妈在孕期缺钙，会造成骨骼中的钙大量释出而引起多种病症，如腰腿痛、小腿抽筋、下肢浮肿、关节痛、背痛、倦怠乏力，严重时可引起骨质疏松、骨质增生、骨盆畸形、牙齿松动等疾病。缺钙时对胎儿的发育影响很大，可导致胎儿骨骼、牙齿发育不全，严重时会引起婴儿先天性佝偻病、骨骼畸形、出牙迟缓、免疫功能低下等。

含钙丰富的食品，以奶和奶制品为佳；鱼松、小虾皮等，亦是钙的良好来源；豆类及其成品也含有丰富的钙。

孕妇胎儿都要镁

镁是构筑孩子健康的至关重要的基石之一。镁不仅对胎儿的肌肉的健康至关重要，而且也有助于骨骼的正常发育。近期研究表明，怀孕初3个月摄取的镁的数量关系到新生儿的身高、体重和头围大小，幸运的是，在绿叶蔬菜、坚果、大豆、南瓜、葵花子和全麦食品中都很容易找到镁的身影。同时，镁对准妈妈的子宫肌肉恢复也很有好处。

孕期不能缺硒

硒可降低孕妇血压，消除水肿，改善血管症状，预防和治疗妊娠高血压症，抑制妇科肿瘤的恶变，还能预防胎儿畸形。国内的研究证实，怀孕妇女血硒含量低于非孕妇女，并且，怀孕妇女的血硒含量在妊娠期逐渐降低。分娩时降至最低点，有流产、早产、死胎等妊娠病史的孕妇血硒含量又明显低于无此病史者。

因此，我国的研究人员根据国内习惯膳食的调查，建议每日400微克作为最大安全膳食硒日摄入量，过量了反而有害健康。一般来说，蛋类含硒量多于肉类，每100克食物中，猪肉含硒10.6微克，鸡蛋含硒23.3微克，鸭蛋含硒30.7微克，鹅蛋含硒33.6微克，人参含硒15微克，，花生含硒13.7微克。

你会吃火锅吗

吃火锅时除了要注意食物营养外，准妈妈还需特别留意如下各项：

◆ **火锅太远勿强伸手**：假如火锅的位置距自己太远，不要勉强伸手够食物，以免加重腰背压力，导致腰背疲倦及酸痛，最好请丈夫或朋友代劳。

◆ **加双筷子免沾菌**：准妈妈应尽量避免用同一双筷子取生食物及进食，这样容易将生食上沾染的细菌带进肚里，而造成泻肚及其他疾病。

◆ **自家火锅最卫生**：准妈妈喜爱吃火锅，最好自己在家准备，除汤底及材料应自己安排外，食物卫生也是最重要的。切记，无论在酒楼或在家吃火锅时，任何食物一定要灼至熟透，才可进食。

◆ **降低食量助消化**：怀孕期间可能会出现呕吐反胃现象，因此胃部的消化能力自然降低。准妈妈若胃口不佳，应减少进食量，降低进食速度，以免食后消化不了，引起不适。

养胎护胎方案

很多准妈妈认为，孕期养胎就是要静养，一点儿家务活都不能干，其实这是错误的观念。现在，准妈妈可以适当干些家务，不过要注意采用正确的方法和姿势。

不要懒于活动

有些女性怀孕后十分害怕早产或流产，因而活动大大减少，不参加文体活动，甚至从怀孕起就停止做一切工作和家务，体力劳动更不敢参加。其实，如果活动太少，会使准妈妈的胃肠蠕动减少，从而引起食欲下降、消化不良、便秘等，对准妈妈的健康也不利，甚至会使胎儿发育受阻。因此，准妈妈在怀孕期间应注意做到适量活动、运动和劳动，注意劳逸结合。

适当做点家务活

力所能及的家务劳动对准妈妈身体是有益处的，可以增加血液循环，促进新陈代谢，有利于母子健康；还有利于分娩顺利，减少难产发生率。准妈妈可以进行简单的清洁工作，不过在劳动时要留意姿势是否正确。姿势不正的话，准妈妈的腰骨可能会出现痛楚，或令胎儿受挤压。

老看电视不可取

很多人怀孕后，每天的活动比原来减少了许多，于是经常看电视消磨时间。但彩色电视机在工作时，显像管在高压电源的激发下不断发出看不见的X射线，还会产生波长小于400微米的紫外线。如果距荧光屏3～4米远，每次最多看1～2个小时，中间休息10分钟以上，尚不会对准妈妈和胎儿有多大的影响。但若是长时间地看电视，可能会引起流产和早产，导致胎儿发育异常。

孕期劳动守则

准妈妈在孕期可以从事力所能及的家务劳动，但要注意采取正确的方法。

 擦桌子

擦桌子是准妈妈在任何时候都可以进行的家务劳动，但要注意正确的方法和姿势。

错误方法： 在擦桌子时动作幅度过大，容易导致胎儿与桌子碰撞，或令腰肢因手臂的动作过大而弯曲，给原本需承受胎儿重量的腰肢增加负担，带来不必要的伤害。

正确方法： 擦桌子时应尽量将胳膊伸直，腰部挺直，不要贪快，擦不到的位置不要勉强，应转换位置去擦，这样就能减少危险的发生。

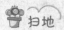 **扫地**

错误方法： 扫帚的手柄过短，会令准妈妈腰背受伤，更会令胎宝宝受压，容易导致流产。

正确方法： 使用的扫帚要适合自己的身高，扫地时腰背保持挺直，慢慢进行，减低腰背受损机会。

 擦窗

错误方法： 准妈妈们最好不要进行擦窗的劳动，因窗户的位置多在高处，准妈妈爬高就容易发生意外。特别是怀孕初3个月或产前1个月的准妈妈，身体变化较大，容易因外来因素影响导致流产或早产。

正确方法： 假如真的需要清洁，最好在怀孕4~9个月内进行，而且要采用有长柄的清洁用具，减少爬高爬低的情况，不过在清洁时身边不要放置任何物品，以免碰到。

 除尘

错误方法： 清洁进行中扬起的尘埃存在一些致敏源，如果准妈妈直接打扫，会出现过敏反应，如打喷嚏、皮肤过敏等。

正确方法： 最好在清洁时佩戴口罩，可减少吸入有害物质。

 工作宜量力而行

在工作中，准妈妈要注意量力而行，应该努力争取同事们的谅解。在怀孕初的3个月内，不应该做激烈运动，更不应该参加体力劳动。因为重体力劳动需要消耗的热量很多，这就要大大增加心脏的输血量，增加心脏的负担，有导致心力衰竭的危险。

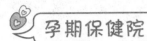

在孕早期，准爸爸准妈妈们要警惕葡萄胎的危害，同时，对准妈妈腹痛也要有足够的警惕。

警惕葡萄胎

葡萄胎是指实际上没有胎儿、胎盘发育不正常的情形。因胎盘底部的微细绒毛产生异常，子宫内形成葡萄形状的水泡，并充满子宫。葡萄胎的发生概率为0.5%，但如果不消除产生的葡萄胎，有可能发展为癌症。

葡萄胎的症状

如果孕妇怀上葡萄胎，那么恶心、呕吐等症状会非常严重。怀孕3～4个月左右时会分泌大量暗褐色的分泌物，多得甚至能污染内衣，同时下腹会产生膨胀感。

葡萄胎的另一特点是与妊娠时间相比，腹部隆起较大。怀孕3～4个月时，准妈妈的腹部会高高隆起，就像怀孕5～6个月一样。但是，子宫会变薄，不正常地变软，到了怀孕5～6个月时，也听不到胎儿的心音（胎儿心脏跳动时的声音）。葡萄胎在受精卵发育过程中会停止发育并死亡消失，部分葡萄胎会发育到一定程度后自然消失。

葡萄胎的治疗

利用超声波检查，在怀孕5～6周时，就能够准确地诊断出葡萄胎。另外，当人绒毛膜促性腺激素数值高于正常怀孕时的数值时，也有葡萄胎的危险。确诊为葡萄胎时，需要进行2～3次刮宫术，或实施子宫切除手术。若要治愈葡萄胎，最重要的是严格地进行手术后的护理。在手术后的至少一年时间内必须采取避孕措施。如果一年内怀孕，极容易再次发生葡萄胎，而且容易发展为妊娠性滋养层细胞肿瘤。

实施葡萄胎手术后，每个星期一定要进行一次血液检查，测量人绒毛膜促性腺激素的数值，若连续3周左右测量值在正常范围，此后的6个月可以每月测量一次，再后的6个月中可以每两个月测量一次。定期地检查1年后，如果发现人绒毛膜促性腺激素数值已经达到正常值，没有再增加，就可视为治疗成功。

首胎为葡萄胎时，如果接受良好治疗，并在此后的1年内采取了避孕措施，那么葡萄胎的复发率通常只有1%～2%，因此不必担心不孕的问题。

肚子痛要辨分明

在孕早期，有些腹痛是生理性的，即因为怀孕所引起的正常反应，但有些却是病理性的，可能预示着流产等危机的发生。

生理性腹痛

孕早期，很多准妈妈总感觉有些胃痛，有时还伴有呕吐等早孕反应，这主要是由孕早期胃酸分泌增多引起的。这时要注意饮食调养，膳食应以清淡、易消化为原则，早餐可进食一些烤馒头片或苏打饼干等。随着孕早期的结束，不适的状态会自然消失。

病理性腹痛

在孕早期出现腹痛，特别是下腹部疼痛，首先应该想到是否是妊娠并发症。常见的并发症有先兆流产和宫外孕。准妈妈在孕期前几个月，如果出现阵发性小腹痛或有规则腹痛、腰痛、骨盆腔痛，问题可能就比较复杂。如果同时伴有阴道点状出血或腹部明显下坠感，那可能预示着先兆流产。准妈妈应该少活动、多卧床，不要行房事，勿提重物，并补充水分，及时就诊。如果疼痛加剧或持续出血，需要立即就医。

如果是出现单侧下腹部剧痛，伴有阴道出血或出现昏厥，可能是宫外孕，应立即到医院就诊。单侧剧烈腹痛也有附件肿物扭转的可能性。

流产征兆

流产的征兆是下腹部疼痛及阴道少量出血。流血的情况不同，所出现的症状也就不同：

先兆流产：有出血及下腹部疼痛的症状出现，子宫口仍然是闭锁的状态，这种程度的流产，只要通过治疗，如果确认胎儿存活，90％以上的妊娠都可以继续下去。

完全流产：子宫口打开，腹部发生阵痛，胎儿和附属物完全排出体外。此类流产经常发生在怀孕的早期。

不完全流产：部分妊娠产物排出，部分残留宫内，子宫收缩不好，引起大量出血。这是最危险的情况，需立即就医。

过期流产：完全没有任何症状出现的流产。此时，胎儿早已经死亡，未排出子宫腔。孕妇往往在做超声波等检查时，才知道自己已经流产。

胎教补给站

为了向胎宝宝传递美好的信息，准妈妈应该自己试着画画，或者亲手做些小玩具，这样不但能调整自己的心情，对胎宝宝也大有益处。

随心所欲地涂鸦

音乐、绘画、舞蹈等都是可以提高修养，培养情趣的艺术。如果准妈妈在孕期时常能画一些图画，就会给胎宝宝带来有益的影响。绘画通过神经传递到胎宝宝未成熟的人脑，对其发育成熟起到良性的效应，一些刺激可以长久地保存在大脑的某个功能区，一旦遇到合适的机会，惊人的才能就会发挥出来，这就是绘画胎教的作用。

至于准妈妈选择哪种绘画形式、画些什么、画得好不好，这些都不重要。准妈妈可以选择任意感兴趣的绘画方式，可以画国画、油画、漫画，或是铅笔素描都可以。可以临摹艺术作品，也可以随心所欲地涂鸦，只要感觉快乐和满足，就达到了胎教的目的。准妈妈还可以边画边向宝宝解释绘画的内容或是意义，譬如："宝宝，妈妈现在画的是一轮冉冉升起的红日，太阳底下的土地上生长出很多嫩绿的小草，有很多小朋友在游戏……"等。

小小制作献爱心

在一些影视剧中，我们常看到这样的情景：身怀六甲的准妈妈亲手给婴儿缝制小衣服、小鞋子或是一些其他东西，场面非常温馨。

其实在现实中，准妈妈也可以尝试动手给宝宝制作一些小东西。在制作过程中，既能忘记身体与心理的不适，还能训练准妈妈对宝宝的爱心，同时，也在一定程度上促进了宝宝大脑的发育。

至于制作的内容，准妈妈可按自己的兴趣选择，也可以按宝宝的需要选择。例如，做个充满爱心的小肚兜，或做一串五颜六色的风铃，挂在宝宝的小床上；还可以折一些小玩具，放在事先给宝宝准备的空间里，将来告诉宝宝这是妈妈精心准备的。

不过，准妈妈也要考虑自己的身体情况。如果早孕反应让你特别难受，可暂时先停止，等身体舒服时再继续。

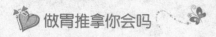

准爸爸助孕讲堂

做丈夫的要多关心和体贴妻子，不仅在日常生活起居上对妻子要精心呵护，还要在心理上给妻子精神上的帮助与支持，要力所能及地消除妻子因妊娠所引起的各种不适。

做胃推拿你会吗

准妈妈在早期怀孕时经常出现呕吐现象，等早孕反应不是特别强烈的时候，胃部还会有灼热等不适感，这时，丈夫可以用胃部推拿的方式来促进妻子的消化系统功能。

具体方法：双方坐着，丈夫坐在妻子身后，妻子可将身体放松挨在丈夫身前，丈夫右手轻轻扶着，左手则从妻子右方最底的肋骨开始，用手掌内侧边缘沿着肋骨轻轻摩扫一下，再用左手从相反方向摩扫一次。连续做5～10次即可。

适当调整饮食结构

孕妇到了这个时候，由于早孕反应逐渐消失，胎儿发育迅速，孕妇的情绪明显好转而且稳定，食欲旺盛，食量增大，所以做丈夫的就需要在孕妇的饮食上下工夫。

首先，不要讥讽妻子饭量大。

其次，亲自动手为妻子选购、烹调各种可口的佳肴。

再次，注意核算每日妻子饮食的营养量，保证营养平衡，并根据其的健康状况，适当调整饮食结构。

做妻子的坚强后盾

这是孕期里的妻子最需要的。因为孕期是女子一生中的特殊时期，在这一时期里由于体内激素水平的"大起大落"，会直接影响她的心境，容易出现情绪波动，可表现为烦躁、焦虑、易怒、脆弱、害怕孤独，对所爱的人的依赖感增强。这种"依赖"，在很大程度上是一种心理依赖，她们希望自己最亲爱的人能够多陪陪自己。

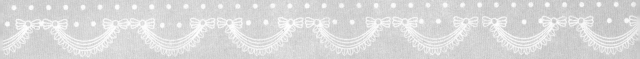

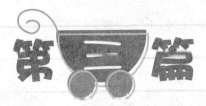

第三篇

孕中期：进入幸福的安定期

日子是不是过得很快呢？一眨眼，你已经做了3个月的孕妈妈。现在你已经安全地进入了孕中期。现在你的食欲增加了，胎宝宝的营养需求也加大了，为了胎宝宝的健康成长，你可以适当地解放自己，全面地吃你平时喜欢但因为担心发胖而不敢吃的东西啦！

第13周：对声音有反应了

进入孕中期以后，胎宝宝的内脏、皮肤等都有了明显的特征，对声音也有了反应。准妈妈则在体形上发生了明显的变化，腹部开始一天天大了起来。

妊娠进行时

从怀孕13周起到满28周称为孕中期，此期间胎宝宝生长迅速，而准妈妈的感觉也越来越强烈。体形的变化、胎动、妊娠纹的出现等等，都在提醒着准妈妈：你现在已经是一个怀孕3个月以上的孕妇了，一定要小心谨慎，保护好宝宝。

胎宝宝在成长

现在，胎儿的脸部几乎完全形成。这时眼睛在鼻子旁边找到了位置，耳朵也在头的两侧安了家。眼睑依然覆盖着眼睛，但是眼睛已经完全长成。胎儿对妈妈肚子里发出的声音有了反应，会四处蠕动。隔着腹部触摸胎儿的手，手就会缩回去；触摸胎儿的脚，脚也会缩回去。刺激胎儿身体的任何部位，胎儿的大脑都会有知觉，对受刺激的部位能做出反应。胎儿的身体组织和各个器官以更快的速度成熟起来。脏器最初只是巨大的脐带形态，现在开始向胎儿腹部凹陷的部位移动。

准妈妈的变化

进入孕中期，虽然准妈妈的肚子还没有发生引人注目的变化，但是，在臀部、肋下和大腿内侧等部位的皮肉开始堆积，平日的衣服现在穿起来已经感到不舒服。

准妈妈的乳房在怀孕之前的重量大约为200克，怀孕之后慢慢变大，到孕后期时，重量达到孕前的2~4倍。孕中期乳腺开始发达，能够摸到肿块，偶尔还会感到疼痛。

另外，乳房表皮的正下方出现静脉曲张，乳头的颜色变深。

饮食红绿灯

进入怀孕第13周后，准妈妈感觉舒适多了，早孕反应慢慢消失，食欲大增。这时的胎宝宝正在迅速生长，需要更多的营养物质。

孕中期的营养早知道

如果说孕早期准妈妈的营养主要在于改善营养的质量，那么在孕中期仅仅通过提高营养质量已不能满足热量及一些主要营养素的需要。这一时期的营养，应在保证营养质量的同时，提高各种营养素的摄入量。为了满足母亲和胎儿的正常健康，蛋白质每天应增加15～25克，以充分保证母体的合成需要。对于其他的营养素，在孕中期也要增加摄入量。已有相关研究表明，我国孕妇铁的营养状况并不好。这种状况需要引起所有准妈妈的注意。孕妇贫血可致胎儿铁贮存减少，严重贫血还会引起流产、死胎等。因此，准妈妈应增加铁的摄入量。

胎儿的组织中钙、磷、锌、钾、镁等都在不断储存，因此，增加这些营养素的摄入量也很重要。除钙之外，各种动植物食品都含有丰富的微量元素。富含钙的食品有虾米、豆制品，奶制品等。准妈妈应在孕中期增加牛奶的摄入量。此外，维生素也会给胎儿生长带来巨大益处。日常食物中一般都含有维生素，尤其是绿叶蔬菜，所以没有必要另外再服用维生素制剂。

主食吃什么

在主食方面，准妈妈应选用标准米、面，搭配摄食些杂粮，如小米、玉米、燕麦片等。一般来说，孕中期每日主粮摄入应为400～500克，这对保证热量供给有着重要意义。动物性食物所提供的优质蛋白质是胎儿生长和孕妇组织增长的物质基础。此外，豆类及豆制品所提供的蛋白质质量与动物性食品相仿，但动物性食品提供的蛋白质应占总蛋白质量的1/3以上。

养胎护胎方案

洗澡是保持个人卫生的良好习惯，而且还能有效消除疲劳、缓解精神压力等。尤其在怀孕后，由于机体内分泌的改变，新陈代谢逐步增强，汗腺及皮脂腺分泌也会随之旺盛。因此，准妈妈更要注意保持个人卫生，经常洗澡。但准妈妈与正常人又有所不同，所以要特别注意洗澡的方式。

洗浴须知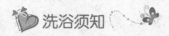

◆水温不宜过高：现代医学研究表明，水温过高会损害胎宝宝的中枢神经系统。据临床研究测定，准妈妈正常体温上升2℃，就会使胎儿的脑细胞发育停滞；如果上升3℃，则有杀死脑细胞的可能。脑细胞一旦损害，多为永久性的伤害，会造成出生后的婴儿智力障碍。所以，洗澡时的温度越高，造成的损害越重。准妈妈沐浴时水的温度应控制在38℃左右。

◆不宜坐浴：怀孕后，准妈妈的内分泌功能会发生很多方面的改变，阴道内具有灭菌作用的酸性分泌物减少，体内的自然防御机能降低。如果坐浴，水中的细菌、病毒极易进入阴道、子宫，影响母婴健康。因此，采用淋浴的方式更好。

◆浴室不宜密不透气：准妈妈在太过密实的环境内洗澡，很容易出现头昏、眼花、乏力等症状。这是因为洗浴空间相对封闭，水温较高，氧气供应量会越来越不充足。此外，由于热水刺激，全身的毛细血管扩张，会使准妈妈的脑部供血量降低，容易造成昏厥。

安全洗澡小技巧

准妈妈在浴室里最应注意的是不要滑倒，所以，在浴缸里一定要垫上一块防滑垫，浴室的地板如果不是防滑的，也一定要垫上垫子才行。

香皂用完后随手放在固定的地方，不然的话，不小心踩到了可是十分危险的。

洗澡时最好不要将门从里面锁上，以免发生意外时影响救护。

头晕的缓解方法

在这段时间，由于大脑供血不足，准妈妈会经常感到头晕目眩，这属于正常情况，不必太担心。准妈妈可以采取下列的这些办法来进行缓解。

减少外出，动作放缓

如果出现晕眩的话，准妈妈宜留在家中休息。如果真的要上街，也应尽量避免独自一人外出，宜找个人相伴，遇有什么事故，或者突然间感到晕眩也好有个照顾。此外，动作也应放慢、放轻一点，例如从床上或椅子上站起来，要放慢一点，以免一不留神跌倒。此外，准妈妈也不要突然一下子站立，或躺着时突然一下子爬起来，否则会因血液循环不良而造成血压太低，引起头晕目眩的现象。

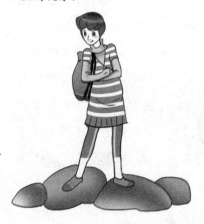

不要过分担心

准妈妈如感到眩晕，不要过分担忧，也不要将所有注意力全集中在不适感觉上，因为终日忧心忡忡对减轻不适不仅毫无帮助，还会加重自己的困扰。孕妇可以通过以下的活动，来分散自己的注意力，同时也可让自己好好松弛下来，有助改善不适的情况。

◆准妈妈可以相约朋友、家人等自己喜欢的人相聚，同话家常，或者到悠闲的咖啡室享受一下闲暇，令自己放松一下。

◆如果精神许可的话，准妈妈可以找点自己喜爱的书籍、杂志、漫画等慢慢阅读，题材方面可以轻松、有趣的小品文为主。

◆准妈妈可以邀请丈夫或朋友一起到公园散步，舒展一下筋骨，同时也可呼吸一下新鲜的空气，有助舒缓情绪。

除了以上种种方法，准妈妈也可以做点自己平时爱做的事情，但要记住不应进行太过激烈及影响健康的活动。如果做点简单的小手工或小吃是你的兴趣的话，也不妨去做，这样可有助你将注意力分散，不致整天想着自己的不适。

此外，头晕目眩这种不适现象，应该只会在怀孕期间出现，到了产后，问题也会随之消失，影响只是暂时性的，故准妈妈不用过分担心，只要放松心情便行了。

胎教补给站

在这一周，胎宝宝已经开始对声音有反应了。准爸爸和准妈妈应该多了解一些音乐胎教的知识，为将来开展音乐胎教做准备。

胎宝宝喜欢优美旋律

一般认为，音乐胎教对胎儿的身体和将来性格、智力、情感的发展是有好处的。

音乐除了艺术上的价值之外，还有各种生理的、心理的效应。心理学家认为，音乐能渗入人们的心灵，激起人们无意识超境界的幻觉，并能唤起平时被抑制了的记忆。胎教音乐能使准妈妈心旷神怡，浮想联翩，从而改善不良情绪，产生良好的心境，并将这种信息传递给腹中的胎儿，使其深受感染。同时，优美动听的胎教音乐能够给躁动于腹中的胎儿留下深刻的印象，使其朦胧地意识到，世界是多么和谐、多么美好。

从生理作用方面来说，胎教音乐通过悦耳怡人的音响效果对准妈妈和胎儿听觉神经器官的刺激引起大脑细胞的兴奋，改变下丘脑递质的释放，促使母体分泌出一些有益于健康的激素如酶、乙酰胆碱等，使身体保持极佳状态，促进腹中的胎儿健康成长。

音乐胎教的方式

音乐胎教包括准妈妈收听音乐和父母自己唱歌两种方式。这两种方式都十分有助于宝宝的情绪培养，也有利于宝宝的智力发育，那么，具体方法是怎样的呢？这里简要介绍一下：

◆定时收听舒缓的胎教音乐，每次5～10分钟，时间从短到长，循序渐进，不宜一开始就进行时间过长，以免引起胎宝宝烦躁不安。一般超市中都有专门的胎教音乐CD出售，准妈妈只要从中挑选出自己喜欢的就可以了。

◆准妈妈自己哼唱歌曲。这是可以在任何时候任何地点都可以进行的音乐胎教，准妈妈只需哼唱自己喜欢的歌曲，声音可以大点，这种方法不仅能让宝宝心身愉快，还可以让准妈妈拥有良好的心情。

准爸爸助孕讲堂

这一时期，妻子容易情绪不佳，丈夫要多陪陪妻子，可以和妻子一起确定胎教方案，也可以和妻子多聊聊胎儿的情况。还有一件事不能忘，就是尽快去办理"母子保健手册"。

甄别胎教方法

现在，社会上种类繁多的"胎教方案"层出不穷，多数父母不愿意让自己落伍，也纷纷解囊参加培训或买"方案"。其实这些所谓的"方案"中有一些就是打着"科学"、"专家"的旗号在进行误导，有的明显违背胎儿发育的自然过程，只是为了经济目的。

因而，丈夫应阅读一些科学的书籍，与准妈妈进行讨论，做到心中有数，保持冷静的头脑，结合自身的期望值，为小宝宝量身定做一个适合的胎教方案。

做妻子的美发师

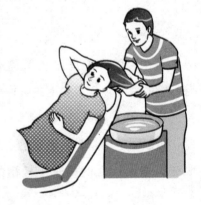

怀孕期间，准妈妈可能因身体的原因不便于洗发，这时准爸爸就应主动过来帮忙。为准妈妈洗发时，要轻轻按摩，水温宜适中。洗完后，不要选择用吹风机吹干头发，因为有些吹风机吹出的热风，含有微粒的石棉纤维，可以通过准妈妈的呼吸道和皮肤进入血液，给胎儿带去不利的影响。准爸爸应专门为妻子准备一条吸水性好、透气性佳、抗菌又卫生的厚毛巾，专门用来擦头发。

建立母子健康档案

"母子保健手册"是准妈妈和胎儿的健康档案。以后每次产前检查，准妈妈都要携带，并由医生将检查情况作详细记录。"母子保健手册"包括准妈妈和宝宝两部分。准妈妈部分用于记录准妈妈在妊娠各期的生理变化，胎宝宝在体内发育的情况，十月怀胎及分娩时应注意的事项；宝宝部分用于详细记录7岁以内生长发育情况，各种预防接种时间，以及健康状况。丈夫要及时带准妈妈去妇幼保健院做检查并办理保健手册。

第14周：开始皱眉做鬼脸了

在这一周，胎宝宝在妈妈肚子里已经可以做很多表情了：皱眉、做鬼脸、斜一斜小眼睛。

妊娠进行时

从这时开始，准妈妈需要穿较宽松的衣服。胎儿已完全成形，并且自14周起已开始通过胎盘摄取营养。在以后几周内，胎儿继续生长、成熟。

胎宝宝在成长

现在，胎儿的皮肤上覆盖有一层细细的绒毛，全身看上去就像披着一层薄绒毯。胎毛有保护胎儿的功能，可以固定胎脂，胎毛在出生前会脱去，取而代之的是较浓较粗的毛发。下颌骨、面颊骨、鼻梁骨等开始形成，耳郭伸出，脊柱、肝、肾都已"进入角色"。小家伙已经可以做很多表情了：皱眉、做鬼脸、斜一斜小眼睛。指纹，这个可使你的小宝贝区别于世界上任何人的身体特征也出现了。

准妈妈的变化

大约到怀孕14周时，大部分准妈妈的恶心、呕吐现象都消失了，食欲开始旺盛起来。

准妈妈现在的牙齿和牙龈变得脆弱。妊娠期间出现的虫牙或者牙龈弱化，一般是由于疏于口腔清洁所导致的。

现在孕妇阴道分泌的"白带"增多，它是阴道和宫颈的分泌物，含有乳酸杆菌、阴道脱落上皮细胞和白细胞等。怀孕时体内雌激素水平较高，盆腔及阴道充血，阴道分泌物增多是非常自然的现象，正常的分泌物应呈白色、稀薄、无异味。

饮食红绿灯

　　准妈妈现在的食欲很旺盛，但也不能无节制地吃，要适当摄入脂类食物，同时不能只吃精米精面，这样才能做到营养均衡。

恰当摄入脂质食物

　　由于胎儿的大脑正在形成，需要补充足量的脂肪，以作为大脑结构的建筑材料。因此准妈妈需要食用一些富有脂质的食物，如核桃、芝麻、栗子、桂圆、黄花菜、香菇、紫菜、牡蛎、虾、鸭、鹌鹑等。

　　不过，摄入这些食物时要适量，不能无节制。准妈妈现在肠道吸收脂肪的功能增强，血脂相应升高，体内脂肪的积存也多，但是，准妈妈热量消耗较多而糖的贮备减少，这对分解脂肪不利，因而常因氧化不足产生酮体，使酮血症倾向增加。如果摄入的脂质类食物过多，准妈妈可能会出现尿中酮体、严重脱水、唇红、头昏、恶心、呕吐等症状。

粗细搭配更营养

　　准妈妈不能只吃精制米面，要尽可能以"完整食品"（指未经细加工过的食品，或经部分精制的食品）作为热量的主要来源。因为"完整食品"中含有人体所必需的各种微量元素（铬、锰、锌等）及维生素B_1、维生素B_6、维生素E等，它们在精制加工过程中常常被损失掉，如果准妈妈偏食精米、精面，则易患营养缺乏症。

食物中不可无"谷"

　　谷类的主要成分是淀粉，营养成分是碳水化合物即糖类。糖类是最经济、产热最快的热量来源，它在体内分解快、耗氧少，最易消化吸收，为人体各种生理活动提供60%～70%的能量。大脑组织热量的主要来源是糖。如果食物中缺乏谷类，糖类供给缺乏，容易导致准妈妈疲劳、头晕、体重减轻。同时，如果仅进食牛奶、鸡蛋这种高脂肪高蛋白质食物，会加重准妈妈肝、肾的负担。谷类是膳食中B族维生素的重要来源，这些成分中的泛酸、烟酸、维生素B_1及少量的维生素B_2等，是胎儿神经系统发育所必需的。

养胎护胎方案

这一时期，随着恶心、呕吐现象的消失和食欲的增强，准妈妈的体重开始逐渐增加。因此准妈妈应注意适量运动，控制体重。

活动活动有益健康

准妈妈应每天做简单的体操，或到户外散步，这些积极的运动不但可以防止肥胖，还有利于血液循环和保持良好的心情。

运动之前先热身

准妈妈在运动前进行适当的热身动作能使身体为锻炼活动做好准备，有助于缓解紧张。如果不热身，准妈妈会觉得身体僵硬，可能会引起痉挛。

在开始锻炼之前，准妈妈可以采用以下舒展运动来热身，这样能促进血液循环，给自己和胎儿提供良好的氧气供应。每个动作要重复5～10次，注意做的时候姿势要正确。

头部和颈部运动

将头轻轻地歪向一侧，然后抬起下巴，将头转动至另一侧，再转向下。从另一侧开始，重复一遍。把头放正，慢慢地转向右边，再转回到前面，然后，转回左侧，回复至前面。

腰部运动

舒适地坐下，双脚交叉。背部伸直，轻柔地伸向颈部，呼气并将上身右转，同时，右手放在身后，左手放在右膝上，使其起一个杠杆作用，帮助身体扭转到角度更大的位置，慢慢舒展腰部肌肉。从相反方向重新做一遍动作。

手臂和双肩运动

双脚放在臀下跪坐，右臂向上举起，慢慢地伸至头顶，曲肘并使手在背后向下，将左手放在右手肘上，拉伸20分钟后，再放松。换一只手臂重做一遍。

双腿和双脚运动

背挺直坐，双腿向前伸出，双手撑着臂旁的地面支撑身体，慢慢地屈膝，然后伸直。换一条腿再做一遍。这种动作可以增强小腿和大腿肌肉的协调性，有助于缓解肌肉痉挛。

胎教补给站

准妈妈可以将胎教和日常生活结合起来，比如旅行时进行胎教等。

 适当外出乐悠悠

现在是最适宜准妈妈短途旅行的时机。这时，胎儿渐渐安定，离生产还有一段时间，身体还比较便于活动，不妨选一个好天气，与胎宝宝、准爸爸一起享受一下外出度假的乐趣。

在制订旅行计划时，行程不要安排得太紧，不要过于劳累。一般而言，空气清新、宁静的地方最理想，最好离家不太远，草地、湖泊边则是最佳的选择。准妈妈若感到心旷神怡的话，胎儿也会从中受益。

在大自然中呼吸新鲜空气、散步，规则的子宫收缩运动，对胎儿是最快活的皮肤刺激，同时也可以促进胎儿脑部的发育。

 哼点小曲给胎宝宝听

此阶段的胎儿已开始有了听觉功能，这时的胎教音乐从内容上可以更丰富一些。通过音乐的欣赏，不仅陶冶了准妈妈的情操，调节了孕妈咪的情绪，同时对胎儿也产生潜移默化的影响。当准妈妈在做家务事时，可以哼唱几首儿歌或轻松欢快的曲子，让胎儿不断地听到母亲怡人的歌声。这样既可传递爱的信息，又有意识地播下艺术的种子。哼歌时，以小声说话的音量为标准，不能大声地高唱，以免影响子宫中的胎儿。歌曲可选择《妈妈的吻》、《早操歌》、《小宝宝快睡觉》等这类歌，唱这些歌曲时可边唱边加以描述，将自己对歌曲的理解描述给宝宝听。

♂♀ 温馨嘱咐

有条件可上孕妇学校

如果条件允许，准妈妈最好能找一家"孕妇学校"报名上课。孕妇在那里不仅仅学习孕产知识，还能学到更多可以实际练习的有益于孕期健康和分娩的知识，比如"孕妇操"和一些生产时的小窍门。最重要的是，准妈妈还可以学习到很多实用的胎教方法和技巧。

准爸爸助孕讲堂

美国的优生学家认为，胎儿最喜欢爸爸的声音、父亲的爱抚。因此，准爸爸不但要照顾好准妈妈，还要积极地参与胎教。

胎教是夫妻双方的事

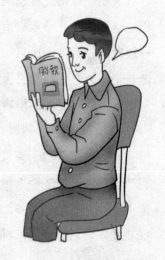

当妻子怀孕后，丈夫应积极参与胎教。准爸爸可隔着肚皮经常轻轻抚摸胎儿，胎儿对父亲手掌的移位动作能做出积极反应。而且男性特有的低沉、宽厚的声音更适合胎儿的听觉功能，所以胎宝宝会更喜欢父亲朗读的诗歌和故事，更喜欢父亲哼唱的歌曲。

准爸爸应抽时间多陪伴妻子，跟她一起对宝宝进行胎教，故事或小诗可以由准妈妈来收集，如果有可能最好由准爸爸来朗读。每晚临睡前，准爸爸可以跟胎宝宝聊一会儿天，主动亲近和抚摸宝宝，从胎教时就树立一个慈父的形象。

起个名字更方便

准爸爸在与宝宝对话之前，是不是要给可爱的小人先取个名字呢？为了更好地实施胎教，最好给宝宝取个乳名，如"乐乐"、"天天"等较为中性的，因为你还不知道它是男宝宝还是女宝宝。

常和胎宝宝对对话

准爸爸应坚持每天对子宫内的胎儿讲话，让胎儿熟悉父亲的声音，这种方法能够唤起胎儿最积极的反应，有益于胎儿出生后的智力及情绪稳定。特别是妻子不舒服的时候，常常使宝宝不舒服。在这时候，丈夫就可以把手放在妻子的腹部，说 "振作起来！"，"你坚强一些！"，等等。

第15周：在子宫里打嗝

从15周开始，小家伙已经开始不甘寂寞了，虽然此时他的运动还很微妙，但他的每一次动作，都能让准妈妈的幸福感油然而生。

妊娠进行时

进入本周后，胎儿的生长发育非常惊人，并开始有了轻微的活动。准妈妈的身体也发生了不小的变化，这些变化都在提醒着准妈妈：胎宝宝又长大了。

胎宝宝在成长

到怀孕第15周时，胎盘终于完全成形。胎盘保护着胎儿，并供给胎儿所需的营养和氧气。

如果这时照超声波，可以清楚地看到胎儿的各种活动：随着肌肉的发达，胎儿紧握着拳头，眼睛张开一条小缝，眉头紧皱，小脸蛋皱皱巴巴，偶尔还会吮吸大拇指。

这个时候，胎儿的皮肤薄而透明，血管清晰。整个皮肤被汗毛覆盖，并开始长出眉毛和头发，毛囊里产生的色素将决定胎儿头发的颜色。

准妈妈的变化

怀孕中期是准妈妈最为愉快的阶段，准妈妈感到精力充沛、充满活力，容易兴奋。在生理上的感觉有：精力旺盛，乳房膨胀，食欲增加，但由于消化系统功能减弱，容易发生消化不良及便秘。情绪上的感觉有：情绪波动有所减少，已经习惯怀孕的变化。

随着子宫的变大，支撑子宫的韧带增长，使准妈妈感到腹部和股沟疼痛。

虽然离分娩还有一些时日，但是准妈妈的乳房里已经形成了初乳。随着初乳的生成，乳头会分泌出灰白色的乳汁。

饮食红绿灯

这个时候，准妈妈不得不控制高脂肪高热量的食品，不能贪吃巧克力，同时还要多吃一些像小米这样营养价值高的食物。

加强体重管理

准妈妈如果在怀孕前就较为肥胖，或者怀孕期间体重突然增加，到孕中期就应开始进行积极的体重管理。大部分人在早孕反应刚刚消失以后，就依着自己的口味大快朵颐，并认为食欲的增加正是胎儿需要。如果毫不节制地暴饮暴食，体重就会直线上升。

这时准妈妈尤其需要避免高糖分、高热量和高脂肪的食品。另外，由于早孕反应而养成的吃夜宵的习惯也应该改正。因为睡前吃下的零食很容易在体内转化成脂肪而堆积起来。

吃巧克力适可而止

怀孕时准妈妈可以吃巧克力，但是不能吃过多巧克力。有研究表明，怀孕期间准妈妈食用巧克力对胎儿的行为会产生积极影响，在孩子出生6个月后，那些食用巧克力的母亲，她们的孩子会产生更多好的行为反应。但是准妈妈吃多了巧克力也会造成肚子疼，有可能导致流产，尤其是淡巧克力，它脂肪更多，而且含有较多的多元醇。

小米营养不小

小米又叫粟米，其营养价值高，特别是熬小米粥吃，很容易消化。中医认为，小米有滋养肾气、健脾胃、清虚热等医疗功效，是准妈妈很好的饮食。

小米是健脑食品。准妈妈在怀胎十个月中，经常吃些小米，对胎儿发育极为重要。《本草纲目》中说喝小米汤"可增强小肠功能，有养心安神之效"，适宜于失眠、体虚、低热的孕妇食用。煮小米粥，上面浮有一层小米油即米汤，营养特别丰富，素有"代参汤"之美称。

小米中赖氨酸含量较低，准妈妈若以小米为主食，要注意与动物性食品或豆类搭配食用，则营养成分更全面，对胎宝宝更有益。

养胎护胎方案

在孕中期，大部分的准妈妈还要工作，这就要对上下班的路途安全提高注意力，别忘了，你现在是"两个人"在路上。

快乐上班平安回家

上班的准妈妈如果一定要按时上班，最好比别人早一些出门，让自己从容一些，这样使你不至于急匆匆地跑上跑下赶公交车或地铁，还可以避开上班的高峰人群。同时，一定要注意选择那些不太拥挤的公交车，免得总是提心吊胆地护着肚子里的宝贝。

下班后，如果不方便提前一些时间离开单位，最好在办公室里逗留一会儿，避开那些急着归家而不管不顾的下班人群。有的准妈妈由于上班地点与家的距离不是很远，步行就可以到达工作地点，这个时候也需要多加小心和留意。

每日清晨上班步行，不但可以呼吸新鲜空气，而且通过步行产生适度疲劳有利于睡眠、调解情绪、消除烦躁及不安等，但是准妈妈注意不要走得太快、太急，避免身体受到大的震动。

骑自行车要小心

在孕中期，有些准妈妈认为现在安全了，所以选择骑自行车上下班，只要骑车时间不太长，还是比较安全的。但要注意以下几点：

◆不要骑带横梁的男式自行车，以免上下车不方便。

◆车座上套个厚实柔软的棉布座套，调整车座的倾斜度，让后边稍高一些。

◆骑车时活动不要剧烈，否则容易形成下腹腔充血，可导致早产、流产。

◆骑车时车筐和后车座携带的物品不要太沉。

◆不要上太陡的坡或是在颠簸不平的路上骑车，因为这样容易造成会阴部损伤。

◆在孕后期，一定不要骑车，以防羊水早破。

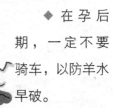

工作时要趋利避害

许多准妈妈由于各种各样的原因，在怀孕期还要上班工作，但是怀孕期间是身体上的一个特殊时期，因此要注意避开工作环境中的污染源。

电脑

电脑开启时，显示器散发的电磁辐射可能对细胞分裂有破坏作用，在孕早期还可能会损伤胚胎的微细结构。如果必须要用，请一定穿好防辐射服。

电话

电话是一种最容易在写字楼里传播疾病的办公用品，电话听筒上2/3的细菌可以传给下一个拿电话的人，所以最好拥有一部专用的电话机。

空调

空调使得室内空气流通不畅，负氧离子减少，要定时开窗通风，排放毒气。准妈妈尽量每隔一两个小时到室外呼吸几口新鲜空气。

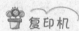 复印机

由于复印机的静电作用会使空气中产生臭氧，它使人头痛和晕眩，启动时，还会释放一些有毒的气体，有些过敏体质的人会因此发生咳嗽、哮喘。

轻松豁达少忧虑

妊娠期间，准妈妈容易心情烦躁，心理压力随之增加。其实，这时的准妈妈不要太过担心，应当保持豁达和轻松的心情。如果对此过分担忧，反倒会加重反应的症状。

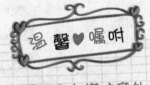

乘公交车谨防意外

乘坐公交车是最经济而且安全的选择，但乘车时间应该避开上下班乘车高峰，以免因为空气质量差而加重恶心的感觉，也防止拥挤给身体带来意外伤害。公交车后部比前部颠簸得厉害，所以应该选择前面的座位。

胎教补给站

这个时候，胎宝宝的听力已经有了很大的进步，准妈妈和准爸爸要多和胎宝宝对话，用微笑调适自己的情绪，同时还要培养广泛的兴趣爱好，这些都会让胎宝宝受益。

宝宝咱聊聊天吧

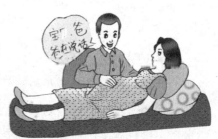

与胎宝宝对话一般从怀孕3~4个月时开始，每天定时进行对话，每次时间不宜过长，应在自然、和谐的气氛中进行。对话的内容不限，例如：早晨起床前轻抚腹部，说声："早上好，宝宝。"打开窗户告诉胎儿："哦，天气真好！"吃早餐时可以边咀嚼边说："妈妈吃的是鸡蛋，好香哦！"上班走在路上，可以把路上见到的景色讲解给胎儿听。晚上睡觉前，可以由父亲轻抚准妈妈的腹部对胎儿谈话，"哦，宝宝。爸爸来看你了，你的眼睛一定长得像妈妈，好漂亮啊……再见！"最好每次都以相同的词句开头和结尾。这样循环往复，不断强化，效果比较好。

笑语欢歌宝宝乐

微笑是开在嘴角的两朵花，我们都喜欢看见微笑的脸。腹中的胎儿虽然看不见母亲的表情，却能感受到母亲的喜怒哀乐。每天清晨，准妈妈可以对着镜子先给自己一个微笑，在一瞬间，一脸惺忪转为光华润泽，沉睡的细胞苏醒了，让人充满朝气与活力。良好的心态、融洽的感情，是幸福美满家庭的一个重要条件，也是达到优孕、优生的重要因素。一个充满欢声笑语的家庭必然是幸福的。

准妈妈是最好的老师

健康的生活本身就是最好的胎教。准妈妈这段时间由于早孕反应基本消失，身体变得更加轻松，正在慢慢恢复到孕前的正常状态，这时最好重新拾起平时的乐器演奏、绘画、书法、刺绣等各种兴趣爱好。孕期妈妈专注地听音乐，胎儿也会对音乐怀有特别的兴趣；妈妈认真读书，胎儿也会喜欢上书籍。

准爸爸助孕讲堂

在孕中期，由于准妈妈流产的危险已经小多了，所以可以适当进行性生活，但丈夫一定要注意安全和卫生，不要因为自己的一时冲动而给妻子和未来的宝宝造成伤害。

有节制地过性生活

怀孕中期胎盘已经形成，妊娠较稳定，准妈妈的早孕反应也过去了，心情开始变得舒畅，性器官分泌物也增多了，是性感高的时期，可以适当地过性生活。

但是丈夫需注意这个阶段的性生活要节制，如果性生活次数过多，用力比较大，压迫准妈妈腹部，胎膜就会早破，脐带就有可能从破口处脱落到阴道里甚至阴道外面。脐带是胎儿的生命线，这种状况势必影响胎儿的营养和氧气，甚至会造成死亡，或者引起流产。即使胎膜不破，没有发生流产，也可能使子宫腔感染。重症感染能使胎儿死亡，轻度感染也会使胎儿智力和发育受到影响。

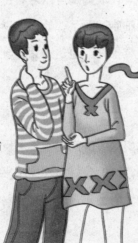

注意做爱姿势

怀孕之后，做任何事情都要小心为妙，鉴于此，很多夫妇停止同房。实际上，除去易流产的孕早期和易早产的孕后期，怀孕期间没有必要绝对避免同房。

一般来说，此时性生活的体位以正常位、交叉位和伸张位为佳，应该避免女性运动较多的女性上位。另外由于怀孕期间易受细菌感染，因此最好避免过于强烈的刺激，同房前后注意清洁身体。以下仅是建议的体位方式，并不适宜所有女性，请酌情参考。

◆交叉位。男性的身体稍微倾斜，这样插入不会太深，刺激也不会太强烈。

◆正常位。男性以双手和膝盖支撑身体，这样不会压迫女性的腹部，插入也不会过于深。

◆伸张位。男性女性都伸直身体结合。这样男性的身体运动不灵便，避免了强烈的刺激。虽然插入不深，但是性器官的刺激强烈，快感大。

第16周：胎动的惊喜

进入到第16周，有些准妈妈已经可以感受到第一次胎动了，不过这也因人而异，不必因为尚未察觉到胎动而担心。

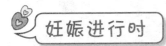

妊娠进行时

在这一周，胎宝宝不仅开始对光比较敏感，还出现了呼吸的征兆——打嗝。

胎宝宝在成长

现在胎宝宝整个身体几乎为三等份，头部大概有鸡蛋般大小；皮肤上开始长出皮下脂肪；身体的肌肉骨骼更加结实，汗毛覆盖着全身；神经细胞的数量也和成人相差无几，神经和细胞的连接几乎消失，条件反射也更加准确。

这个时候，胎宝宝开始对光很敏感，并且出现了呼吸的征兆——打嗝，只不过因为胎儿器官浸在液体里而不是在空气中，所以听不见打嗝的声音。

准妈妈的变化

这时准妈妈的肚子明显变大，不仅腹部，臀部和全身其他部位都会堆积脂肪，从此时开始孕妇要注意调节体重。

这个时候，比较敏感的准妈妈已经能感觉到胎动了。第一次胎动通常发生在怀孕第16～20周之间。不同的准妈妈感觉到胎动的具体时间不一样，胎儿的活动程度也不一样，所以不必因为尚未觉察到胎动而担心。第一次胎动非常轻，好像肚子里有某个东西紧缩了一下，初产的人也许还没意识到是胎动，就与其擦肩而过了。只有以前经历过生产或者敏感的人才能感觉到第一次胎动，才会产生自己真的在孕育一个小生命、马上就要做妈妈的真切感觉。

饮食红绿灯

进入孕中期后，准妈妈可能会出现一些诸如便秘、水肿等问题，这是孕期的正常现象，通过饮食可以缓解。

正确饮食治便秘

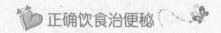

准妈妈由于胃酸减少、体力活动减少，加上胎宝宝挤压肠部，肠肌肉乏力，常出现肠胀气和便秘。孕中期，便秘的症状可能会加重。食疗方法：要注意调理好膳食，多吃些含粗纤维多的绿叶蔬菜和水果；多喝水，可在每天早晨空腹饮用一杯温开水。此外，熟透的香蕉、青苹果、黑芝麻和新鲜红枣等均有较强的刺激肠蠕动的作用，可早晚各吃一些。

别与痔疮打交道

有的准妈妈由于胎宝宝增大而压迫肠道，妨碍了直肠内血液的流通，使盆腔器官血液回流减少，直肠周围静脉曲张形成痔疮。准妈妈应慎防患上痔疮，平日要多喝水，多吃高纤维食物及常做体操，以避免便秘。食疗方法：将黑芝麻、杏仁、大米分别用清水浸泡半天，然后捞出杏仁，去皮，与黑芝麻、大米混合碾成糊状，放入烧开的清水中，熟后拌成糊状，加白糖溶化后食用。

吃掉孕期水肿

准妈妈发生孕期水肿，要多食用鸡胸肉、蛋、虾、番茄、柚子、草莓、葵花子、玉米、核桃、稻米、大豆、核桃仁等食物。注意不要吃难消化和易胀气的食物，如油炸食品、糯米糕、甘薯、洋葱、韭菜等，以免引起腹胀，使血液回流不畅，加重水肿。

平时准妈妈的饮食应以清淡为主，不要吃过咸和过甜的食物。过咸的食物容易使水钠滞留；过甜的食物容易积甘助湿，导致水肿加重。不必无盐饮食，但切不可过咸，避免食用腌肉、泡菜、腐乳、话梅等盐分含量高的食物。

养胎护胎方案

专家认为，只要在医生的指导下进行适当的锻炼，一般不会对腹中的胎宝宝造成不良影响。建议准妈妈参加中等强度的锻炼，以锻炼时心率不超过140次/分，一次连续锻炼时间不超过50分钟（30分钟有氧练习，10分钟力量练习，10分钟伸展练习）为宜。

床上操简便有效

在这里向准妈妈推荐一套简单的床上体操，它不需要花费很多时间，但可以达到锻炼四肢和腰部的目的。清晨和晚上都可以做。

◆ 自然地坐在床上，两腿前伸成V字形，双手放在膝盖上，上身右转。保持两腿伸直，脚趾向上，腰部要直，目视右脚，慢慢数至10。然后转至左边，同样数到10，再恢复原来的正面姿势。

◆ 仰卧床上，膝部放松，双足平放床面，两手放在身旁。将右膝抱起，使之向胸部靠拢，然后换左腿。

◆ 仰卧，双膝屈起，手臂放在身旁，肩不离床，双膝转向左侧，用左臀着床，头向右看，恢复原来姿势。然后转向右侧，以右臀着床，头向左看，动作可以反复做几次，可活动头部和腰部。

◆ 跪在床上，双手双膝平均承担体重。直背，头与脊柱成一直线，慢慢将右膝抬起靠近胸部，抬头，随后伸直右腿。然后换左腿做同一动作。

运动运动大便通

在妊娠期间，由于变大的子宫压迫肠部，会导致准妈妈便秘。现在介绍一种可活动腰部还刺激肠部、缓解便秘的运动，准妈妈可以试一试。

旋转骨盆

准妈妈两脚脚尖指向正面站立，两脚打开与肩同宽。伸直背肌，轻度弯曲膝盖，把手放在腰骨附近，让上半身保持稳定。然后开始活动骨盆，幅度以自己感觉舒适为佳。

扭转骨盆

准妈妈仰卧，立起双膝，双手放在头下，然后双膝并拢，边吐气边慢慢向一侧倾倒，完全倒下后吸气。接着重复上面的动作，以8次为基准，左右交替进行。

孕期保健院

为了避免产出畸形儿，准妈妈最好去医院做定期身体检查和畸形儿检查。如果发现了异常情况，要立刻接受更精确的检查。

不可延误产前诊断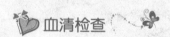

孕中期是准妈妈整个孕期相对安全的时期，同时也是胎儿先天性缺陷被及早诊断的时期。及时的产前诊断，可以在来得及的时候对患病胎儿或先天性畸形儿进行产前治疗或及时终止妊娠。尤其对下面这些准妈妈来说，此期间不可延误产前诊断：

35岁以上高龄准妈妈或配偶50岁以上者；

生育过先天畸形儿或遗传病儿者；

家庭中有隐性遗传病史者；

有习惯性流产、早产、胎死宫史者；

孕早期感染风疹或接触过致畸因素者。

血清检查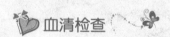

一般意义的畸形儿检查指的就是此项检查。血清检查通常在怀孕16～18周之间进行，如果在这项检查中发现异常，可以实施羊水检查等其他更加精确的检查。血清检查是采集准妈妈的血液，通过血液观察胎儿的甲胎蛋白值，以及人类绒毛膜促性腺激素和胎盘里雌激素的状况。从中得出的胎儿甲胎蛋白数值如果低于平均值，则胎儿可能患有唐氏综合征。相反，如果甲胎蛋白数值偏高，则有可能是无脑症、脊椎分裂症、脑脱出症等开放型神经管缺损。

检查甲胎蛋白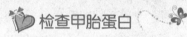

这是怀孕16～18周时实施的畸形儿检查。胎儿在母体内会产生胎儿蛋白，胎儿蛋白通过胎盘进入妈妈的血液。如果胎儿脊椎上有不正常的小孔或者子宫壁出现缺陷，甲胎蛋白就会泄露出来。因此，只要化验羊水，即可检查出胎儿是否畸形。

甲胎蛋白数值较高时，有可能是脊椎分裂和无脑症等缘故。相反，甲胎蛋白数值偏低也存在问题。当因染色体异常而患有唐氏综合征或爱德华综合征时，甲胎蛋白值会较低。当然，检查结果偏低并不能证明胎儿就一定是染色体异常，只能说明这种可能性要相对高一些。

羊水检查

这是怀孕15周～20周时实施的检查，诊断的准确率高。具体做法是，在超声波检查的过程中避开胎盘和胎儿，提取适量羊水，然后培养羊水的细胞，进行染色体分析。这项检查对于染色体异常的畸形胎儿，诊断率达到99%，可以诊断出唐氏综合征、爱德华综合征等染色体异常病症，可以诊断胎儿是否有脊椎分裂症、无脑症等神经管缺损，孕妇或胎儿的血型是否为RH型，胎儿的肺部能否承受早产等。羊水检查不但可以检查出一般疾病，还可以事先诊断出数百种遗传性疾病。在进行基本的血清检查后，如果担心胎儿会出现畸形，可以接受羊水检查。

素面检查显本色

准妈妈在准备接受身体检查时，身着舒适整洁的服装是最基本的要求。此外，为了便于医生确认准妈妈的健康状态，就不要化妆了，不要涂胭脂、眼影、口红、指甲油，因为孕妇的脸色与指甲的颜色往往是医生判断孕妇身体情况的指标。如果它们被化妆和华丽的装饰品掩盖住，就很难做出正确的诊断了。

保持口腔清洁

妊娠期间由于激素的分泌和血压的升高，准妈妈的牙龈变得脆弱，经常出血，而且容易受细菌感染。不过妊娠期间牙龈的弱化大多是由于日常生活中疏于清洁所致。

有的准妈妈由于之前的早孕反应而厌恶牙膏的气味，有的准妈妈由于身体笨拙或者不断吃零食而懒怠进行口腔清洁。

准妈妈要养成用餐后立即漱口或刷牙清洁口腔的习惯。维生素C和维生素D能坚固牙齿和牙床，应该多吃维生素C和维生素D含量丰富的食物。

当牙齿出现问题时，准妈妈应到牙科医院接受治疗。接受治疗之前，必须向医生说明自己已有身孕。避免拍摄X光片和服用抗生素类药物。

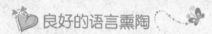

这个时期，虽然胎儿身体还很小，但胎儿的听力已经很发达，可以听到妈妈听力范围内的所有声音，正是进行语言胎教的好时机。

良好的语言熏陶

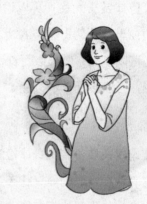

常言道"言为心声"，准爸爸和准妈妈在生活中应避免讲脏话、粗话和吵架，而增加语言、文学的修养，以优美的语言充实、丰富、美化自己的生活，这样可以使胎儿受到良好的语言胎教。

准妈妈用优美的语言和胎儿对话，反复进行，可以促进胎儿大脑的发育。给腹中的宝宝进行语言胎教，就是要使胎儿不断接受语言波的信息，训练胎儿在空白的大脑上增加语言的"音符"。在爸爸妈妈和胎儿的对话中，要充分体现关心和爱抚。告诉胎儿大自然的风景变化和眼前的美好景观以及父母对未来生活的憧憬，讲愉快优美的童话故事。这时候，胎儿会静静地聆听，感到安全、舒适。准妈妈也可以适当地阅读文学作品，清心养性。

来点"I love you…"

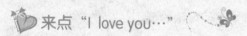

教育学家指出："只需一个袖珍录音机、一盘磁带和英文唱的摇篮曲，就可以使胎儿将来成为精通两种语言的人才。"英语胎教的意义在于通过语言向孩子传递自己的爱和真心。如果一开始不熟练或羞于用英语表达自己的感情，不妨先用："I love you…"之类表达爱意的话作为开端。罗列出脑海中浮现的单词也有助于英语胎教的顺利进行。逐一地想出并说出自己掌握的单词，渐渐地就能串成句子，讲给孩子听。

准爸爸助孕讲堂

准爸爸要做准妈妈最好的按摩师，用充满爱意的手为妻子按走孕期的不适与疲惫。

学习腰部按摩法

由于孕妇肚子变大的关系，相信怀孕后很多夫妻不能够面对面拥抱了，下面介绍的这个按摩腰部的动作，正好可以让你们再享受一下拥抱的温馨感觉。这种腰部按摩的方法，主要作用是为了缓解孕妇的腰肌因劳损而引起的不适。

具体按摩方法是：丈夫与妻子相对而坐，互相拥抱，然后丈夫从妻子盆骨以下5寸的位置开始，用双掌沿着脊椎两旁的肌肉往上慢慢按摩，直至肩胛骨的位置，然后再重复做10~20次。

腹部按摩要轻柔

丈夫为准妈妈按摩腹部，除了可以与胎儿沟通外，也可令胎儿不会只侧向一边，以减少准妈妈的不适。

具体按摩方式：丈夫坐在妻子后面，双手掌轻轻抚摸着腹部的上端，然后慢慢向左右两边画出一个心形，再从中间向上画回原位，动作要轻柔。

预防小腿抽筋

丈夫平时多给妻子做小腿按摩，有助于预防小腿抽筋。

具体方法：妻子保持躺下姿势，屈曲下肢；丈夫一手按稳脚掌，另一手紧贴小腿近脚跟位置，稍用力向上推扫至小腿尽头位置，或把小腿肌肉轻轻提拿而上。此按摩法也可在小腿抽筋时使用，不过力度需要轻一点儿。

第17周：胎宝宝常伴脐带舞

现在，胎宝宝的循环系统已完全进入了正常的工作状态。准妈妈的体重比怀孕之前增加了很多，全身各处开始大量堆积脂肪。体重增加过多对准妈妈和胎宝宝来说都不是一件好事，准妈妈应在保证自己和胎宝宝所需的各种营养的基础上，严格控制体重。

妊娠进行时

这一周，胎宝宝的循环系统、泌尿系统已经开始工作。准妈妈则由于子宫的压迫，呼吸开始变得困难。

胎宝宝在成长

胎儿在这一周肌体器官发育更完善。他能不断地吸入和呼出羊水了，他自己会在妈妈的子宫中玩耍了。胎儿在子宫中最好的玩具就是脐带了，他有时会拉它、抓它，有时甚至拉紧到只能有少量氧气进入。可是，这对他并无大碍，要知道，胎儿自己会有分寸的，他才不会让自己一点儿氧气和养分都没有呢。

怀孕17～20周时，胎儿的听觉器官得到更好的发育。耳朵里面的小骨架更加结实，开始能听见声音。除了妈妈的声音、心脏跳动的声音和消化器官发出的声音，胎儿对妈妈肚子外面的声音也在一定程度上有所感知。

准妈妈的变化

准妈妈由于子宫增大，将胃和肠管推挤上升，这样进食之后容易引起胃胀滞食、胸口发闷，有时连呼吸也变得困难。子宫和其他器官的血液需求量是先前的两倍以上，因此准妈妈心脏的负担较之前更重。

现在，准妈妈心脏的供血量比怀孕前增加40%以上，这些增加的血液会加大毛细血管内部的压力，从而导致鼻子或者牙龈出血。

饮食红绿灯

这个阶段准妈妈的食欲很旺盛，以下介绍一些能量型食品，可让馋嘴的准妈妈既能一饱口福，又不至于增重过多。

早餐喝碗麦片粥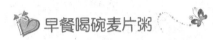

为了让自己有一个充满活力的早晨，准妈妈赶快把早餐的烧饼、油条换成麦片粥吧！

为什么？因为麦片不仅可以让你保持一上午都精力充沛，而且还能降低体内胆固醇的水平。不要选择那些口味香甜、精加工过的麦片，最好是天然的，没有任何糖类或其他添加成分在里面。可以按照自己的口味和喜好在煮好的麦片粥里加一些果仁、葡萄干或蜂蜜。

常备点全麦饼干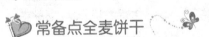

对于准妈妈来说，这种小零食有很多用途：早上可以在床上细细地咀嚼它；上班的路上，在车里吃几块，可以帮助打发无聊的时间；办公室里，当突然有了想吃东西的欲望时，它就在你身边，方便而且不会引人注意。它是一种货真价实的迷你食品，并且会忠实地保证你一天的血糖平稳、精力充沛。

脱脂牛奶更补钙

怀孕的时候，你需要从食物中吸取的钙大约比平时多1倍。多数食物的含钙量都很有限，因此孕期喝更多的脱脂牛奶就成了你聪明的选择。准妈妈每天应该摄取大约1000毫克的钙，只要3杯脱脂牛奶就可以满足这种需求。

每天吃50克坚果

虽然高热量高脂肪是坚果的特性，但是坚果含有的油脂，却多以不饱和脂肪酸为主。对于胎儿来讲，身体发育首先需要的营养成分当然是蛋白质。但是对于大脑的发育来说，需要的第一营养成分却是脂类（不饱和脂肪酸）。另外，坚果类食物中还含有15%～20%的优质蛋白质和十几种重要的氨基酸，这些氨基酸都是构成脑神经细胞的主要成分，同时还含有对大脑神经细胞有益的维生素B$_1$、维生素B$_2$、维生素B$_5$、维生素E及钙、磷、铁、锌等。因此无论是对准妈妈，还是对胎儿，坚果都是补脑、益智的佳品。不过，坚果的热量和脂肪含量比较高，因此每天应将摄入量控制在50克左右。

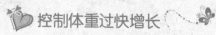

养胎护胎方案

从这一周开始，准妈妈就有了一项重要的任务，那就是控制体重，适量运动是一个不错的方式，不过要注意安全，不要让胎宝宝受到伤害。

控制体重过快增长

怀孕之后体重增加属于自然现象，但如果增重速度突然加快，增加量远远高于标准增加量，那就应该引起注意。一般说来，一个月之内体重增长2千克以上就应视作不正常。现实生活中，甚至还有一个月之内体重增加3千克以上的准妈妈。超常的体重增加会导致难产、胎儿发育停止，还会引发糖尿病和妊娠高血压疾病，因此要多注意控制体重。

由于怀孕4~6个月时就进入了稳定期，食欲开始旺盛起来。从这时一直到分娩，准妈妈应该给自己定下一个目标体重，每天量体重并记录在纸上。如果一个星期体重增加0.5千克以上，应该在均匀摄取必需营养的同时，减少糖类的摄取量，以此适当减轻体重。

孕期的"体重控制目标"

准妈妈在怀孕期间要了解体重增加的"目标"控制范围：

◆ 女性一旦怀孕，如其体重超过标准体重20%，则怀孕期间体重增加目标为7~8千克。在孕中期、孕后期每周体重增加不超过300克。

◆ 怀孕前体重正常的妇女，而且不准备产后哺乳，则增加体重的目标为10千克，孕中、后期每周增加体重350克。

◆ 怀孕前体重为标准体重的90%者，且准备产后哺乳，增加体重的目标为12千克，每周增加体重400克左右。

◆ 怀孕前体重在标准体重的90%以下者，怀孕期体重增加目标为14~15千克，每周增加体重500克。

◆ 如果为双胎，则体重增加目标为18千克，怀孕最后20周，每周体重增加650克。

胎教补给站

我们生活的这个世界里到处充满了各种各样的美，人们通过看、听、体会，享受着美的一切。对胎宝宝进行美学的培养，需要通过准妈妈将感受到的美通过神经传导给胎宝宝，主要包括音乐美学、形体美学和大自然美学。因此，听音乐、适当锻炼以及用心感受大自然，从而获得心灵上的美感，相应信息可以神奇地传达给胎宝宝，使胎宝宝受到美的陶冶。

孕期美丽也育人

形体美主要指孕妇本人的气质，首先孕妇要有良好的道德修养和高雅的情趣，学识广博，举止文雅，具有内在的美。其次是颜色明快、合适得体的孕妇装束，一头干净、利索的短发，再加上面部恰到好处的淡妆，更显得人精神焕发。研究结果表明，孕妇打扮也是胎教的一种，使胎儿在母体内受到美的感染。

选唱美妙音乐

胎教一词已成为时下时髦用语之一，在促进优生方面确有独到功效。其中，音乐对胎儿具有特殊的营养作用，故音乐胎教最为流行。但是，科学家发现，再好的音乐也比不上出自于孕妇口中的歌声。这是因为孕妇的歌声能使胎儿获得感觉与感情的双重满足，而来自录音机或是电唱机的歌声，既没有母亲唱歌给胎儿机体带来的物理振动，更缺乏饱含母爱的亲情对胎儿感情的激发。正如美国产前心理学会主席卡来特教授所说："孕期母亲经常唱歌，对胎儿相当一种'产前免疫'，可为其提供重要的记忆印象，不仅有助于胎儿体格生长，也有益于智力发育。"

准妈妈哼唱哪些歌曲为好呢？科学家已经发现，胎儿所"喜闻乐见"的歌曲旋律具有舒缓、优美的特点，而那些激烈悲壮的乐曲或者噪声则使胎儿烦躁甚至乱动。因此，宜多哼唱舒缓、明快、类似于胎儿心音节奏的歌曲，如《在希望的田野上》、《草原之夜》、《在那桃花盛开的地方》、《青年友谊圆舞曲》、《祖国颂》、《二月里来》、《红梅花开》、《莫斯科郊外的晚上》等。

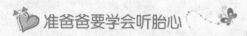

准爸爸助孕讲堂

现在，丈夫可以说是最忙的时候，不仅要保护好准妈妈，同时还要学会听胎心，以便及时发现异常情况。

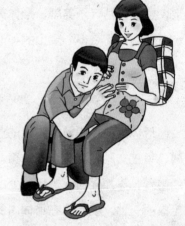

准爸爸要学会听胎心

到了孕中期，丈夫应学会听胎心，用胎心仪是最简单有效并且最准确的方法。在怀孕24周之前，胎心音多在脐与耻骨联合之间。24周之后，胎心随胎位而不同，可在准妈妈脐的左下或右下方。听胎心不是一下就能掌握的，要学会分辨胎心音与肠鸣音、母体主动脉音和母体心音。胎心音是规律的，肠鸣音不规律；胎心跳动快，母体的心率慢。

每次听胎心至少1分钟，正常胎心率为120～160次/分。在某些情况下，如准妈妈情绪激动、大运动过后、饥饿导致血糖低时，胎动过后，胎心率可大于160次/分。安静的情况下，如果10分钟内发现胎心率总是低于120次/分或高于160次/分，应及时去医院就诊。

关注妻子途中安全

准爸爸每天上班前都要提醒准妈妈为赶往车站留出足够的时间。因为如果时间不充足，孕妇也会像其他上班族那样一溜儿小跑地奔向车站，甚至不顾一切地登上即将发动的汽车，这都会造成危险。此时，真应"宁停三分，不抢一秒"了。

另外，准爸爸最好能陪伴准妈妈乘坐公交车，以便在拥挤的公交车上保护好妻子。这个时候，孕妇的体形变化不明显，同行的乘客们可能无法察觉，而准妈妈也不可能大声疾呼："我怀孕啦，别挤啦。"乘坐公交车时如果不是特别着急赶时间，要让准妈妈避开高峰期。

第18周：忙着伸胳膊蹬腿

进入孕18周了，现在的胎宝宝开始频繁地活动，原来偏向两侧的眼睛开始向前集中。胎宝宝的骨骼差不多已经成为类似橡胶的软骨，并开始逐步硬化。

妊娠进行时

胎宝宝现在的精神头很足，开始在准妈妈的子宫里面频繁地变换着各种姿势，有时还会以拳打脚踢的方式告诉妈妈自己的存在。

胎宝宝在成长

18周的胎儿身长大约有14厘米，体重约200克，胎儿此时小胸脯一鼓一鼓的，这是他在呼吸，但这时的胎儿吸入呼出的是羊水。

他已经能够很协调地操纵双手，甚至把手放入口中。现在宝宝非常活跃，经常戳、踢、扭动和翻转。

胎儿的眼睛移到了正常的位置。胎儿18周的时候，如果是女孩，她的阴道、子宫、输卵管都已经各就各位；如果是男孩，宝宝的生殖器已经清晰可见，当然有时因宝宝的位置不同，小小的生殖器也会被遮住看不见。

准妈妈的变化

到了这周，准妈妈的外形体征更为明显，腹部隆起，子宫继续增大，子宫底在肚脐下面两横指的位置上。由于体形的变化及身体负荷的增加，准妈妈变得容易疲倦，偶然还会出现身体失去平衡的情况。准妈妈的体温一般高于正常人，人的正常腋下体温是36.5℃左右，而此周，准妈妈腋下温度可能达到36.8℃，比孕前略高，这主要与孕期的孕激素高有关。同时，大部分准妈妈还会受到痔疮的困扰。

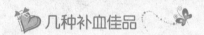

饮食红绿灯

这周，准妈妈除了在饮食上注意既要营养又要控制体重之外，还要考虑补铁的问题，以免出现贫血的现象。

几种补血佳品

贫血不是很严重的准妈妈最好食补，生活中有许多随手可得的补血食物。以下介绍几种常见补血食物。

◆金针菜：金针菜含铁量最大，比大家熟悉的菠菜高了20倍，还含有维生素、蛋白质等营养素，并有利尿健胃的作用。

◆黑豆：我国向来认为吃豆有益，尤其是黑豆可以生血、乌发。黑豆的吃法随各人之便，孕妇可用黑豆煮乌鸡。

◆胡萝卜：胡萝卜富含维生素，且含有一种特别的营养素——胡萝卜素。胡萝卜素对补血极有益，所以用胡萝卜煮的汤，是很好的补血汤饮。

补铁口服液各有秋千

这个时期，准妈妈的血液量快速增加，达到最高点，因此要特别注意增加铁的摄取量。通过正常进餐摄取铁成分非常重要，但如果准妈妈有贫血现象，最好服用补铁口服液。服用补铁口服液时饮用适量橙汁会提高铁的吸收率。但牛奶、咖啡、红茶等会妨碍铁的吸收，要避免同时饮用。下面介绍一些不同的补铁口服液：

◆三价补铁口服液：一般的三价铁，胃不能吸收，但是用聚麦芽糖复盐包裹的制剂具有独特的作用（细胞吸收作用），可以被胃部吸收，而且吸收率很高。这种补铁口服液不会与食物或者其他药物发生反应，随时可以服用。

◆二价补铁口服液：二价补铁口服液用黄酸盐、葡萄糖酸盐和富马酸盐配制而成，进入胃和十二指肠后刺激胃黏膜，导致肠胃疾病，吸收率较低。

◆铁粉口服液：铁粉口服液是用牛奶配制的制剂。通过饮用的方式摄取，吸收率高，肠胃障碍较小，但味道较差，会产生恶心等副作用，而且还会与其他药剂发生反应，应该空腹服用。

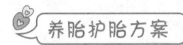

养胎护胎方案

能够感觉到胎动，对准妈妈来说是一件非常奇妙的事情。不过，当胎宝宝出现胎动异常的时候，准妈妈不要惊慌，应认真查找发生异常的原因，并尽快找医生进行检查。

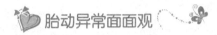

胎动异常面面观

胎动指的是胎宝宝的主动性运动，如呼吸、张嘴运动、翻滚运动等，如果是被动性的运动，像受到准妈妈咳嗽、呼吸等动作影响所产生的，就不算是胎动。

胎动异常是指胎动明显减缓、减少，甚至突然停止。产生胎动异常的原因有：

◆胎盘功能不佳：造成胎盘供给胎宝宝的氧气不足，胎动会减缓。

◆脐带绕颈：由于胎宝宝可以在羊水内自由地活动，可能会发生脐带缠绕住颈部的情况。虽然脐带绕颈很常见，但如果缠绕得太紧就会造成宝宝缺氧，胎动减少，甚至死亡。

◆胎盘剥离：通常会造成准妈妈剧烈的腹痛、大量阴道出血和宝宝心跳减速，较易发生在有高血压病史，或腹部遭外力撞击的准妈妈，这会使得胎动突然停止。

◆准妈妈发烧：轻微的发烧，胎宝宝并不会受到太大的影响；如果准妈妈的体温持续超过38℃以上，准妈妈身体周边血流量增加，而子宫和胎盘的血流量减少，宝宝也会变得少动。

胎动减缓先别慌

准妈妈有个体差异，每一胎的情况也不一样。有的胎宝宝活动力增强，胎动多，有的胎宝宝则很安静，偶尔才踢一下。虽然胎动是反映胎宝宝活力的讯号，但也不要太紧张。当准妈妈感觉到胎动减少时，应该安静下来，不要慌张，先停止正在走动或忙碌的状态，休息一下后，再观察胎宝宝的活动。

如果发现胎动真的减少，甚至是停止了，就应该尽快地找医生做进一步检查。

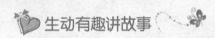

胎教补给站

现在，胎宝宝的听力已经形成，准妈妈可以用轻柔的语调来给宝宝讲故事，这是一种很方便也很有效的胎教。

生动有趣讲故事

准妈妈定时念故事给腹中的胎宝宝听，可以让胎宝宝有一种安全与温暖的感觉，如果一直反复念同一则故事给胎宝宝听，会令其神经系统变得对语言更加敏锐。另外，科学研究认为，准妈妈是否有求知的欲望，会直接影响胎宝宝。因此，准妈妈最好每天多读一些书，并把书上的事情讲给胎宝宝听。

注意宝宝的反应

在给胎宝宝讲故事持续了一个月之后，准妈妈不妨注意一下：是否有些特别的字或句子可以引起胎宝宝的特定反应?胎宝宝听到某一特定的字或句子时是否会踢脚?胎宝宝是否对不同的故事做出不同的反应?对准妈妈或准爸爸的声音是否也有不同反应?借着胎宝宝的不同反应，可以和他形成良好的互动、沟通。

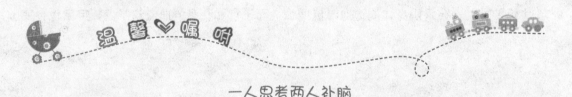

温馨嘱咐

一人思考两人补脑

怀孕后，许多准妈妈往往容易变得懒散，什么也不想干，什么也不愿想。于是有人认为，这是孕妇的特性，随她去好了。殊不知这是非常不利于胎教的。孕妇与胎儿之间有信息传递，胎儿能够感知母亲的思想。如果怀孕的母亲既不思考也不学习，胎儿也会深受感染，变得懒惰起来。显然，这对于胎儿的大脑发育极为不利。如果孕妇始终保持着旺盛的求知欲，则可使胎儿不断接受刺激，促进大脑神经和细胞的发育。

准爸爸助孕讲堂

为让胎儿感受父母的一片爱心，就要为妊娠期的母亲创设一个和睦、安宁的环境，使其处在平和、愉悦的氛围中。丈夫要给妻子更多的关怀、体贴和温柔，使其尽可能心情舒畅、情绪稳定，再加上生活有规律、营养充足、劳逸适度，就能确保母亲良好的生理和心理状态，这也是父母给胎儿最深厚的爱。

当好后勤部长

孕妇一个人要负担两个人的营养及生活。如果营养不足或食欲不佳，不仅使孕妇体力不支，而且会严重地影响胎儿的发育。宝宝智力形成的物质基础，有2/3是在胚胎期形成的，所以丈夫要关心妻子孕期的营养问题，尽心尽力当好妻子和胎儿的"后勤部长"。

做个开心丈夫

妻子由于妊娠后体内激素分泌变化大，产生种种令人不适的妊娠反应，因而情绪不太稳定，因此，特别需要向丈夫倾诉。这时，丈夫唯有用风趣的语言及幽默的笑话宽慰开导妻子，才是稳定妻子情绪的良方。

帮妻子调节心情

在怀孕时期，准妈妈对很小的事情也会很敏感，心情易变得焦躁、忧郁，因而不能在感情方面受到刺激。怀孕期间夫妻间要多交换双方的感觉，多聊自己的想法。 同时为了避免产生怀孕忧郁症，丈夫要多帮妻子调节心情。陪准妈妈听音乐，散步，逛商店，外出就餐，去博览会、音乐会都很好。定期检查时与妻子一起去医院。通过超声波检查,与妻子一起观察胎动，倾听心脏的搏动声，并且与妻子一起共同分享怀孕的喜悦,从心底里感受即将出生的婴儿。

第19周：感觉器官迅速发育

进入孕19周了，胎宝宝的感觉器官开始迅速发育，而准妈妈也感觉没那么紧张了。但在喜悦之中，准妈妈也不要放松警惕，仍要小心呵护你的胎宝宝。

妊娠进行时

现在胎宝宝的身体长度为12~15厘米，体重也增长到了200克左右，而准妈妈自然是感觉腹部一天天在变大。

胎宝宝在成长

到了怀孕第19周，胎儿的表情也变得极为丰富：皱皱眉头，转动眼球，或者面露哭相。头发变得粗硬，数量也倍增。虽然眼睑还覆盖在眼球上，但是视网膜已能感觉到光线的存在，受到妈妈肚子外面的光线照射时会感到刺眼而皱起眉头。眉毛和睫毛也开始生长。

19周的时候，胎儿最大的变化就是感觉器官开始按区域迅速地发展。味觉、嗅觉、触觉、视觉、听觉从现在开始在大脑中专门的区域里发育，此时神经元的数量减少，神经元之间的连通开始增加。大脑和脊椎在这一时期也得到了最大限度的发育。

准妈妈的变化

现在，准妈妈的体形开始变得有点儿笨重，子宫已经达至肚脐下一横指的位置，皮下脂肪增厚，腹部突出更明显。

随着乳腺的发达，准妈妈的乳房开始增大。乳头会分泌出乳汁，乳头颜色变深并伴有刺痛感。皮肤的色素增加，皮肤表面的静脉非常明显。

此外，准妈妈这周还会出现阴道里流出白色或浅黄色的分泌物。

这段时期准妈妈通常会感到腹部、臀部两侧或一侧有比较明显的疼痛感。有些疼痛会延伸到腹股沟区，这些疼痛现象表明此时孕妇的身体有了比较明显的变化。

饮食红绿灯

在这个时期，胎儿的大脑得到了最大限度的发育，准妈妈要在这阶段多吃些健脑食品，以利胎儿脑组织发育。然而，在健脑的同时，营养学家们特别指出，准妈妈还应注意有些食品避免摄入过多，否则会对大脑有损。

有点伤脑筋的食物

过量的肉类：人体呈微碱性状态是最适宜的，准妈妈如果偏食肉类，就会使体内趋向酸性，致使大脑迟钝、不灵活。

精绵白糖和精白砂糖：精白砂糖等可以直接进入血液中，使血液不能畅通。准妈妈过多吃精绵砂糖及糖渍的食物，也会产生这种不良后果。精白砂糖进入脑细胞，可带进水分，使脑细胞呈"泥泞"状态，这不仅有损大脑，而且还导致脑溢血、脑血栓。所以，长期大量食用精白砂糖，对大脑细胞的发育是很不利的。

精白米和精白面：在米和面精制过程中，使有益于大脑的成分丧失了很多，剩下的基本上就是碳水化合物了。碳水化合物在体内只能起到"燃料"作用，而大脑需要的是多种营养素。因此准妈妈久吃精白米和精白面不利于宝宝的大脑发育。

味精：味精的主要成分为谷氨酸钠，可与血液中的锌结合从尿液排出，因此吃入过多味精可消耗掉大量锌元素，导致胎儿缺锌，进而对其发育产生消极影响。准妈妈的日常饮食中应少放味精，或用鸡精代替味精。

"骨感妈妈"做不得

有些准妈妈为了控制体重而长期素食，所生的婴儿由于缺乏维生素B_{12}往往会患不可逆的脑损害症。这种损害表现在婴儿出生3个月后，会变得感情淡漠，头颈柔软不稳定，并出现舌和腕等的不自主运动，严重者可以发生巨幼细胞性贫血和显著的神经损害。不仅严重影响婴儿身体的正常生长发育，还会影响孩子的智力发育。

如果准妈妈长期素食，只食蔬菜、腌菜等，满足不了胎儿脑细胞生长繁殖的需要，会损害脑发育，使生下的婴儿智能发育不全。

养胎护胎方案

现在，准妈妈的身材越来越明显，以前的衣服已经渐渐不能穿了，需要挑选一些适合自己的孕妇装。准妈妈选择服装的首要原则当然是安全，但是爱美之心，人皆有之，准妈妈也不例外。其实，将简单的孕妇装巧妙搭配一下，也可以穿出别样的韵味。

 穿着注意宽松方便

准妈妈在选择孕妇服时，最优先考虑的方面是舒适和便于活动。衣服应避免套头样式，而应当选择披肩和开襟上衣，这样可以方便孕妇自己穿和脱。

怀孕以后由于激素的变化，汗水骤然变多。因此，孕妇服最好选择吸汗性强且能够水洗的棉质材料。同时，由于职业女性穿褶皱的衣服不太方便，可以选择棉和人造纤维混合的制品或者聚酯、氨纶制品。

怀孕以后，随着身体渐渐发胖，服装必须选择较为宽松的尺码。衣服与身体贴得过紧，会导致身体紧张和胸口发闷。应当选择胸、肩和袖子部位宽大的上衣。至于裤子，应当选择弹性大的孕妇专用裤子，或者可以任意调节裤腰尺寸的裤子。

 巧妙搭配"孕"味足

生活中人们的视线不可避免地都会集中在准妈妈的腹部。穿外出服装时，可以在胸部佩戴胸花或者胸针之类别致的饰物，这样可以将人们的视线吸引到腹部上方。使用围巾搭配也能使孕妇显得体态优雅。

在平时穿过的连衣裙中，只要不是过短或太紧的，在孕期照样也能穿。特别是A型连衣裙和高腰型女服系列（在胸线下面做出褶裥处理），由于腹部非常宽松，因此可以一直穿到妊娠末期。连衣裙的下面穿上裤子，给人的感觉既可爱又时尚。

随着腹部渐渐隆起，上衣可以穿宽松的衬衫、T恤衫或丈夫的衬衫。以前的裤子现在基本不能穿，可以试着穿灯笼裤。到了后期，可以去掉裤腰上的松紧带，这会使活动方便、穿着舒适。在腹部隆起比较明显的时候，如果希望自己保持端庄，那么穿无袖连衣裙是最佳选择。在平时穿过的无袖连衣裙上面再加穿套衫或开襟毛衣，这样既舒适又保暖。

胎教补给站

子宫内似暗箱，胎宝宝不能视物，但当准妈妈腹部在日光照射下，胎宝宝便能感觉到光线强弱的变化。因此可以在胎宝宝觉醒时，进行视觉功能的训练。

训练胎儿的视觉

光照胎教法是指通过光源对胎儿,进行刺激以训练胎儿视觉功能的胎教法。胎儿的视觉在怀孕第13周就已经形成了。虽然胎儿不愿去看东西，但对光却很敏感。用胎儿镜观察可发现，怀孕4个月时胎儿对光就有反应。当胎儿入睡或有体位改变时，胎儿的眼睛也在活动。怀孕后期，如果将光射进子宫内或用强光多次在母亲腹部照射，可发现胎儿眼球活动次数增加，胎儿会安静下来。用B超检查仪观察还可发现，用手电筒一闪一灭地照射准妈妈的腹部，胎儿的心率就会出现剧烈变化。因此，光照胎教法正是基于胎儿具有视觉而实施的。

太亮了宝宝不喜欢

胎儿可以从视觉上感知外部的光亮。准妈妈腹中是一个黑暗幽静的卧室氛围。因为强光会给胎儿带来压力，所以妊娠过程中要避开照明强而炫目的地方。

用光照训练昼夜节律

当胎宝宝醒着的时候，准妈妈用手电筒的微光，一闪一灭的照射准妈妈的腹部，以训练胎宝宝昼夜节律，即夜间睡眠，白天觉醒，从而促进胎儿视觉功能的健康发育。实验证明，光照胎教不仅可以促进胎儿对光线的灵敏反应及视觉功能的健康发育，还有益于孩子出生后动作行为的发育成长。你可于每日定时用手电筒的微光一灭一闪地照射准妈妈腹部3次，同时告诉宝宝，现在是早晨或者是中午了。

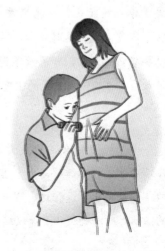

准爸爸助孕讲堂

饮食问题、健康问题、安全问题……在整个怀孕期间，丈夫可能认为把前面这些问题解决好就行了，其实还有很多意想不到的问题需要你来处理。

 细微之处见精神

 准妈妈皮肤变黑

大多数准妈妈在怀孕后皮肤色素加深，乳晕、外阴、大腿内侧都会变黑。有的孕妇面部产生蝴蝶斑。这是由于雌激素和孕激素刺激了垂体促黑素的分泌。这时爱美的准妈妈可能会产生不好的情绪，这个时候，丈夫应该学会赞美妻子，长了蝴蝶斑的妻子有一种欧美风情，告诉她你非常喜欢她现在的样子。

准妈妈体毛变重

人们一般不议论体毛，所以丈夫常常惊诧于妻子体毛的变化。注意不要对此流露出不满情绪。许多女性在这时非常敏感。丈夫应该尽可能地喜欢这种变化，如果做不到的话，就要记住它只是暂时性的，是亲爱的宝宝带来的。

准妈妈的近视

由于怀孕后女性的激素水平发生较大的变化，会导致视力障碍，生产后激素水平下降，视力就会恢复正常。但这也可能是糖尿病和高血压的症状，所以丈夫不要掉以轻心。

 做妻子坚实的依靠

当准妈妈感到身体慵懒时，倚靠在丈夫身上，这样不仅很舒服，心理上也会得到安慰。丈夫也应该主动轻抚妻子的背部，给妻子以更多的关怀。

除了身体上的依靠，丈夫还要做妻子感情上的依靠。怀孕后，妻子希望丈夫能时时在自己的身边，和自己一起分享快乐、分担忧愁。丈夫在身边，有一种稳定作用，丈夫的爱是妻子精神上的镇静剂。丈夫理解了这些，就会做得更好。

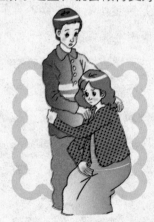

第20周：像鱼儿一样在子宫里游动

在20周的时候，胎宝宝已经具备了全部神经细胞，准妈妈则应当开始建立教育计划了。多浏览些育儿的书籍，参考他人育儿的经验，针对自己的情况来制订计划。多和宝宝交流，在闲暇时和宝宝说话。记住，宝宝是最喜欢听到妈妈的声音的，多和宝宝讲话吧！

妊娠进行时

孕20周到来了，胎宝宝越发忍耐不了寂寞，经常在妈妈的肚子里动来动去，这是对自由的向往，想早点来到这个世界上。

胎宝宝在成长

在本周，胎儿大约有16厘米长，重量达到了280克。在这周，宝宝长出细细的胎发，肾脏已能够制造尿液，一种深绿或黑色的黏物质组成了宝宝的第一块 "脏尿布"。

这个时期是胎儿感觉器官发育的顶峰时期，视觉、听觉、味觉、嗅觉等各类感觉器官的神经细胞得到全面发展。经过这个时期，胎儿将会具备人体应有的全部神经细胞，之后神经会变大，结构也更为复杂。连接各个神经的肌肉也得到发展，这时胎儿可以按照自己的意愿自由活动。胎儿会在羊水里任意伸展身体，用手抓东西，并且可以转动身体。

准妈妈的变化

将宝宝 "随身携带" 的日子已经过去了整整一半，准妈妈的腹部已经慢慢适应了不断增大的子宫。这时不只是胸部在膨胀，准妈妈的腰部和腹部也开始膨胀了，膨大的腹部破坏了整体的平衡，使人易感疲劳，同时偶尔还会感觉腹部疼痛。

随着子宫的日渐变大，对肺、胃、肾脏的压迫也逐渐增强，导致呼吸急促、消化不良和小便频繁，甚至可能在无意识的情况下小便。

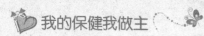

饮食红绿灯

很多准妈妈在怀孕后，由于害怕自己营养不足而对胎宝宝造成影响，就大量购买保健品来服用。但是，保健品并非多多益善，准妈妈在选择时切忌盲目。

我的保健我做主

保健食品可能具有增智益脑、抗衰老、免疫调节等功效，并且适用于特定的人群。值得注意的是，保健食品起不到药效作用，不能以治疗疾病为目的。

因此准妈妈在选择保健食品时，一定注意选择适合自己在孕期用的补品。不要随便听信不负责任的广告宣传，期望一种能解决所有问题的保健品，也不要相信所有的保健品绝对无毒无害。在选购保健食品时应首先认真阅读产品说明，并根据自己身体条件的不同，寻找适合自己的产品。

卵磷脂不能少

相关国际组织表明，建议怀孕期间的准妈妈要适量服用卵磷脂。因为卵磷脂不仅可以保障大脑细胞膜的健康及正常功能，确保脑细胞的营养输入和废物输出，保护脑细胞健康发育。对于处于大脑发育关键时期的胎儿及婴幼儿，卵磷脂是非常重要的益智营养素。

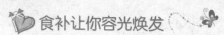

食补让你容光焕发

怀孕期间，有些准妈妈会有面色苍白、萎黄的现象，这主要是因为准妈妈身体的营养主要集中在子宫用以孕育胎儿，若孕妇本身体质较差、吸收差，血气自然弱，令面色偏黄或苍白。这时不妨试试下面这些食物。

燕窝

燕窝是一种高蛋白、低脂肪的食物，在中医的角度来看，燕窝性平，有益精养阴、补虚润燥的功效。准妈妈如果有条件的话，每周可以炖服一到两次。

银耳

银耳味甘性凉，具有滋阴润肺、养胃生津的作用，可以和其他汤料一起配合使用。

桑寄生

桑寄生味苦性平，具有补益肝肾、安胎滋养的功效，可以和其他汤料配合使用。

养胎护胎方案

有些准妈妈需要长时间在办公室工作，如果工作时姿势不正确，久而久之会导致腰酸腿痛，甚至危及胎宝宝的安全。

注意工作的姿势

坐姿：准妈妈长时间坐着工作时，特别容易引起水肿或静脉曲张。准妈妈可以在脚下放一个矮凳，让双脚踏在上面，以防止静脉曲张。

长时间坐着工作时，准妈妈可以活动一下脚部。要点是双脚掌向下，然后再向上，继而打圈，如此为一组，共做10次，每隔1小时做一次最佳。

在保持坐姿时，准妈妈扭动腰部属于危险动作，做此动作甚至会引起流产。如果要转身，准妈妈应该整个身体转向，不要只扭动腰部。

打字：准妈妈如果需要经常打字，就应该时常做做伸展运动，可以举起双手伸展身体，就像平常伸懒腰一样，以松弛颈部和胳膊的肌肉，并且可以防止手部因为长时间停放在桌面上而引起水肿。

取物：准妈妈不要踮起脚尖取高处的物品，因为怀孕后腹部重量增大，重心向前倾容易失去平衡，撞到高处物品时，会使物品跌落而撞到腹部。

如果需要取高处物品，准妈妈应踩在矮凳上，以免失去平衡。在拾取掉落在地上的物品时，准妈妈不应该弯腰，应前后脚蹲下，腰挺直，慢慢拾取。

小心铅污染

铅蓄积在人体的骨骼中，对人体的血液系统、免疫系统、神经系统等产生影响；积聚在准妈妈骨骼中的铅会溶入血液，并通过胎盘血液循环影响胎宝宝的大脑发育；此外还会影响胎宝宝牙胚的发育。避免铅污染应注意做到：不用印刷品包裹食物，尤其是报纸；不用带漆的筷子和容器；尽量少到马路上去，减少吸入汽车尾气。

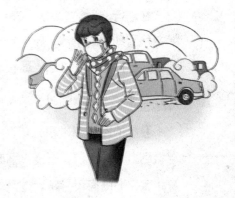

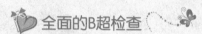

孕期保健院

一般在孕18～22周，准妈妈还需要再做一次B超，千万不要忘了哦。

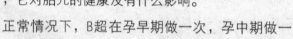

全面的B超检查

B超检查是指用超声波照射子宫内腔，通过观察反射在超声波显示器上的胎儿画面，检测胎儿的发育程度和有无畸形等状态的检查方法。超声波不同于X光片，它对胎儿的健康没有什么影响。

正常情况下，B超在孕早期做一次，孕中期做一次，孕晚期做一次。每次的目的各不相同：早期了解孕龄，中期了解胎宝宝发育有无异常，晚期了解胎宝宝大小及是否安全。一般来说，孕中期的B超检查主要包括：

判断胎宝宝有无畸形

孕4个月后，胎宝宝的各器官已基本形成，故要了解胎宝宝有无畸形，可以选在孕20～24周之间。孕周过小，看不清楚；过大，一旦发现畸形要终止妊娠更不适宜。

观察胎宝宝在宫内的安危

这包括了解胎盘部位结构、观察羊水量、观察胎宝宝的活动，以判断胎宝宝有无缺氧等。

在进行B超检查之前，建议准妈妈要多喝水，不要排尿。因为如果膀胱是空的，子宫就会移到骨盆的下侧，致使检查难以进行。检查之前，医生将会在腹部涂抹润滑剂，润滑剂有助于检测仪在腹部表面移动。

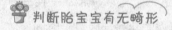

彩超自有精彩处

彩超的超声量较黑白B超大一点儿，但对胎宝宝来讲也是安全的。彩超的最大优点是能看到血管和血流，它能更清晰地反映胎宝宝在宫内是否缺氧。在某些情况下，比如要了解胎宝宝心脏有无异常，或是做脐动脉收缩压/舒张压检查，就必须用彩超。

胎教补给站

准妈妈有时感到胎宝宝在腹中踢动，这是因为胎宝宝感到不安或不愉快，通过踢动传达给母亲。当然，胎宝宝在愉快满足时也会踢动，只是两者讯号不同，愉快时表现得温和有节奏。这样微妙的胎宝宝"心理"，你感受到了吗？

母子连心同喜忧

由于胎宝宝尚不具备语言表达的能力，所以发生在母亲与胎宝宝之间的行为信息的传递就显得十分重要。

科学家做过实验，当准妈妈坐着听自己喜欢听的音乐，渐渐开始朗朗地唱起来的时候，胎宝宝也能感受到愉快的气氛，变得活泼快乐地动起来，在播放的旋律中，胎宝宝一次又一次地移动。但是若播放母亲不喜欢的音乐，或难学的曲子，母亲根本无意欣赏，此时腹中的胎宝宝也停止活动。

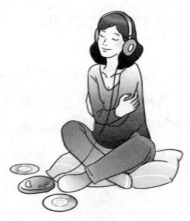

常把慈祥暖宝宝

孕14周以后，胎宝宝会产生快乐、不快乐、不安、生气等"感觉"，大约到孕30周时就逐渐有了"心理"的雏形。当母亲高兴时，胎宝宝的动作变得有节奏、有韵律且自由自在。怀孕8个月后，胎宝宝能充分地了解母亲的喜悦或情感，所以准妈妈要常把慈爱的感情投注于胎宝宝，促进培养胎宝宝"心理"的发育与形成。

传递你们的快乐

母亲的子宫内是胎宝宝生活的第一环境，可以直接影响胎宝宝性格的形成和发展。

在子宫内环境中，胎宝宝感受到温暖、和谐、慈爱的气氛，幼小的心灵将得到同化，意识到生活的美好和欢乐，可逐渐形成胎宝宝热爱生活、活泼外向、果断自信等优良性格的基础。

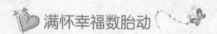

准爸爸助孕讲堂

学会监视胎动、注意保护妻子的安全……丈夫每一周都要为妻子做很多事，不要感到厌烦，要知道，对准妈妈面面俱到的呵护是你必须要做的。

满怀幸福数胎动

数胎动对防止胎宝宝出现意外情况很有益。尤其是这项工作由准爸爸来进行，这会让准妈妈对此感到很欣慰，有助于产生幸福感。

具体的做法是：妻子仰卧或左侧卧位。准爸爸两手掌放在妻子的腹壁上，可感觉到胎宝宝有伸手、蹬腿等活动，即胎动。每天早晨、中午、晚上各测一次，每次连续计数1小时，再将3次计数之和乘以4便可推算12小时的胎动次数。数胎动时，要做好记录，并坚持每天进行，以便在准妈妈去做妊娠检查时，能提供参考数据，判断胎宝宝的状况，监护胎宝宝的安危，发现异常时，及时得到合理治疗。

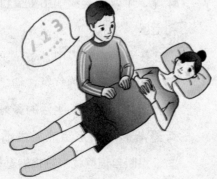

创造良好的孕环境

丈夫如果调节好家庭的气氛，可以为妻子创造一个良好的孕期环境，这对准妈妈和胎宝宝都有很好的帮助。

◆ 每天以一种舒畅的心情推开家门，即使工作不顺心或遇到其他不愉快的事，也应该在跨入家门的那一刻，将不良情绪排除掉。

◆ 如果发生口角，即使不是你的错，也要想到这是因为妻子在怀孕期间，身体内的激素变化使她身体不适，所以才焦躁不安。一旦发现有矛盾的苗头，应告诉她，生气是会影响宝宝的。可采用幽默的方式化解，让她转怒为喜。

◆ 出其不意地制造家庭温馨气氛，偶尔给准妈妈送点小礼物、小食品、几本胎教书等，只有准妈妈有幸福的感受时，胎宝宝才会比较放松，更能激发准妈妈的爱子之心。

第21周：消化器官日渐发达

进入孕21周后，胎宝宝的消化器官日渐发达。准妈妈现在有很多身体不适，呼吸困难、浮肿、静脉曲张……虽然苦恼很多，但想想这些都是孕育一个宝宝的必经之路，也就会有份甜蜜的幸福感。

妊娠进行时

胎宝宝已经21周了，现在看上去滑溜溜的，身上覆盖了一层白色滑腻的胎脂，而准妈妈则在与各种身体不适作斗争。

胎宝宝在成长

这个时期胎儿的消化器官日渐发达，小家伙吞咽羊水时，其中少量的糖类可以被肠道所吸收，然后再通过消化系统运送到大肠。

胎儿身体上胎脂的分泌逐渐增多，皮肤光洁稚嫩。此时胎儿的皮下脂肪还不足，皮肤显得又红又皱，身上的肌肉需要逐渐地生长。

胎儿现在生长发育增快，特别是脑部的发育，不仅重量增加，而且脑细胞数量也开始迅速增加。同时，胎儿内脏系统开始分化，开始形成循环功能及肝、肾功能。

准妈妈的变化

现在，准妈妈的呼吸变得粗重，即使稍作运动也会气喘吁吁。这是子宫向肺部上升，压迫肺部而导致的。

准妈妈这时的体重比孕前增加了5～6千克，下半身容易疲劳，腰和背部会感到疼痛，晚上还会出现脚部浮肿或小腿痉挛。

由于现在准妈妈的子宫上升较多，腹部明显隆起。膨胀的子宫妨碍血液循环，压迫静脉，导致产生淤血块，进而导致浮肿或静脉曲张。分娩之后，静脉曲张会自然消失。

饮食红绿灯

准妈妈现在既要注意营养不良，又要防止营养过剩。这就要求准妈妈在食物的选择和烹调方法方面都要注意。

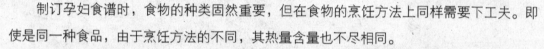

注意烹饪方法

制订孕妇食谱时，食物的种类固然重要，但在食物的烹饪方法上同样需要下工夫。即使是同一种食品，由于烹饪方法的不同，其热量含量也不尽相同。

适合孕期的饮食烹调方式有：煮、烤、焯。

将肉类同生姜、蒜、葱一起放在文火上煮一遍，与油和膻味分离后再进行烹饪。另外，在烤架上烤制比在炒锅里炒制更能减少食物中的热量。

吃质优低热食物

怀孕期间，既能均衡摄取必需的营养，又可以大幅降低热量、避免肥胖的食物有：

瘦肉类

瘦肉类是高质量的蛋白质来源，根据食用肉的种类不同，摄取的热量会有很大的差异。从种类上看，鸡肉比猪肉、羊肉的热量低。另外，在同一种类的肉中，应该选择脂肪含量低的红色瘦肉。在吃脂肪含量高的肉质时，可以在烹饪时将脂肪部分剔除。鸡肉最好水煮后再吃，应当避免油炸。

鱼贝类

鱼贝类以低热量、高蛋白而闻名。但实际上它和肉类差不多，种类多样，其中也有脂肪含量高的，故不可大意。

蔬菜类

蔬菜类热量低，维生素、无机物和纤维素含量丰富。黄绿色蔬菜和蘑菇类、海藻类等可在孕期大量食用。在烹饪方法上，做成色拉或者凉拌比油盐炒食的好。

水果类

水果类也是孕期提倡食用的食品。不过，水果也有含糖多、高热量的品种，因此应该注意遴选。大体来说，味道甜的水果，比如香蕉、葡萄、菠萝等的热量较高；柑橘类或水分多的西瓜、草莓、梨等的热量较低。

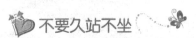

养胎护胎方案

随着体重不断增加，准妈妈越来越感到行动不便，因此也就需要越来越严格地采取孕期自我保护措施，在站立、行走方面都要注意自己的动作。

不要久站不坐

准妈妈长时间站立会减缓腿部的血液循环，导致水肿及静脉曲张。每站立一段时间，准妈妈必须定期让自己休息一会儿，坐在椅子上，把双脚放在小板凳上，这样有利于血液循环和放松背部。如果没有条件坐，那就选择一种让身体最舒适的姿势站立，活动相应的肌肉群。如收缩臀部，就会体会到腹腔肌肉支撑脊椎的感觉。准妈妈常常想伸直腰背挺肚子，这样会引起钻心的疼痛。

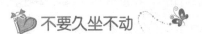

不要久坐不动

准妈妈正确的坐姿是要把后背紧靠在椅子背上，必要时还可以在靠腰部的地方放一个小枕头。如果准妈妈是坐着工作的，有必要时常起来走动一下，因为这样会有助于血液循环，并可以预防痔疮。要是准妈妈写字或者应用电脑的工作量很大，最好是至少每隔1小时给自己放松一下。

步行防疲劳

徒步行走对准妈妈很有益，但一旦感觉疲劳，就马上要停下来，找身边最近的凳子坐下歇息一会儿。如果没有条件在公园里散步，可以选择交通状况不太紧张的街道，以避免过多吸入汽车尾气。

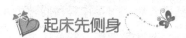

起床先侧身

怀孕两三个月的时候，准妈妈起身还算轻松，但现在起身就得缓慢有序地去做动作，以免腹壁肌肉过分紧张。仰躺着的准妈妈起身前要先侧身，肩部前倾，屈膝，然后用肘关节支撑起身体，盘腿，以便腿部从床边移开并坐起来。

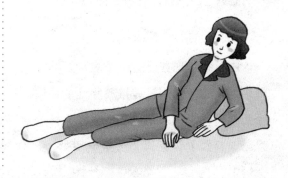

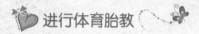

胎教补给站

虽然胎宝宝在准妈妈的肚子里自己也喜欢动来动去，但准妈妈也可以采取主动的方法，根据身体状况，来给胎宝宝做适度的运动。

进行体育胎教

胎儿的生命也在于运动。胎教理论主张适当适时地对胎儿进行运动刺激和训练，也就是说，要适时适当地进行一些"体育"胎教，促进胎儿的身心发育。

因此，在怀孕3~4个月后可以适当对胎儿进行宫内运动训练。做法是准妈妈仰卧，全身放松，先用手在腹部来回抚摸，然后用手指轻按腹部的不同部位，并观察胎儿有何反应。开始时动作宜轻、时间宜短，等过了几周，胎儿逐渐适应时，就会做出一些积极反应。这时可稍加一点儿运动量，每次时间以5分钟为宜。

玩踢肚游戏

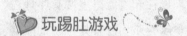

胎宝宝开始踢准妈妈肚子时，准妈妈要轻轻拍打被踢的部位，然后等待第二次踢肚。通常1~2分钟后胎宝宝会再踢，这时再轻拍几下然后停下来。待宝宝再次踢肚的时候，准妈妈可改换拍的部位，胎宝宝会向改变的地方去踢，但应注意改变的位置不要离胎宝宝开始踢的地方太远。这种游戏每天进行两次，每次可玩几分钟。

轻压慢推胎教法

由于胎儿现在已经有了触觉，准妈妈可用手指做轻压胎儿随后放松的动作，到怀孕中后期，还可采用轻缓推动胎儿的动作。一开始或许胎儿因受压、受推不太习惯，一旦胎儿熟悉了妈妈的手法后，也就会接受这种爱抚，主动地配合运动。这时，如果再伴之以母亲轻柔的说话声，效果会更好（动作要轻缓适度，时间不能过长，一般不超过10分钟）。

准爸爸助孕讲堂

现在，妻子正在遭受脚部浮肿的困扰，丈夫可以给妻子做按摩，帮助妻子减轻痛苦。还有，妻子现在比较爱出汗，要注意别把空调温度调得太低，否则容易导致感冒。

忽冷忽热易感冒

夏天，如果将室内温度调得过低，和室外的温差太大，这种忽冷忽热的温度就会使抵抗力下降的准妈妈很容易感冒。所以，丈夫在这个夏天只好委屈一下吧，适宜的做法是把空调温度调到26℃以上。从空调房间出来到户外之前，最好能有个过渡，这对准妈妈和胎宝贝才是最安全的。

按摩可缓解脚肿

准妈妈正在忍受脚肿的痛苦，做丈夫的要给妻子按摩一下，以缓解妻子的不适。

准妈妈的脚踝内侧跟脚筋中间有一个凹陷的地方，这是静脉流经的位置，丈夫每天在这里按摩5分钟，可以加强血液循环。

准妈妈现在弯腰低身很辛苦，丈夫可以替她挨个脚趾轻扫几下，有助于消除脚肿。

帮助妻子测腹围

自准妈妈怀孕16周开始，准爸爸应每周1次用皮尺（以厘米为单位）围绕准妈妈的脐部水平1圈进行测量。怀孕20～24周时，腹围增长最快；怀孕34周后，腹围增长速度减慢。若腹围增长过快时，应警惕是否羊水过多、双胎等。怀孕16～40周平均腹围增长21厘米，怀孕20～24周增长最快，平均为每周1.6厘米；怀孕24～34周平均为每周0.84厘米；怀孕34周以后增长明显减慢，为每周0.25厘米。当然，腹围的大小受准妈妈怀孕前腹围的大小和体形的影响，应综合分析。

用爱装点宝宝房间

准妈妈和准爸爸可能已经计划如何装饰宝宝的小房间，也可能没有。无论如何，现在正是做这项准备的好时机。此时准爸爸可以装饰墙壁、帮忙购买婴儿特殊用品、装好摇篮、将衣柜和储存室整理一番，准妈妈将很高兴看到一切井井有条哦。

第22周：皱皱巴巴的小老头

22周时候的准妈妈身体越来越重，连上楼梯都会感到费劲，但此期间宝宝的心跳却十分有力，准妈妈应该感到"笨"且幸福吧。

妊娠进行时

现在已经是孕22周了，这时胎儿的耳朵已经完全形成，开始对外界的声音产生反应，甚至能听到妈妈血管里血液流动的声音，以及胃脏里食物消化的声音等等。

胎宝宝在成长

到目前为止，胎儿的骨骼已经完全长成。随着胎儿神经纤维的联结，同时长出了肌肉，增加了力量，胎儿的动作更协调，也越来越有目的。

胎儿的眼睑和眉毛几乎已经完全形成，指甲已变长并覆盖住手指头的末端，手上的掌纹也越来越明显。耳朵也已完全形成，开始对外界的声音产生反应，能听见妈妈血管中血液流动的声音及胃脏里食物消化的声音等。当然，也能听见从子宫外面传来的声音。

现在，在胎儿脊髓神经的周围开始形成鞘，用来保护胎儿可能受到的伤害。他也有了自己的免疫系统，这样就可以部分地保护自己免受感染。

准妈妈的变化

现在，准妈妈由于骤然增加的体重和增大的子宫，使得身体的重心发生改变，孕前婀娜的体形也被破坏。同时，妊娠激素的分泌会导致手指、脚趾和其他关节部位变得松弛。

准妈妈的血液量大幅增加。增加的血液量主要是增加了在妊娠过程中引起生理性贫血的血浆，而血浆能够稀释孕妇的血液。血液的浓度被称为血球容量，它的数值在妊娠中期很低。

饮食红绿灯

喝酒、吸烟、滥用药物对胎儿危害很大，这一点被很多准妈妈了解并注意防范。但是，对于食用过敏食物对胎儿发育的影响却为很多准妈妈所不了解，或者不大重视，因而往往因吃了过敏食物造成流产、早产、畸形等，即便按期生育，也可致婴儿患多种疾病。

防食物过敏五法

据美国学者研究发现，约有50%的食物对人体有致敏作用，只不过有隐性和显性之分。有过敏体质的准妈妈可能对某些食物过敏，这些过敏食物经消化吸收后，可从胎盘进入胎儿血液循环中，妨碍胎儿的生长发育，或直接损害某些器官，如肺、支气管等，从而导致胎儿畸形或患疾病。

准妈妈应该如何预防食用过敏食物，可从以下五个方面注意：

◆ 以往吃某些食物发生过敏反应现象，在怀孕期间应禁止食用。

◆ 不要食用过去从未吃过的食物或霉变食物。

◆ 在食用某些食物后，如发生全身发痒、出荨麻疹或心慌、气喘及腹痛、腹泻等现象时，应考虑到食物过敏并立即停止食用这些食物。

◆ 不吃或慎吃容易致敏的食物，对海产食物可先少量吃，看是否有过敏反应再决定以后是否食用。

◆ 食用蛋白类食物，如动物肉、肝、肾，蛋类，奶类，鱼类等，应烧熟煮透，以减少过敏。

大鱼污染相对多

一般来说，食用鱼无论对胎儿的发育，还是对准妈妈的身体都有许多好处。但由于现在的鱼大都生活在被污染过的河水或海水里，所以许多鱼的体内含有高浓度的有毒化学物质。一个比较折中的办法是，尽可能不要吃大鱼，因为小鱼体内的有毒物质积累相对来讲比较低。

养胎护胎方案

现在，准妈妈正在被浮肿和静脉曲张所困扰，下面介绍一些能够缓解准妈妈孕期不适症状的运动方法。

 ### "耍耍"手腕

有的准妈妈在早晨起床时，容易感到手的浮肿和僵硬，这是睡觉时血液循环不良所导致的，可以通过下面的一些运动来进行缓解。

手腕运动

轻轻晃动手腕，以不感到疼痛为适宜。

指尖—手腕运动

◆ 准妈妈弯曲手肘，双手用力握紧。

◆ 用力张开双手，需要注意的是，准妈妈要保证双手完全张开。

◆ 将手指一根根弯曲，回到基本姿势，如此反复数次，可以松弛手部的僵硬感。

指尖—肩运动

◆ 准妈妈从右手的拇指开始一根根用左手像包住似地握着，另一侧的手也是同样操作。

◆ 从肩膀到上臂，边轻轻压迫，边用感觉舒适的程度揉搓。

 ### 预防静脉曲张

依个人体质的不同，有大约50%的准妈妈会不同程度地出现静脉曲张。为了预防静脉曲张，最重要的是不要长时间站立。同时，不要穿紧身的衣服和高跟鞋，最好不要盘腿坐。平时休息的时候躺着或者把腿放在椅子和靠垫上。

如果已经出现静脉曲张，最好穿上孕妇专用的高弹力长袜，并按摩脚底以促进血液循环。对于发生静脉曲张的部位，通过下面的方法会有一定的效果。

◆ 预防静脉曲张：静脉的非正常拉伸，会导致小腿和大腿疼痛。准妈妈平时把脚放在椅子上面，离地面稍微有些高度会感到舒服一些。

◆ 减少腿部痉挛：通过平时充分的按摩，可以减少小腿和大腿的痉挛。当出现痉挛的时候，准妈妈可以抓住大脚趾向身体的方向拉扯。

胎教补给站

由于现在胎儿的听力已经十分敏感，所以准妈妈应坚持进行音乐胎教。音乐胎教不仅可促进胎宝宝的身心发育，还能培养胎宝宝对音乐的兴趣。

孕妈妈的感觉很重要

经常能听到有人说："莫扎特等音乐大师的古典音乐最适合胎教。"可实际上，与其说音乐对胎儿有好处，倒不如说母亲在听音乐的时候感到放松、心情舒畅这一点更有意义。只要是母亲喜欢的乐曲，对母子都会有好处。不过，音量过大、刺激性强的摇滚乐则不适合胎教。胎儿能够记住母亲的说话方式，也最喜欢母亲的说话方式，所以在用音乐进行胎教的时候，所选择的乐曲最好不要与母亲的说话方式差异太大。

用音符美丽你的心情

准妈妈坐在带靠背的沙发、椅子或躺椅上，双腿放在前面比坐椅稍高的凳子上，手放在双腿两边，闭上眼睛。随着音乐的奏起，全身自然放松，想象音乐如温热的水流自头顶向下流动，血液也在从头到脚来回有节奏地流动（时间约5分钟或播完一首乐曲为限）。然后慢慢睁开眼，随着音乐的节奏，手、脚有节奏地晃动，时间约2分钟或听完一首乐曲为限。当音乐停止以后，起身走动走动。

音乐胎教的注意事项

许多市场上的胎教音乐CD都附有一个传声器，准妈妈把它放在腹壁上可使声波直接进入体内。但一些专家认为，这种传导的方式，其高频声音对胎宝宝内耳基底膜上面的短纤维刺激很强，耳蜗底部最易遭破坏。为此，准妈妈要注意以下几点：

◆ 尽量降低音乐的音量，尽量不使用传声器。

◆ 请专业人员帮助选购CD，以确保质量。

◆ 每次听的时间应为10～15分钟。

准爸爸助孕讲堂

怀孕中期胎盘已形成，妊娠较稳定；准妈妈的早孕反应也过去了，生活恢复规律，精神状态良好，腹部不算太大，行动尚灵活，准爸爸可以带准妈妈去旅游，放松一下身心。

安全第一游玩第二

准爸爸要切记，当准妈妈患有糖尿病、高血压或者其他疾病时，不应该去旅行，一般的身体问题要跟医生商量、讨论后决定。即使是可以旅行，为了绝对安全起见，也要做到面面俱到，不可疏忽。

长时间坐在车上摇晃对准妈妈影响极大，应避免长距离的旅行。搭乘交通工具的时间也应该尽量缩短。千万不要上高速公路，一上即是四五个小时，那对准妈妈而言，是吃不消的。特别是团体观光旅行，更应该避免，自我控制行程是较理想的旅游方法。

准爸爸在选择旅游路线时千万要尽量避开热线，选一些较冷的线路出行，避开大城市，感受大自然的恩赐。

在旅游地点的选择上，应该尽量选择近郊的地方。绿草如茵、空气新鲜的环境，能达到舒散身心的功能，对准妈妈和胎宝宝而言是一种很好的享受。丈夫也可以借着旅行使准妈妈消除疲劳，并增进夫妻俩的感情。

乘飞机的注意事项

准爸爸在带准妈妈坐飞机旅行时，要注意以下几点：

◆ 订票时预订走道位置或是逃生位置。这样方便去洗手间，还可以稍微走动一下，以保持血液循环流畅。

◆ 可以预订适合准妈妈口味的餐点，或自己准备一些食物，以免飞机上的食物不合胃口。

◆ 把孕期体检报告携带好，出现身体问题时，便于医生第一时间了解情况。

◆ 让准妈妈穿宽松的衣服、平底鞋。多带几件衣物以防气温变化。

◆ 安全带不要系在腹部，以防伤及胎宝宝。最好要一个靠枕放在背后，以免背部承受太大压力而拉伤。

第23周：有了微弱的视觉

23周的胎儿看起来已经很像一个微型宝宝了，他的嘴唇、眉毛和眼睫毛已各就各位，清晰可见，视网膜也已形成，具备了微弱的视觉。

妊娠进行时

现在胎儿的形态已经接近新生儿了，准妈妈则又遇到了新问题——皮肤瘙痒，同时愈发笨重的身体也容易导致准妈妈情绪不稳。

胎宝宝在成长

这时的胎儿开始越来越像一个小小的人儿啦。手指甲已经完全长成。虽然脂肪开始积累，但皮肤还是松松的。宝宝在这时候还会不断地吞咽，但是他还不能排便，直到出生后他才会自己独立完成这件事情。

现在，胎儿脸上的嘴唇部位变得鲜明；眼睛也有了一定程度的发育；眉毛和眼睑在各自的位置上扎根；另外，形成激素所必需的脾脏也在快速发展。

胎儿的日常运动包括手指、足尖、胳膊及腿部等肌肉的锻炼，结果是准妈妈会感觉到更强有力的胎动。宝宝手足的活动逐渐增多，身体的位置常在羊水中变动，如果出现臀位准妈妈也不必害怕，因为胎位并没有固定。

准妈妈的变化

随着孕期的推进，准妈妈的腹部、腿、胸部、背部等部位可能会感觉非常瘙痒，还可能会出现水泡和湿疹。瘙痒症状严重时，准妈妈应向医生咨询，接受适当的治疗。准妈妈随着腹部的日益隆起，身体变得笨重，行动迟缓，容易造成情绪烦躁不安。孕期激素的变化是导致准妈妈情绪波动的主要原因，同时臃肿的体态也是产生心理压力的原因之一。

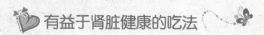

饮食红绿灯

有一些身体情况特殊的，例如患有心脏病、肾功能差的准妈妈，她们在孕期的饮食营养要受到特别的照顾。

有益于肾脏健康的吃法

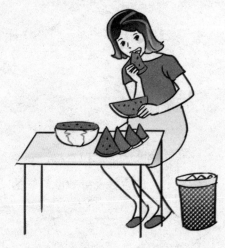

肾脏功能差的准妈妈要多吃蛋白质和糖类。低胆固醇、低脂肪、高维生素的饮食都是保肾饮食。碱性食物有益于肾脏的健康，可以适当多吃些。日常生活中，对肾脏有保健作用的食物有冬瓜、西瓜、赤小豆、绿豆、鲤鱼等。高盐饮食因影响水液代谢，不宜多吃。同时，还要少吃脂肪。

心脏病孕期饮食宜忌

心脏病准妈妈因怀孕而使心脏负荷增加，可造成胎儿慢性缺氧，影响胎儿的生长

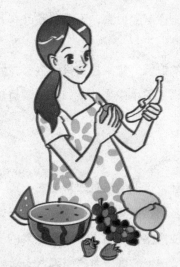

发育。心脏病准妈妈心力衰竭的机会也会明显增加，一旦发生心力衰竭，会引起准妈妈死亡，胎儿早产，甚至死胎。要避免上述情况的发生，除用医药方法治疗外，科学安排饮食也十分重要。心脏病准妈妈的饮食应以清淡、易消化而富有营养为原则，应多食富含B族维生素、维生素C、钙、镁及纤维素的食物，如蔬菜、水果等，限制脂肪类食物的摄入。如有浮肿时，应控制食盐摄入量，不可大量饮水。有消化不良、肠胃胀满时应忌食产气类食物，如葱、蒜、薯类等。心悸失眠时，应忌喝浓茶及食用辛辣刺激性食物。

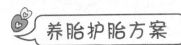
养胎护胎方案

很多准妈妈在怀孕中后期出现皮肤局部甚至全身的瘙痒现象，严重时还会出现皮肤发黄，这除了因为准妈妈代谢快、表皮脱落、未及时洗澡引起皮肤瘙痒外，还有可能是某种病症，准妈妈不可大意。

什么是"ICP"

准妈妈在怀孕中后期出现的不明原因的皮肤瘙痒，有可能是一种病症，医学上将这种病症称为"妊娠期肝内胆汁郁积症"（ICP），它可能引起胎宝宝死亡、准妈妈早产、产后出血等。

这种病的主要症状是，准妈妈怀孕五六个月或七八个月后身上开始发痒，从轻度瘙痒直至严重的全身瘙痒，通常最先发生在手掌和脚掌，渐渐延至四肢和胸腹背部，少数人累及面部，夜间比白天严重些。约有20%的准妈妈在瘙痒发生后2～3周，可出现尿黄和巩膜黄疸，但做皮肤检查却无任何异常。除痒感外，在少数准妈妈身上，可检出肉眼难以发现的轻微黄疸。

皮肤瘙痒的原因

临床调查发现，母亲怀孕时有此症状者，女儿怀孕后也可能表现有同样症状，说明其有遗传的可能。据分析，导致黄疸和皮肤瘙痒的原因是：准妈妈雌激素水平高，胆代谢异常，胆汁在肝内郁积，在血中积累，形成黄疸；血中的疸盐刺激皮肤神经末梢，在临床上表现出瘙痒症状。

加强监护及时检查

妇产科专家认为，准妈妈在妊娠期出现皮肤瘙痒症，有4.2%～5%是患了"ICP"，即"妊娠期肝内胆汁郁积症"。

妊娠期肝内胆汁郁积症易造成胎宝宝宫内缺氧，特别是在临产时缺氧现象较明显，并易导致准妈妈发生早产及产后出血过多。因此，准妈妈对皮肤不明瘙痒应当重视，应去妇产科检查，特别是在临产期更不可大意，若发现准妈妈有异常，应加强监护，确保准妈妈和胎宝宝的平安。

胎教补给站

所有的父母都希望自己的孩子智商高，头脑聪明，那么在胎教时就应该从加快大脑发育入手。同时，还要防止一些对胎宝宝大脑发育有害的因素。

孕期用药宜谨慎

据统计，准妈妈在怀孕期间曾服用过至少一种药物者占90%，至少10种者占4%。某些药物可以通过胎盘屏障，准妈妈用药不当有可能影响胎宝宝发育，也有可能导致脑发育不全，影响胎宝宝的智力。

因此，专家告诫准妈妈们：为了宝宝的聪明健康，自己千万不要自行服药；如果一定得用药，应让医生决定应服用什么药物。

向宝宝传递爱心

当准妈妈应孕期的不适而烦恼、气愤和不安时，也会传递给胎宝宝，从而影响胎宝宝的健康和智力发育。因此，每一个准妈妈都应充分认识自己的使命，在妊娠每一天活动中，倾注博大的母爱，仔细捕捉来自胎宝宝的每一个信息，母子之间进行着亲切友好的交流，以一颗充满母爱的心浇灌萌芽中的小生命，这就是开发宝宝智力的第一步。

妈妈运动宝宝聪明

准妈妈在运动时，可向大脑提供充足的氧气和营养，促使大脑释放脑啡肽等有益的物质，通过胎盘进入胎宝宝体内；准妈妈运动会使羊水摇动，摇动的羊水可刺激胎宝宝全身皮肤，就好比给胎宝宝做按摩。这些都十分利于胎宝宝的大脑发育，胎宝宝出生后会更聪明。

温馨嘱咐

胎教要讲科学

胎教一定要有规律，这既是胎教的一项内容，也是对每位准妈妈的起码要求。每项胎教内容，需按一定规律去做方能成功。母亲和胎儿相互配合，相互协作，在这种乐趣中，胎儿的发育将得到激励，心智发展也得到激励。

准爸爸助孕讲堂

在日常生活中，准爸爸也可以学习测量宫高与腹围的方法，来监测妻子的孕期健康。

学习测量宫高

宫高（子宫底高度）是耻骨联合上缘中点到子宫底部最高点的距离，它反映子宫纵径长度；腹围是经肚脐绕腹一周的长度，它能反映子宫的横径和前后径的大小。所以，宫高和腹围可间接反映子宫大小。随着孕期的进展，子宫顺应胎宝宝的发育而增大，通过宫高和腹围的测量即可初步判断孕周，并间接了解胎宝宝生长发育状况，估计胎宝宝体重。准妈妈为妻子测量宫高和腹围，有助于动态观察胎宝宝发育，及时发现胎宝宝发育迟缓、巨大儿或羊水过多等妊娠异常，使其有可能通过及时治疗得到纠正。

测量宫高的方法

让准妈妈排尿后，平卧于床上，准爸爸用软尺测量耻骨联合上缘中点至宫底的距离。一般从怀孕20周开始，最少每4周测量一次；怀孕28~35周每2周测量一次；怀孕36周后每周测量一次。测量要及时记录，以观察胎宝宝发育与孕周是否相符。如果发现宫高间隔2周没有变化，要到医院进行进一步检查。

子宫底多高算正常

准妈妈都非常关心自己腹部的大小。孕期腹部的大小随准妈妈体形和腹部形状的不同而出现差异，每次接受定期检查或自己在家测量子宫底的高度，即可发现胎儿有无异常。

正常的子宫底高度随妊娠月数的不同，标准也不尽相同。但是，标准值并不一定适合所有胎儿。由于胎儿的位置、羊水量、孕妇的脂肪状态等多种因素的影响，即使胎儿发育正常，其子宫底高度的数值也可能比标准数值稍微偏高或偏低。

只要子宫底的高度在标准值±2厘米范围以内，就可以视为胎儿处在顺利成长中。

子宫底的高度不但反映胎儿的大小，它还是衡量胎儿发育速度的标准。例如：怀孕第7个月时子宫底的高度是26厘米，但如果到了第8个月还是26厘米，那么就说明胎儿的发育速度比较缓慢。

第24周：为呼吸做准备

生命在于呼吸，进入孕24周以后，胎儿的肺中血管发达起来，这也是在为呼吸做准备。也就是说，胎儿越来越接近一个完整的生命了。

妊娠进行时

现在胎儿的身体长度已经超过了21厘米，体重也大于500克了，身材的比例开始匀称，对声音也越来越敏感了。

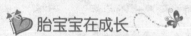 胎宝宝在成长

胎儿这时候在妈妈的子宫中占据了相当大的空间，身体的比例开始匀称。皮肤薄而且有很多的小皱纹，浑身覆盖了细小的绒毛。此阶段胎儿脑部快速发展，虽仍从胎盘获得氧气，但他的肺部也在发展分泌"润滑剂"即肺泡表面活性物质的能力，这种物质可以使胎儿呼气时，肺部的气囊不致压扁或粘在一起。

胎儿经常张开嘴喝羊水，然后又吐出来。脐带或手指在嘴边时，脸就会反射性地转过去。通过这些动作，胎儿为出生以后，肚子饿时自觉寻找妈妈的乳头打下了基础。这时胎儿对外界传来的声音更加敏感。

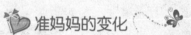 准妈妈的变化

24周时候的孕妇身体越来越沉重，而且会发现自己脸上和腹部的妊娠斑更加明显并且增大。有时孕妇还会感觉眼睛发干、畏光，可适量用舒润的眼药水。可以感觉到子宫已超过肚脐，达到肚脐往上5厘米的地方。腹部和乳房的皮肤拉伸，有发痒的感觉，这也可能是干燥引起的。这些都是正常的现象，不必担心。

同时，由于支撑身体的双腿肌肉疲劳加重。隆起的腹部压迫大腿的静脉，使腿部出现抽筋或麻木症状。这种现象在晚上熟睡时最易出现，突然的腿部疼痛甚至会让孕妇从睡梦中惊醒。翻身或伸腿时，腿部肌肉会发生痉挛，非常疼痛。

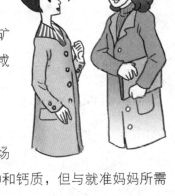

饮食红绿灯

相对于普通奶粉或鲜奶，孕妇奶粉含有更多的营养素和矿物质，有些奶粉里还富含胎儿脑部发育所必需的优质蛋白质或是DHA，能促进胎宝宝的大脑发育，使其出生后更加聪明。

孕妇奶粉比鲜奶好

就营养素的丰富程度来说，孕妇奶粉优于鲜奶。目前市场上的鲜奶大多强化的是普通人身体所需的维生素A、维生素D和钙质，但与就准妈妈所需要的营养素相比还差很多。而孕妇奶粉正好补了这个空缺，孕妇奶粉涵盖了孕期所需要的各种微量元素及矿物质，如蛋白质、脂肪、维生素A、维生素D、维生素E、维生素K、维生素C、维生素B族、叶酸、胆碱和牛磺酸、DHA和EPA、纤维素、钙、碘、铁、锌等，其中的含量也都比鲜牛奶中含量高，基本可以满足准妈妈怀孕期间的营养需求。

如何选择孕妇奶粉

目前，市场上孕妇奶粉的品牌和种类非常多，选择一款适合准妈妈的奶粉，不仅要看价格和品牌，还要考虑奶粉中的营养物质是否全面，质量如何。

就质量来说，要从奶粉的气味和滋味、色泽、洁度等感官指标去检查奶粉是否正常，是否为伪劣产品，是否有杂质和异物，是否变质等不正常情况。此外，如果购买进口的奶粉，还要检查是否有进出口检疫标志。

就奶粉类型来说，不同品牌所偏重的营养也有所不同，准妈妈要根据自己的需要来确定。譬如脂肪的含量，喜食大鱼大肉的准妈妈最好选择低脂配方奶粉，防止脂肪摄入过多而造成体重过重。对于胃口不好、营养不够的准妈妈，则建议选择高脂奶粉，以保证充足的热量及胎儿发育所必需的营养。微量元素、矿物质的含量也是各品牌差异较大的部分。除了准妈妈根据自身营养状况选择所需外，我们判定孕妇奶粉的优劣不能简单地看某一项营养素的数值，关键看配方是否均衡合理。即便强调某种特色，也不能违背人的基本生理需要。

外出饮食要慎重

有些时候，准妈妈不得不在外面就餐，这时就需要注意以下几个方面的问题：

指避免单一的品种，最好选择套餐

单一的品种营养不够丰富，容易引起营养失衡。为了摄取均衡的营养素，最好选择菜肴种类多样的套餐，并尽可能选择蔬菜多的食物。

避免西餐，选用中餐

西餐与中餐相比，常用的油或黄油过多，会导致热量超标。在选择中餐时注意避免盐分较多的菜肴。

不要摄入过咸的食物

妊娠过程中必须小心谨慎，不要摄取过量的盐分。尽量少吃泡菜，避免煎制食品和酱制食品。

尽可能节制快餐

汉堡、比萨、鸡排等快餐一方面热量过高，另一方面营养价值较差。同时和色拉、饮料一起食用的时候，往往一顿饭会吃两顿的分量，因此最好避免。

用茶取代冷饮

与冷饮或含糖量较高的果汁相比，饮用水和茶对身体更有益处。

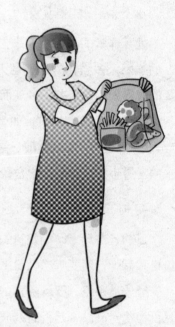

最好不吃苦瓜

苦瓜的营养价值极高，含有多种营养成分，富含维生素B_1，具有预防和治疗脚气病、维持心脏正常功能、促进乳汁分泌和增进食欲等作用。但因苦瓜性寒，脾胃虚寒者不宜多食。而且由于苦瓜内含有奎宁，奎宁会刺激子宫收缩，引起流产。所以为了慎重起见，准妈妈还是少吃苦瓜为好。

养胎护胎方案

在这个阶段，准妈妈每天应该保持一定的运动量，以增加血液循环，加强心肺功能。然而，很多准妈妈因为工作等原因，没有时间运动。其实，准妈妈如果能每天健走15分钟，也是一项非常好的运动方式。

健走适合准妈妈锻炼

健走运动跟平常步行的方法一样，步伐较快，是一种有氧运动，属于低强度型的，相对于跑步来说，更适合准妈妈。

准妈妈每周可以进行三次健走运动，每次平均15分钟左右，能够增强心肺功能，松弛肌肉紧张，加强血液循环和新陈代谢，尤其是对于减轻准妈妈脚部水肿、抽筋的情况有很大帮助。

小心运动动胎气

虽然健走运动是一项有益身心的运动，但准妈妈由于怀孕后身体的韧带变得松弛，如果在运动中准妈妈有腰痛、大腿两侧疼痛的情况，就要留心。若痛感在运动后有加剧的情况，便应减少运动时间或停止。如怀孕期间有任何不稳定的情况，包括胎位不正、流产迹象等，也应该暂停运动。

在运动时，准妈妈应该选择一些草地、专业跑道等地面比较柔软的地方进行，避免湿滑或凹凸不平的地面。

在进行运动时，准妈妈应该将两肩拉开，挺直腰板，抬头望向前方。

准妈妈的双手应成90°放在身体两侧，双臂贴身自然摆动，帮助平衡。

注意运动姿势

由于怀孕期间肚子变大，准妈妈健走时容易有含背情况，这个姿势会对肚子加重压力，导致腰痛。运动时，准妈妈要保持眼睛向前看，只要不看到脚趾，就可以知道自己没有弯下腰。不过准妈妈还要保持警惕，小心路面不平。

孕期保健院

妊娠性糖尿病检查是妊娠过程中需要进行的基本检查之一。妊娠期间的糖尿病会将胎儿和孕妇推入危险境地，因此必须在特定时期内接受该项检查，发现问题时应接受适当的治疗。

妊娠须防糖尿病

准妈妈在妊娠24～28周期间必须到医院接受葡萄糖检查，这也是为了检查准妈妈是否患有高血糖状态下的妊娠性糖尿病。妊娠性糖尿病是常见的妊娠并发症，它不同于其他的糖尿病，在胎儿出生后大部分会消失，但是在孕期对胎儿和孕妇的健康却非常有害。即使在怀孕前没有糖尿病，怀孕后也有可能患上妊娠性糖尿病，所以必须进行检查。在确诊患有妊娠性糖尿病以后，可以通过饮食疗法和运动对血糖进行调节，严重时可同时使用药物配合治疗。

为了胎儿的生长，母体需要摄取大量的葡萄糖，不过一旦过量又会导致胎儿体积过大。如果胎儿过大，正常分娩会非常困难，因此将面临必须实施剖宫产手术的危险。胎儿也有可能患上黄疸或者呼吸性疾病。

测定一下血糖浓度

准妈妈首先要喝下一种特制的食糖溶解剂（其味道类似于漏气变质的饮料）。1小时以后，由医生抽取血液对血糖的浓度进行测定。如果血糖浓度超过标准值，为了获得更准确的结论，需要进一步进行更精密的葡萄糖耐性检查。但是，在葡萄糖耐性检查时，血糖浓度偏高的女性中约有85%的人在检查中恢复至标准值。

妊娠糖尿病从何来

糖尿病是在身体自身不能有效分解和分泌胰岛素的情况下产生的。胰岛素是脾脏分泌的激素，其细胞可以转化为果糖或葡萄糖满足胎儿的需求。尤其是在孕中期，必须分泌足够的胰岛素以满足孕妇体内生长的胎儿的需要，如果胰岛素分泌不足，大部分孕妇会患上妊娠性糖尿病。

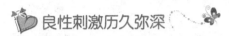

胎教补给站

孕期过了一半多了，准妈妈和准爸爸也许对胎教有些懈怠了，别放松，只有坚持下去，胎教才会有效果。

良性刺激历久弥深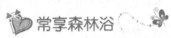

现在，胎儿的听觉功能已经完全建立。母亲的说话声不但可以传递给胎儿，而且胸腔的振动对胎儿也有一定影响。因此，准妈妈在进行对话胎教时要特别注意自己说话的音调、语气和用词，以便给胎儿一个良好的刺激印记。

对话胎教要求父母双方共同参与，因为男性的低音是比较容易传入子宫内的，久而久之，也不失为一种良性的声波刺激。父母可以给胎儿起一个中性的乳名，经常呼唤，使胎儿牢牢记住。这样，婴儿出生后哭闹时再呼之乳名，便会感到来到子宫外的崭新环境并不陌生，而有一种安全感，很快地安静下来。同时，父母要把胎儿当作一个懂事的孩子，经常和他说话、聊天或唱歌谣给他听。这样，不仅能把父母的爱传递给胎儿，而且对胎儿的情感发育具有莫大的益处。对话的内容不宜太复杂，最好在一段时间内反复重复一两句话，以便使胎儿大脑皮层产生深刻的记忆。

常享森林浴

在森林中一边呼吸新鲜空气一边休憩的森林浴，可以使胎儿和孕妇变得更加健康。走在葱郁的山林中，顿时就会感到神清气爽，这是因为人体内堆积的代谢废物被排除到体外，血液变得更清洁的缘故。此外，树木所释放的芬多精成分可以促进孕妇的新陈代谢，预防和治疗头痛、感冒、高血压症状。

森林浴胎教时切忌使身体疲惫，要进行充分休息。只要在空气清新、有茂密树林的地方，都可以获得良好的森林浴效果。孕妇可以到多树的地方为胎儿输送充足的氧气，一边想象着美好的事物，一边在林中踱步或坐在树荫下小憩。时间以1小时为宜，但要避免出门时间太早或过晚。

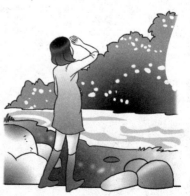

准爸爸助孕讲堂

妻子怀孕后，丈夫整天手忙脚乱，估计很长时间没有给妻子营造一些浪漫的氛围了，这周还是制造点儿小情调吧。

出奇制胜温馨永在

准爸爸可能经常为怀孕的妻子按摩，经常给予妻子热情的拥抱，还可以不时带她出去吃浪漫晚餐。但几个月之后便很快会发现，总是用这些招数哄准妈妈开心已经没有新意了。那么就需要准爸爸改变一下策略，从而又能让妻子笑口常开了。

做个浪漫的侠客

准爸爸可以考虑做个浪漫的侠客，带伴侣暂时逃离现实尘嚣，比如重游对两个人意义非凡的故地，或是长久以来一直想去的地方，以此调节双方心情，也可重温恋爱的心情，这对准妈妈身心极为有益。当然不要忘记安全哦。

给妻子买新衣服

无论妻子有多少衣服，但是丈夫给妻子买一条裤子或者衣服都能够给妻子带来惊喜。准爸爸可以将其放在一个礼盒中，在上面写上一些甜蜜的话，不过记得穿用之前要将衣服先洗一遍。

当一个蹩脚的厨师

如果准爸爸厨艺不精的话，也可以来个简单的晚餐。其实最重要的是努力，而不是结果。当然孕妇不能喝酒，但不代表不能增添情趣。准爸爸可以用高脚杯装上葡萄汁、开水等，碰杯不成问题。

献点小殷勤

给妻子写一封信，告诉妻子20项你爱她的原因等。在信封写上自己的特有地址，然后附上一些小礼品等，浪漫和傻气两者的结合肯定能够给妻子带来温馨的感觉。

第25周：开始长出细细毛发

在这个阶段，胎宝宝的躯体快速成长，准妈妈身体越来越沉重，手脚也会出现酸痛的状况。另外，准妈妈的眼睛还会出现发干和遇光流泪的情况，这些都是怀孕中身体正常的反应，不必过于担心。

妊娠进行时

孕25周的胎儿体重稳步增加，皮肤很薄而且有不少皱纹，全身覆盖着一层细细的绒毛。现在，胎儿的身体开始充满整个子宫。

胎宝宝在成长

25周的胎儿舌头上的味蕾正在形成，所以胎儿在这时候已经可以品尝到食品的味道了。到第25周，胎儿的传音系统基本发育完成，眼睑的轮廓较清楚。

这时胎儿大脑的发育已经进入了一个高峰期，大脑细胞迅速增殖分化，体积增大。

同上一周相比，胎儿的体重增加大约100克。虽然现在皮肤还不能分泌脂肪质，褶皱较多，但已经开始发生质变。曾经透明得能够看到血管的皮肤开始泛出红光并逐渐变得不透明。遍布在皮肤上如绒毛一般的胎毛顺着毛根的方向形成倾斜的纹理。

准妈妈的变化

现在，准妈妈的子宫大约有足球大小，可以感觉到子宫的顶部在肚脐至胸骨的中间。由于胎儿的增大，准妈妈腹部愈加沉重，腰腿疼痛更加明显。这些是正常的，不必过于担心。

准妈妈的腹部、臀部以及胸部出现青紫色的妊娠线。这是由于皮下脂肪没有跟上皮肤的生长速度，毛细血管破裂导致的。妊娠线在使用润肤乳和润肤液以后也不会消失。这是妊娠过程中出现的典型现象，分娩以后就会逐渐褪去，因此不必过于担心。

饮食红绿灯

科学地选择食物不仅有利于母体健康，更有利于胎儿发育。蔬菜是孕妇必吃食品之一，各种蔬菜对孕妇都有好处，准妈妈在日常膳食中可以经常变换着吃各种蔬菜。

萝卜野菜更可爱

准妈妈选择合适的蔬菜，不仅能够补充孕期营养，还可以缓解孕期不适。下面我们来介绍一些最适合准妈妈吃的蔬菜。

茭白

茭白，又称茭笋，是人们普遍爱吃的蔬菜，它富含蛋白质、碳水化合物、维生素B_1、维生素B_2、维生素C及钙、磷、铁、锌和粗纤维素等营养成分，有清热利尿、活血通乳等功效。用茭白煎水代茶饮，可防治妊娠水肿；用茭白炒芹菜食用，可防治妊娠高血压及大便秘结。

野菜

这是准妈妈的又一营养佳品。野菜不仅以其污染少或无污染而优于田园蔬菜，而且具有营养及食疗双重作用。我国营养学家对近100种可食用的野菜进行分析，发现野菜中富含植物蛋白、维生素、纤维素及多种矿物质，其营养价值颇高，味道别具一格。更为可贵的是，野菜的防病保健作用显著。

菜花

菜花富含维生素K、蛋白质、脂肪、糖类、维生素A、维生素B、维生素C及钙、磷、铁等营养素。孕妇产前经常吃些菜花，可预防产后出血及增加母乳中维生素K的含量。菜花除了营养价值高之外，更大的优点是常吃可以防治疾病。它能增强肝脏的解毒能力，提高机体的免疫力，预防感冒，防治坏血病等疾患。

萝卜

萝卜是一种极普通的根茎类蔬菜，它的营养及药用价值却很高。它富含木质素，能够大大增强身体内巨噬细胞的活力，从而吞噬癌细胞。同时，萝卜中的钙、磷、铁、糖化酶及维生素A、维生素B_1、维生素B_2、叶酸等，都有益于妊娠的营养。

222

番茄赶走妊娠斑

准妈妈脸上经常生色斑，这真是一件令人烦恼的事。别发愁，心绪越坏斑越重，也不要乱吃药。其实，番茄就是一种能够让妊娠斑从准妈妈脸上离开的好食物。只要吃法得当，就可收到奇效，道理何在？原来，番茄祛斑的原理在于它富含番茄红素和VC，它们可都是天然的抗氧化物质，经常吃一些有助于祛斑养颜。

樱桃营养价值高

樱桃营养价值非常高，含有丰富的铁元素，有利生血，并含有磷、镁、钾，其维生素A的含量比苹果高出4～5倍，是孕妇、哺乳中妇女的理想水果。

买樱桃时应选择连有果蒂、色泽光艳、表皮饱满的种类，适合保存在−1℃的冷藏条件。樱桃属浆果类，容易损坏，所以一定要轻拿轻放。

孕期不要食芦荟

芦荟是原产非洲的百合科植物，目前最普通的是两种芦荟，一种是在一般家庭常栽培的剑芦荟，它对消化不良、食欲不振有效；而另一种是只将叶肉的汁进行加工销售的扁芦荟，对胃酸过多，胃、十二指肠溃疡等症状有效。芦荟因此被誉为"可取代医生"的药物。但是，芦荟适合准妈妈吗？

中国食品科学技术学会提供的资料显示，怀孕中的准妈妈若饮用芦荟汁，会导致骨盆出血，甚至造成流产。对于生产后的女性，芦荟的成分混入乳汁，会刺激孩子，引起下痢。有关食品卫生监督部门提醒，芦荟有一定毒性，未经卫生部门批准，一律不准用芦荟做食品原料。而在家庭中，更不能私自食用自家种植的芦荟，因为这可能会给身体造成伤害。对于准妈妈来说，要拒绝一切可能给胎儿造成危害的食物，芦荟当然也不例外。

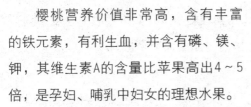

温馨嘱咐

少量多餐防烧心

如果准妈妈有烧心的感觉，可以试试少量多餐，一天分5～6次进食；或在晚上适当吃点健康的小零食，也可以减轻烧心的感觉。

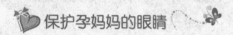

养胎护胎方案

在孕期，准妈妈的身体内会发生一系列的变化，这些改变会对准妈妈的眼睛造成程度不同的影响，准妈妈别光顾着胎宝宝而忘了对自己眼睛的保健。

保护孕妈妈的眼睛

在孕期，准妈妈的眼睛可能会出现下列问题：

◆屈光不正：准妈妈眼角膜的弧度在妊娠期间会变得较陡，使得检查时有0.25～1.25屈光度的改变，产生轻度屈光不正现象。其结果可导致准妈妈远视及睫状肌调节能力减弱，看近物模糊，就是其中的一种情形。若准妈妈原本近视的话，此时眼睛的近视度数则会增加。这种异常现象多在产后5～6周恢复正常。因此，准妈妈若出现远视或近视度加深情况，不必忙于配换眼镜，可在分娩1个多月后再验配，如此验出的度数才相对准确。

◆眼角膜水肿：正常人眼角膜含有70%的水分，但孕妇因黄体素分泌量增加及电解质的不平衡，易引起角膜及水晶体内水分增加，形成角膜轻度水肿，其眼角膜的厚度平均可增加约3%。由于角膜水肿，敏感度将有所降低，常影响角膜反射及其保护眼球的功能。这种现象一般在产后6～8周即恢复正常。

◆干眼症：正常眼睛有一层泪液膜，覆盖在角膜及结膜之前，起保护眼球及润滑作用。在孕中后期，约80%的孕妇泪液分泌量会减少，怀孕期间受激素分泌的影响，泪液膜的均匀分布遭到破坏。泪液膜量的减少及质的不稳定，很容易造成干眼症现象。因此准妈妈们应注意孕期的卫生保健，合理营养，多摄入对眼睛有益的维生素A、维生素C等营养素。

暂别隐形眼镜

对于怀孕的准妈妈来说，由于激素的不平衡，水分会蓄积在体内，眼角膜也不例外，尤其在眼角膜周围的区域积水更甚，容易造成角膜水肿，弧度变平坦。即使平常适应良好的隐形眼镜，在这个时期也会给准妈妈带来不适。为了减少不适感及由此带来的情绪烦躁，建议准妈妈最好暂时抛弃隐形眼镜，而改戴框架眼镜。

当心眼药水伤宝宝

有些准妈妈在孕期感觉眼睛发干，会选择滴一点儿眼药水来滋润眼睛。不过准妈妈对于眼药水的选择可要小心，因为眼药水的药物成分也有可能渗入血管内，影响胎儿。一些不含抗生素的眼药水通常只含矿物质、水及防腐剂，对胎儿不会产生不良影响，使用也无妨。但是若不懂得凭眼药水的标签分辨物质含量的话，最好还是请教医生。

腹部挤压不得

日常生活中，准妈妈在行走时要注意尽量使腹部放松，避免可能增加腹压的动作。

因为腹部紧张，增加腹压和震动身体均易发生流产。要避免提携重物，往高处伸手取物的动作；避免长久站立，穿高跟鞋或步行3公里以上路途；避免剧烈运动和舞蹈等。

绝对不能蒸桑拿

准妈妈尽可能不要去大众浴池洗浴。因为妊娠期间，准妈妈对疾病的抵抗力差，容易感染病菌。另外，如果准妈妈长时间待在高温潮湿的地方，容易导致贫血。

尤其需要注意的是，准妈妈绝对不能进入桑拿房、蒸汽房等高温区域。那里的高温会对胎儿身体的生长产生不利影响，甚至会导致胎儿畸形。

两种小锻炼

◆准妈妈可以练习在垫子上打坐，尽量放松身体，头低下数8秒，顺时针转动后再逆时针转动。然后保持同一个姿势，将头抬直，双手在身后交叉相握，尽量放松肩膀肌肉，伸胳膊做扩胸运动。

◆锻炼肛提肌。肛提肌是支持膀胱、直肠最主要的肌肉。在分娩的过程中，肛提肌被抽长了，如果肌肉强壮有力的话，在分娩后会较快地恢复至正常状态。因此，在孕期应注意锻炼。

胎教补给站

胎儿在腹中是可以学习的，听起来好像不可思议。实践证明，胎儿也有学习能力，如何教胎儿学习呢，下面我们来介绍一种卡片教学法。

彩色卡片作用大

彩色卡片就是用彩色在白纸上写语言、文字、数字的卡片。首先从汉语拼音a、o、e、i、u开始，每天教4～5个；如果父母想从小发掘胎儿的外语天赋，也可教胎儿26个英语字母，先教大写，然后是简单的单词。

如教"a"这个汉语拼音时，准妈妈一边反复地发好这个音，一边用手指写它的笔画。这时最重要的是通过视觉将"a"的形状和颜色深深地印在脑海里。因为这样一来你发出的"a"这一字母信息，就会以最佳状态传递给胎儿，从而有利胎儿用脑去理解并记住它。

汉语拼音韵母教完后，可以接着教声母和简单的汉字，如"大"、"小"、"天"、"儿"等，在教胎儿学习时，母亲要用真挚的感情和耐心，切忌急躁，敷衍了事。

数字的形象化教育

这种方法是准妈妈通过深刻的视觉印象将卡片上描绘的数字、图形的形状和颜色，以及准妈妈的声音一起传递给胎儿。使胎教成功的诀窍是不要以平面的形象而要以立体形象传递。例如"1"这个数字，就可以加上由"1"联想起来的各种事物，如"竖起来的铅笔"、"一根电线杆"等，让"1"这个数字具体又形象。在教"2"这个数字时，可以想象"浮在水面上的天鹅的倩影"和"发条的一端加上一根横棍儿"的样子，尽可能从身旁的材料中找出适当的例子来。当然，这时不要忘记清楚地发好"1"、"2"的读音。

做算术也是一样，例如教"1加1等于2"的时候，可以说："这里有1个苹果，又拿来了1个苹果，现在一共有两个苹果了。"这样，就将具体的、有立体感的形象，也就是将三维要素导入胎教中了。

准爸爸助孕讲堂

从这周开始，准妈妈的体重飞速增长，身体越来越不方便，面对这些变化，有的准妈妈会感到沮丧、不适应，情绪经常不稳定。准爸爸要做到对妻子保持良好的情绪，更要多关心爱护准妈妈，不要惹妻子生气。

持之以恒为妻减压

丈夫在准妈妈妊娠期间，要勇挑重担，多献爱心，为爱妻减压。

丈夫和其他家人在生活上要多关心爱护准妈妈。例如，在准妈妈需要洗浴的时候，丈夫可以帮助准妈妈，避免因其大腹便便而滑倒等意外状况的发生。丈夫还可以在每天临睡前（或每天固定时间）给妻子轻轻按摩腰腿，缓解孕期酸痛和水肿，使她精神放松、舒适地进入睡眠。

走走聊聊

阳光、运动和大自然新鲜的空气对于准妈妈来说，都很重要。散步是十分适合准妈妈的运动方式之一，丈夫可以每天清晨或傍晚陪准妈妈出去散心，在小区里或附近的公园里慢走，也可以适当地在散步过程中做准妈妈体操。通过散步，可以帮助准妈妈忘却心理压力，恢复愉快心情。

尽力陪伴妻子

就要进入孕晚期了，这个时候以及后面的一段日子，都是比较容易出现意外状况的时候。因此，丈夫尽量不在这段时间内去外地出差，要尽量陪伴在妻子的身边，使原本就很担心会出意外的准妈妈缓解紧张情绪，保持放松、愉快的好心情。

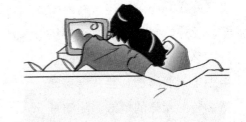

丈夫还可以每周陪伴妻子到医院接受定期检查，咨询保健医生，与妻子共同做好临产前的准备工作。

第26周：睁开眼睛看世界

胎儿这时候开始练习呼吸，使肺长得越来越结实。胎儿喜欢妈妈笑，她一笑，肚子就晃晃悠悠的，胎儿可以一边练习平衡能力，一边分享妈妈的快乐。

妊娠进行时

挺着大肚子的准妈妈，已经进入孕26周了，怎样让自己的生活变得更轻松一点儿呢？如何才能睡个好觉？这些问题，都将决定你和胎宝宝的健康与安全。

胎宝宝在成长

26周的胎儿坐高大约22厘米，体重约800克。宝宝的皮下脂肪已经开始出现，但这时候的宝宝依然很瘦，全身覆盖细细的绒毛。26周的胎儿开始有了呼吸，但肺部还没有发育全。此外，宝宝在这时候已经可以睁开眼睛了，如果这时候用手电筒照腹部，胎儿会自动把头转向光亮的地方。随着耳朵神经的不断发展，他已经可以听到妈妈的声音和周围热闹的世界了。嘈杂声太大时，宝宝可能会吓一跳呢。

准妈妈的变化

准妈妈这个时候能感受到自身心脏的变化。随着子宫的增大而使横膈上升，心脏被推向上方，靠近胸部并略向左移。

此时将手掌轻轻放在准妈妈的腹部也可以感觉到宝宝的活动了。此阶段寻求舒服的睡觉方式将是一个挑战，去卫生间、找水喝、吃零食以及宝宝的运动都使准妈妈的睡眠支离破碎。所以准妈妈要努力获得充足的睡眠，白天有机会就打几个盹吧。

准妈妈在这个时候要保持正确的走路姿势可不是一件容易的事，因为肚子大大地向前突起，身体的重心明显地前倾。你可以试试下面的姿势，它会对你很有帮助：收紧臀部肌肉，将臀部稍稍提起，这样可以减轻脊柱的负担。

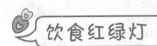

饮食红绿灯

宝宝有一双明亮漆黑的大眼睛，是每一对父母的愿望。有谁不希望自己的宝宝长得聪明又漂亮呢？下面介绍的这几种物质就能促进胎宝宝的眼睛发育，准妈妈不妨多吃含有这类营养素的食物。

维生素A不能过量

维生素A是合成视紫质的重要原料，而视紫质是一种感光物质，存在于视网膜中。对于维持人体的正常视觉，特别是保持在弱光下的观察能力来说，维生素A有着非常重要的作用。一旦缺乏维生素A，在弱光的情况下，譬如夜晚，人就很难看清物体。如果想加强维生素A的摄入，准妈妈不妨多吃鱼类、动物内脏、蛋黄、牛奶、胡萝卜、苹果等。但摄取维生素A不能急于求成，因为过量摄入容易造成维生素A中毒。

遵医嘱服α-亚麻酸

α-亚麻酸是组成大脑细胞和视网膜细胞的重要物质，它能促进胎儿和新生儿大脑细胞发育，促进视网膜中视紫红质的生成，提高胎儿和新生儿的智力与视力，降低胎儿和新生儿神经管畸形及各种出生缺陷的发生率。在怀孕期间，准妈妈应常吃坚果、核桃等，因为这些食物中含有一些α-亚麻酸。此外，目前市场上也有一些α-亚麻酸胶囊，准妈妈如果怕从食物中摄取的量不充足，可以在医生指导下吃些α-亚麻酸胶囊。

牛磺酸可提高视力

牛磺酸能提高视觉机能，促进视网膜的发育，可以保护视网膜，利于视觉感受器发育，改善视功能，还能促进中枢神经系统发育，对脑细胞的增殖、移行和分化起促进作用。胎儿必须通过外源供应牛磺酸才能保证生长发育的需要。因此，在怀孕期间，准妈妈就应多多补充牛磺酸，牡蛎、海带等食物中含有丰富的牛磺酸，准妈妈应适量多补充一些。

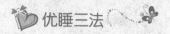

养胎护胎方案

保持良好睡眠是准妈妈最为重要的一件事情。但现阶段的准妈妈，正遭受失眠的困扰，怎么才能保证高质量的睡眠呢？

优睡三法

专家认为，若想缓解睡眠困扰，松弛精神状态是关键，因此，准妈妈可以试试以下方法，帮助自己放松精神，睡个好觉：

◆上床前冲个澡，或在32～35℃的水中泡脚20分钟。

◆选择一个最舒适的体位，放松全身肌肉，轻松呼吸，双眼闭合，眼球不要转动，固定注视一点，同时轻轻提示自己："我的胳膊好沉好没劲，我的腿和脚也没劲了，我要睡了。"

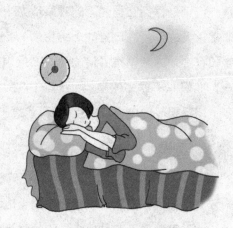

◆避免上床后脑子里总想一些事，但遏制不住时也不要着急，因为这时所想之事都较支离破碎，只要不把它们连起来完整化，往深、往细、往复杂去想即可。

枕头合适助好梦

准妈妈除了采用稍硬一点儿的床垫外，可以让枕头帮帮忙，助自己轻松入睡。

◆每晚临睡前，应先用枕头垫高双脚10～15分钟，让血液流回心脏。

◆在肚侧放一个枕头，能帮助减去下坠的重量，不会整晚有酸软的感觉。

◆有很多准妈妈仍会采用仰睡的方法，准妈妈可于膝盖下垫上枕头睡觉，帮助血液循环。

◆至怀孕后期，准妈妈会采用侧睡，可在大腿中间夹一个软枕头，使腰骨能够松弛，有助减少背痛。

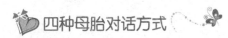

胎教补给站

现在，胎宝宝对外界声音变得很敏感了，这时正可以逐渐加强对胎宝宝语言刺激，以语言手段来促进胎宝宝的智力发育。

四种母胎对话方式

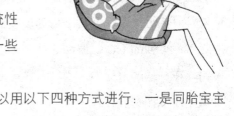

培养胎宝宝语言能力的捷径是孕期就对胎宝宝进行语言诱导。这种诱导包括两个方面的内容：日常性的语言诱导和系统性的语言诱导。日常性的语言诱导指的是父母经常对胎宝宝讲的一些日常用语。系统性的语言诱导指的是有选择、有层次地给胎宝宝听一些简单的儿歌等。

准妈妈要经常和胎宝宝对话。同胎宝宝说话可以用以下四种方式进行：一是同胎宝宝对话，二是给胎宝宝讲故事，三是教胎宝宝学习语言文字，四是教胎宝宝学算术和图形。

总将欢笑与胎儿

在吃饭前，你可以把吃什么饭菜告诉胎宝宝；散步时，可以把周围环境、花草树木、清新的空气、池塘中的鱼儿，讲给胎宝宝听……总之，可以把生活中的每个愉快的环节讲给胎宝宝听，和胎宝宝共同生活、共同感受，使母子间的纽带牢固。

交流重在潜移默化

只要是准妈妈心里想到的，随时都可以和胎宝宝交流。胎教要循序渐进地进行，对胎宝宝的语言刺激也是如此。鉴于这个时期胎宝宝的听觉功能已初步发展起来，因此，首选的语言刺激手段便是利用同胎宝宝对话的形式进行早期开发。实验研究表明，凡是这时候接受的东西，胎宝宝都以一种潜移默化的形式储存在大脑中了，对胎宝宝进行对话交流将促进其出生后语言和智力的发展。

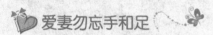

准爸爸助孕讲堂

孕期是增进夫妻感情的最佳时期。一个女人心甘情愿为她所爱的男人生育后代，除了必须忍受怀胎十月的艰辛，还得经历一朝分娩的痛苦，身边的丈夫自然会很感动地去体贴、关爱辛苦的爱妻。

爱妻勿忘手和足

怀孕的妻子多久没有修理手部和足部了？给妻子安排一次手足护理吧，准爸爸可以自己动手，准备一盆温度适当的热水、柔软的毛巾、温和的洗液、指甲钳，在护理的过程中，别忘了赞美妻子漂亮的手和脚。

指甲虽小情意深

帮她剪指甲不属于极具创意的方法。事实上，这种方法也最能够给她提供一种安全感，即使多几次也不为过。首先，关心妻子的手的话她会很感动，而且看到丈夫能够为自己做这种女性才做的事情她会很开心。

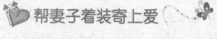

帮妻子着装寄上爱

有些孕妇装，特别是孕妇裙都是在背后有个拉链。行动越来越"笨"的准妈妈想要自己拉好拉链还是挺吃力的，系鞋带也同样有难度。

准爸爸这时如能主动上前帮妻子的忙，一定会让她心情舒畅。关键是要主动，别总是等着妻子要求你做这做那。

给妻子一个坚实的臂膀

准妈妈肚子大起来时，身体重心也发生了变化，在下楼梯的时候极有可能踩空；由于子宫的增大，有可能压迫到坐骨神经，坐下和起身对于准妈妈来说也会变得非常困难。此时，准爸爸要拿出男子汉的本色，用坚实的臂膀搀扶住爱妻，给她最有力的支撑！

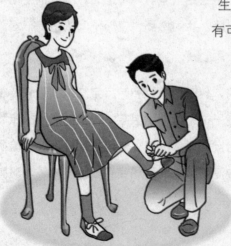

第27周：运动越来越强烈

由于这时的胎儿会频繁且强有力地踢妈妈的肚子，准妈妈对胎儿的感觉越来越强烈，这会让准妈妈有一种真实感和充实感。每当胎宝宝活动的时候，准妈妈就知道，哦，小宝贝又开始做运动了。

妊娠进行时

胎宝宝这时候已经会睁开和闭合眼睛了，同时有了睡眠周期。准妈妈在这一周除了胎动感觉强烈之外，血压还可能略有上升。

胎宝宝在成长

27周的胎儿身长大约30厘米，体重约900克。宝宝这时候眼睛已经能睁开和闭合了，至于瞳孔，出生几个月之后才能变为正常的颜色。向前看时也有了焦点。另外，到达耳部的神经网完全形成，同时有了睡眠周期。宝宝有时也会将自己的大拇指放到嘴里吸吮。

胎儿大脑活动在27周时非常活跃。大脑皮层表面开始出现特有的沟回，脑组织快速增长。除此而外，胎儿在这时已经长出了头发。宝宝开始可以分辨准妈妈和准爸爸的声音，不过听起来不是很清楚，因为他的耳朵被胎脂包围着。

准妈妈的变化

此时准妈妈可以感觉到宝宝运动的次数更多了，有的活动是因为宝宝在打嗝，这让准妈妈觉得胎动增多了。准妈妈都很关心宝宝的胎动次数是否正常，此阶段只需大概对比即可。假如觉得宝宝活动次数比平常少，请与医师联系讨论。

准妈妈这个时期的血压会略有上升，不过不用过于担心。但是，如果出现体重突然增加、视力下降或者手脚肿胀等症状，则应该向医生咨询，接受必要的检查。

饮食红绿灯

现在，很多准妈妈还在工作。马上就要度过孕中期了，在紧张繁忙的工作中，吃着每日千篇一律的工作餐，上班族准妈妈如何才能吃得更健康呢？

坚持吃清淡食物

工作餐里的菜往往不是咸了就是淡了。准妈妈应少吃太咸的食物，以防止体内水钠潴留，引起血压上升或双足浮肿。其他辛辣、调味重的食物也应该明智地拒绝。

饭前吃个水果

为了弥补吃新鲜蔬菜不足，准妈妈可以在午饭前30分钟吃个水果，以补充维生素。

在外就餐注意搭配

上班族的准妈妈少不了要经常在外就餐，而在外的餐食大多偏重淀粉类，蛋白质和蔬菜类则较少。这样不仅容易造成营养素摄取不均衡，影响胎宝宝的生长发育，而且一不留神就会使你胖起来。为了弥补这种缺憾，准妈妈在就餐时要注意各种食物的搭配。另外，在外就餐时汤类、面类或菜里通常含盐较多，进餐时要注意，汤不宜喝得太多。

饱带饥粮的学问

自带食品包不仅可以为经常发生的饥饿做好准备，避免出现尴尬，还能适当补充工作餐中缺乏的营养。如下食物可选择装入食品包中：

◆ 袋装牛奶。吃工作餐的职场准妈妈需要额外补充一些含钙食物。把牛奶带到办公室饮用是个不错的选择。如果办公室没有微波炉加热，别忘了挑选的牛奶应该是经过巴氏杀菌消毒的。

◆ 水果。新鲜水果对准妈妈好处多多。如果办公室清洗不方便，早上出门前清洗后，用保鲜膜包裹。

◆ 饱腹食物。可选择全麦面包、消化饼等粗纤维的面食。核桃仁、杏仁等坚果也不错，不仅体积小、好携带，而且含有准妈妈需要的多种营养元素。

养胎护胎方案

胎宝宝一天天成长，准妈妈的肚子也越来越大，睡觉的时候要注意姿势，否则会影响胎宝宝的成长。

 几种辅助睡眠法

怀孕至7个月的时候，准妈妈采用左侧睡姿最为恰当。下面介绍几种帮助睡眠的方法。

◆ 垫高头部，帮助呼吸。怀孕中后期，因为腹部越来越大，会压迫上面的胸腔，因而减少胸腔容纳气体的容量，导致准妈妈吸入的空气较少，使呼吸困难。准妈妈可以在睡觉时，把床头抬高或把枕头垫高，因为地心引力的关系，腹部会稍微向下移，减少对胸腔的挤压，准妈妈就可以呼吸更多的空气。

◆ 前垫后托，保持睡姿。准妈妈采用左侧睡姿时，可以在腹部下加一个软垫来托住沉甸甸的腹部，会让自己舒服一点儿；在背后也可以同时加个垫子，帮助托住背部，可以帮助自己保持侧睡的姿势。

◆ 垫高脚部，减轻水肿。准妈妈在睡觉时把脚稍微垫高，让静脉血液回流心脏，可以减轻脚肿的情况。垫高的程度要根据自己的感觉，舒服即可。

 尽量不要平躺

平卧仰躺这种睡眠姿势对一般人来说没有问题，但对准妈妈却不行。因为随着胎儿的日渐成长，准妈妈子宫的重量也在慢慢增大。若长期仰卧睡眠，子宫就会压着身后的下腔大静脉和腹主大动脉，这两条血脉如果受到压迫，就会导致血流不畅，无论对准妈妈还是胎儿都会有不良影响。

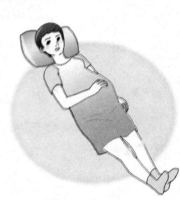

 半夜抽筋的对策

抽筋大多与睡觉姿势有关，通常脚掌向下时较容易发生抽筋。另外，也可能和局部血液循环、血液酸碱度有关。如果经常在睡眠中抽筋，就必须调整睡姿，尽可能左侧卧位入睡，并且注意下肢的保暖。万一发生抽筋，也可以请家人帮忙热敷和按摩，以缓解抽筋的痛苦，早点入睡。

胎教补给站

孩子出生后为什么晚上不睡、白天不醒？怎样让宝宝的情感更细腻？现在，我们就来解答这些问题。

别育"夜猫子"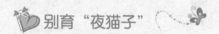

出生后的孩子可以分为两种类型：一种是易养型，这种类型的孩子生活极规律，早上六点半醒来，晚上10点左右睡觉，白天很少哭闹，饮食、睡眠都非常按时，很让大人省心；而另外一种孩子似乎生下来就是跟大人作对的，白天比谁都睡得多，晚上比谁都有精神，饮食也没规律。

排除父母在护理上的因素外，第二种孩子很可能跟妈妈的孕期生活有较大的联系。早起型孕妇所生的孩子，一生下来就有早起的习惯，而晚睡型的孕妇所生的孩子也有晚睡的习惯。

所以，"夜猫子"准妈妈们请注意了，要想培养自己的宝宝从小就形成良好的生活习惯和性格，准妈妈就要先改变自己的作息，保证起居规律。至于会打破正常生活的活动，在这段时间还是先缓缓吧！

花花草草也怡情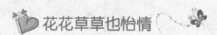

到了怀孕第27周时，胎动更加强烈。妈妈看到周围的事物感到兴奋和愉快，这种情绪的变化也会传递给胎儿，使胎儿感到安定。因此，妈妈平时可以侍弄一些外形美观、气味芳香的花草。给花草浇水、晒太阳，在这些活动过程中，妈妈温暖愉快的心情也传递给胎儿，胎儿就会变得情感细腻。

♂♀ 温馨嘱咐

孕妈妈可吃些青背鱼

为了宝宝将来能够更聪明，准妈妈在饮食方面也应该多摄取有利于大脑发育的食物。青背鱼的脂肪里含有DHA，这种物质对胎儿脑细胞的成长发挥着重要作用，对胎儿的发育也具有重大影响。此外，青背鱼中还含有丰富的有助于血液循环的成分和蛋白质，孕期应该尽量摄取。

准爸爸助孕讲堂

在孕27周丈夫要注意些什么事情呢？如果有些事情你还没有来得及做，就马上要行动了。如果这一周做不完，还可以继续在下一周做。

丈夫工作备忘录

在这一周，丈夫要注意做以下事情：

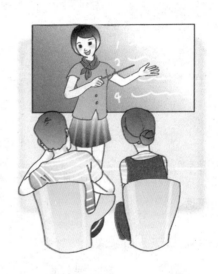

◆ 可以陪准妈妈买孕妇装，如果准妈妈脚部水肿、变大，要换一双合脚的鞋。

◆ 继续有计划地给胎宝宝做循序渐进的胎教。让胎宝宝听柔和的音乐，跟胎宝宝讲话，提醒准妈妈养成良好的生活习惯及饮食习惯。

◆ 可以陪准妈妈做一次轻松、安全的旅游。

◆ 提醒准妈妈参加产前妈妈教室，多了解孕期及生产知识。

这些数字要记牢

下面这些数字丈夫要记牢，因为这些数字都是与准妈妈和胎宝宝紧密相关的。

胎动最频繁最活跃时间：妊娠28～34周。

胎动正常次数：每一两个小时30～40次，不应低于15次。

胎心音正常次数：每分钟120～160次。

过期妊娠超过预期天数：14天。

孕妇洗澡适宜水温：42～43℃。

孕妇每周增加体重正常值：应少于0.5千克。

孕期体重增加总值：不宜超过15～20千克。

第28周：性格已有所显现

到孕28周的时候，胎宝宝的脑组织更加发达，他也越来越调皮，甚至会把自己的大拇指或其他手指放到嘴巴里去吮吸，真是个调皮的小不点。想到这个家伙这么可爱，准妈妈更要好好呵护他了。

妊娠进行时

这时的宝宝几乎占满了整个子宫，越是临近分娩，准妈妈越来越感到活动不便，身体不适。

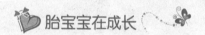

胎宝宝在成长

到了怀孕第28周，胎儿开始有规律地活动，有规律地睡觉和起床，开始吮吸手指，做出抓脐带等动作，特别调皮。

这段时间，胎儿将会快速长大，占据子宫内更多的空间。这一时期的最大特征就是胎儿的脑组织更加发达。胎儿的头部明显长大，脑组织的数量也有所增加，大脑特有的皱褶和凹槽形成。同时，脑细胞和神经循环系统的连接更加完善。

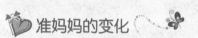

准妈妈的变化

准妈妈这时不仅腹部鼓起来，胳膊、腿、脚踝等部位也会出现肿胀和浮肿，因此特别容易感觉疲劳。轻微的浮肿在任何一位孕妇身上都有可能显现。夜晚降临，浮肿的程度会稍微严重，不过这都是很正常的妊娠症状。如果清晨醒来面部异常肿胀，或者一整天浮肿都不见消退，皮肤缺乏弹性，这种情况长时间持续，说明有可能是患了浮肿或者妊娠高血压病，建议去咨询医生。

28周的时候准妈妈会偶尔觉得肚子一阵阵发硬发紧，这是假宫缩，不必紧张。

饮食红绿灯

到了孕中期的最后阶段，准妈妈很容易出现妊娠高血压综合征，因此在饮食方面需要格外小心，尤其要注意避免摄入过量的钠盐。

控制热量摄入

热量摄入过多，每周体重增长过快都是妊娠高血压综合征的危险因素，因此准妈妈摄入热量应以每周增重0.5千克为宜。重度妊娠高血压综合征的准妈妈因尿中蛋白丢失过多，常有低蛋白血症，应摄入高优质蛋白以弥补其不足。膳食中应减少动物脂肪的摄入，饱和脂肪酸的供热量应低于10%。根据调查，妊娠高血压综合征准妈妈血清锌的含量较低，膳食供给充足的锌能够增强身体的免疫力。

进口纪律：三高一低

准妈妈应进三高一低饮食，即高蛋白、高钙、高钾及低钠饮食，每日蛋白摄入量为100克，食盐摄入量应控制在每日5克以下，有助于预防妊娠高血压综合征。因此，准妈妈应多吃鱼、肉、蛋、奶及新鲜蔬菜，补充铁和钙剂，少食过咸食物。

做菜要少放盐

每天食入过多的钠，会导致周围血管阻力增大，血压上升。因此，妊娠高血压综合征准妈妈应控制钠盐的摄入，每天限制在3～5克。同时也要避免所有含盐量高的食品。如果已经习惯了较咸的口味，可用部分含钾盐代替含钠盐，能够在一定程度上改善少盐烹调的口味；还可以用葱、姜、蒜等调味品制出多种风味的食品来满足食欲。

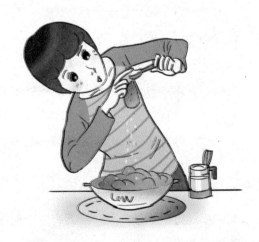

养胎护胎方案

孕期身体增加的负担很容易给准妈妈的腿部带来麻烦，最常见的是浮肿。虽然大部分准妈妈的浮肿症状都属于正常现象，不过如果有办法能够预防和控制会更好。

浮肿是怎么回事

不断增大的子宫压迫下腔静脉，使盆腔及下肢血管内的血液淤积，血流不畅，压力增加，水分在压力作用下渗透到细胞间隙形成浮肿。怀孕后，激素分泌量增加，使准妈妈体内能够积累更多的钠盐，以至于吸收更多的水分滞留在身体里，导致浮肿。

缓解浮肿七法

◆平躺，把脚抬高：静脉血是依靠肌肉的收缩力和血管里的"阀门"而被送回心脏的，因此，平躺后把脚稍稍抬高能够使血液更容易回到心脏，浮肿也就比较容易消除了。

◆坐着的时候，把脚稍稍垫高：为了使腿部积存的静脉血能够回到心脏，坐在椅子上的时候，可以把脚放到小台子上；坐在地板上的时候，就用坐垫等把脚垫高。

◆适当地散步：借助小腿肌肉的收缩力可以使静脉血顺利地返回心脏，因此，散步对于浮肿的预防是很有效的。

◆游泳：游泳也是锻炼腿部的一种运动，会使静脉血更容易回到心脏。所以，在得到医生的允许之后，就试着游泳吧！

◆注意饮食平衡：过多地摄取盐分会引起浮肿，怀孕期间要注意控制盐分的均衡摄入。快餐里含有大量的盐分，建议怀孕期间尽量少用快餐。

◆扶住东西上下运动：做这种运动时脚上下活动，会使用小腿的肌肉收缩，从而有助于预防静脉曲张。肚子变大很容易失去平衡，所以，一定要扶住柱子、墙壁或是桌子等东西。

◆按摩：通过按摩促进血液循环对于浮肿的预防是很有效的。做按摩时的技巧是，从脚向小腿方向逐渐向上，从而有助于血液返回心脏。睡前进行的话，可以解除腿部酸痛，有助于睡眠。洗澡时按摩也是个不错的选择。

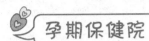
孕期保健院

孕妇高血压是产科常见的问题之一，约占所有准妈妈的9%，其中一部分还伴有蛋白尿或水肿出现，称之为妊娠期高血压综合征，发病时间一般是在妊娠20周以后。若没有适当治疗，可能导致母子危险。

"妊高征"的危害

妊娠期高血压综合征是妊娠期妇女所特有而又常见的疾病，以高血压、水肿、蛋白尿、抽搐、昏迷、心肾功能衰竭甚至发生母子死亡为临床特点。妊娠期高血压综合征按严重程度分为轻度、中度和重度。重度妊娠期高血压疾病又称先兆子痫和子痫。重度妊娠高血压综合征会导致早产、宫内胎宝宝死亡、死产、新生儿窒息和死亡。

易患"妊高征"的人

◆ 年轻初产妈妈及高龄初产妈妈。

◆ 体形矮胖初产妈妈。

◆ 营养不良，特别是伴有严重贫血者。

◆ 原发性高血压、慢性肾炎、糖尿病合并妊娠初产妈妈，其发病率较高，病情可能更为复杂。

◆ 双胎、羊水过多的准妈妈，发病率亦较高。

◆ 有家族史，如准妈妈的母亲有此病，准妈妈发病的可能性较高。另外，冬季与初春寒冷季节易发此病。

"妊高征"的防治

◆ 实行产前检查，做好孕期保健工作。孕早期应测量一次血压，作为孕期的基础血压，以后定期检查，尤其是在怀孕36周以后，应每周观察血压及体重的变化、有无蛋白尿及头晕等自觉症状。

◆ 加强孕期营养及休息。加强孕中、晚期营养，尤其是蛋白质、多种维生素、叶酸、铁剂的补充，对预防妊娠期高血压有一定作用。因为母体营养缺乏、低蛋白血症或严重贫血者，其妊娠期高血压疾病发生率高。

◆ 及时纠正异常情况。如发现贫血，要及时补充铁质；若发现下肢浮肿，要增加卧床时间，把脚抬高休息；血压偏高时要按时服药。症状严重时要考虑终止妊娠。

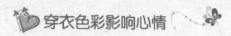

胎教补给站

色彩能影响人的精神和情绪。色彩对于人来说是一种间接的刺激，不同的颜色所引起的刺激强度不同，因而人的感受也不同。所以，准妈妈要重视色彩在胎教中的作用。

穿衣色彩影响心情

准妈妈穿对了色彩，可以让孕期心情特别好；穿错了色彩，容易急躁不安，就会影响到胎宝宝的情绪。准妈妈在怀孕期间应特别注重穿着的色彩，把好的色彩穿在身上，透过色彩营造出来的好心情，无形中也会传达给宝宝，这正是胎教的一种方式。

准妈妈在怀孕初期，最适合的颜色是粉红色，粉红色能够引起大家的关爱与照顾。到了怀孕中期，可以选择黄色，除了让自己心情舒畅之外，黄色属于沟通的色彩，可以让准妈妈和宝宝轻易地沟通交流。到了怀孕晚期，可以选择绿色来放松待产。此外，浅蓝色、白色都是孕期可以运用的颜色。值得强调的是，穿对了色彩，无形中就是在做胎教，能够均衡地穿着每一种适合的颜色，宝宝日后发展也会比较均衡。

教胎宝宝识别图形

专家指出，胎宝宝具有敏锐的感受力和学习力。不仅外界的人、事、物可能在胎宝宝脑中留下潜在印象，准妈妈的行为与心理对胎宝宝更有深远的影响。所以说，此时教胎宝宝认识图形并不是一件没有意义的事。

首先，准妈妈可以教胎宝宝认识正方形，但如果这样说："这个图形是由四条直线围起来的，并且四个角都呈直角。"虽然没错，可这种从平面几何的角度进行的解释是很难引起胎宝宝兴趣的，所以就要找出身边呈正方形的实物来进行讲解。"和卡片上的图形一样的东西在哪儿呀？"先提出问题，然后和胎宝宝一起寻找，"有了，坐垫、桌子。"这时可以拿起一个正方形物体，一边讲"这是正方形"，一边用手描这图形的轮廓，通过这种"三度学习法"进行胎教。

在学习这类图形时，最系统的教具可以说是积木，准妈妈可以把积木和日常生活用品联系在一起穿插着讲给宝宝听。

居室以冷色调为主

居室是准妈妈主要的活动场所，也是准妈妈实施胎教的主要环境，因此居室的色彩设计就必须着重考虑。总的原则就是：安静、幽雅、舒适、整洁。对准妈妈来讲，居室的主色调应该以冷色调为主，如浅蓝色、淡绿色等。在主色调的背景上，不妨布置一些暖色调，如黄色、粉红色等。这样一来，当准妈妈在工作和劳动之余，可以尽快摆脱烦躁情绪，减轻疲惫，在精神和体力上都得到休息。

如果准妈妈还想在其他方面美化的话，也可以从以下两点着手：

第一，选择几幅风景优美的画或者是书法作品挂在卧室，从而使准妈妈获得美的享受。

第二，可以在阳台种上几盆花或在客厅摆放几束鲜花，闲暇时可以养花弄草，放松心情。这可让准妈妈精神振奋，提高食欲。

所以，让准妈妈处于某些特殊的色彩环境里，可以刺激准妈妈体内的激素发生变化，从而取得较好的胎教效果。如用绿色、蓝色使准妈妈保持情绪稳定，使准妈妈体内的宝宝安然平和健康地成长。避免过多接触红色、黑色、紫色等刺激性较强的色彩，以免影响宝宝的生长发育。

众手浇开幸福花

不要以为胎教只是未来父母的责任，实际上，家庭的其他成员，尤其是未来的爷爷、奶奶、外婆、外公等人也将在胎教中占据一席之位。

一些老年人，对怀孕的媳妇不以为然，动辄"我们那时候"如何如何，言下之意就是眼下的媳妇太娇气。这对于孕妇来说是一种不良刺激，往往会给孕妇原本就烦躁不安的情绪火上浇油，甚至发生口角，进而影响胎儿。

因此，在孕妇怀孕期间，家庭所有成员都应给予热情的帮助和充分的体谅，不要给孕妇造成压力，更不要随意指责，而应共同努力在孕妇周围营造一种宽松的生活环境，使胎儿在祥和的气氛中健康地成长。应为胎儿创造和谐乐观的家庭气氛。如一旦发现有矛盾的苗头，家庭其他成员切不可计较，并尽量用幽默的方式化解。因为幽默能使人的副交感神经兴奋，使身体内环境稳定。这就是积极参与胎教，为胎教作贡献。

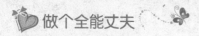

准爸爸助孕讲堂

又到了新的一周，你了解妻子想要什么吗？妻子整天胡思乱想怎么办？丈夫在这周有什么样的爱妻守则？这些都是本周要解决的问题。

做个全能丈夫

现阶段，胎儿生长发育迅速，准妈妈对各种营养物质的需求也大大增加，可能会特别喜欢吃某些丈夫根本就不喜欢甚至厌恶的食物。妻子从内心希望自己的丈夫能学习、了解有关营养方面的基本知识，帮忙纠正偏食的不良习惯，合理安排好一日三餐。

孕妇身体开始显得笨拙，不能再像以往那样操持家务。此时，孕妇希望丈夫能够照顾好自己，同时学习料理家务，为将来共同照顾孩子做好准备。

怀孕中期的家庭保健监护既是监护胎儿发育、健康状况的手段，又是三口之家共同活动的时刻。孕妇希望丈夫能关注这件事，帮助自己数胎动、听胎心、量体重；当孕妇大腹便便时，不要忘记提醒妻子坚持运动。

本周爱妻守则

准妈妈马上就要进入孕晚期了，腹部迅速增大，会感到很容易疲劳，有的准妈妈还会出现脚肿、腿肿、静脉曲张等状况，很不舒服。准爸爸应该更加体贴妻子。

◆陪同妻子参加产前培训课程，了解有关分娩的知识。

◆与妻子商量决定分娩的医院。

◆多与妻子谈心，交流彼此的感受，帮妻子克服心理上的恐慌和无助。

◆帮妻子按摩，揉揉后背和肩，按摩腿和脚，减轻她的不适。

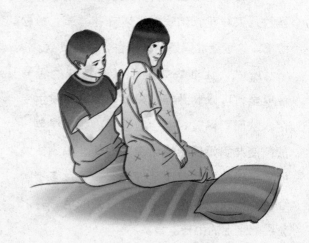

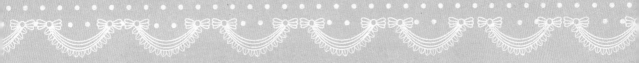

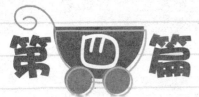 **第四篇**

孕晚期：胎宝宝日渐茁壮

　　孕中期的美好时光很快就过去了，现在，准妈妈进入了孕晚期，也就是妊娠的最后3个月。你现在大腹便便，行动不如以前灵活，你可能感觉自己的脚步也一天比一天沉重。孕晚期的日子简直是度日如年啊！但顺利度过这一时期，你就可以和亲爱的宝宝见面了。

第29周：像模特不停变换体位

从怀孕第29周开始，胎儿的眼睛已经完全睁开了。准妈妈也进入了孕晚期，这个时候，准妈妈在营养、安胎、日常生活方面还有很多问题要注意。

妊娠进行时

这时候胎儿的听觉系统发育完成，如果在这时候给胎宝宝放些音乐，宝宝会对不同的音乐作出不同的反应。

胎宝宝在成长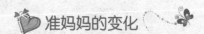

怀孕第29周时，胎儿的眼睛完全睁开，并能够看到子宫外的亮光。原来长满胎儿全身的胎毛开始渐渐减少，只有肩膀和背部等极少部位仍然长着胎毛。随着脂肪层的生长，皮肉开始变厚。眉毛和睫毛已经完全长成，头发和指甲也开始慢慢增长。

胎儿的体重在本周开始飞速增长，大脑、肺和肌肉也在继续发展。胎儿这时大脑发育迅速，头也在增大，听觉系统也发育完成，胎儿此时对外界刺激反应也更为明显。在某种程度上，他甚至可以调节自己的体温了。

准妈妈的变化

进入孕晚期，胎动逐渐频繁，胎儿的"拳打腿踢"有时候会让妈妈吓一跳，继而产生疼痛感。特别是此时胎儿开始调整位置，头朝下脚朝上，这时做踢腿动作就会踢到妈妈的肋骨，从而使妈妈感到胸部疼痛。

怀孕7个月的母亲，腹部已经相当大了，行动起来也不太方便。子宫底上升到肚脐与心口的中间。随着子宫的增大，腹部、肠、胃、膀胱受到轻度压迫，孕妇常感到胃口不适。准妈妈的内脏被增大的子宫挤压，便秘、背部不适、腿肿的状况可能会恶化。正确的姿势、良好的营养及适当的锻炼和休息将会改善这些问题。

饮食红绿灯

孕晚期，胎宝宝的营养需求达到了最高峰，这时准妈妈需要摄入大量的蛋白质、维生素C、叶酸、B族维生素、铁质和钙质，但是准妈妈也不能乱补，要避免体重增加过度。

及时调整饮食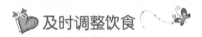

怀孕晚期，胎宝宝生长得更快了，需要的营养达到最高峰，再加上准妈妈需要为分娩储备能源，所以准妈妈在膳食方面要做相应调整。

孕晚期的饮食原则

准妈妈应根据本身的情况调配饮食，尽量做到膳食多样化，尽力扩大营养素的来源，保证营养和热量的供给，同时结合自己身体的胖瘦、是否有妊娠糖尿病、工作量大小以及家庭经济状况等综合考虑，制订一个适当的食谱。

孕晚期的饮食重点

◆适当增加豆类蛋白质，如豆腐和豆浆等。

◆注意控制盐分和水分的摄入量，以免发生浮肿。每天饮食中的盐应控制在5克以下。

◆建议准妈妈选择体积小、营养价值高的食物，如动物性食品；减少营养价值低而体积大的食物，如土豆、甘薯等，这样可减轻被增大子宫顶住胃的胀满感。

◆对于一些含能量高的食物，如白糖、蜂蜜等甜食宜少吃，以防止食欲降低，影响其他营养素的摄入。适当限制油炸食品及肥肉，油脂要适量。

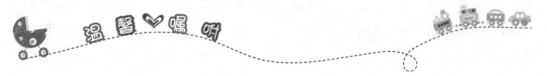

饮食甜咸有度

孕晚期最可怕、最危险的情况就是妊娠高血压疾病。想要预防妊娠高血压疾病，必须减少盐分、水分及糖分的摄取量，这是最基本的常识。同时还应注意烹饪食物的方法和用餐的方式。在做色拉的时候，不放酱油和盐，代之以柠檬和醋；吃面时，最好不要喝面汤。

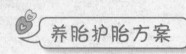

养胎护胎方案

　　如果准妈妈的健康没有大的问题，胎儿也在正常生长，那么从怀孕第29周开始，就应每两周接受一次定期检查。接受定期检查时，对于平时的异常症状要仔细询问医生，并充分了解分娩的相关信息。

贫血孕妇的饮食

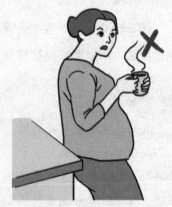

　　诊断出患有贫血以后，需要更积极地服用补铁口服液。贫血严重的孕妇，其补铁口服液的服用量要达到一般孕妇的两倍以上。注意在服用补铁口服液的前后1小时内，不要喝绿茶、红茶、咖啡等饮料，因为这些饮料会影响铁的吸收。另外，调整饮食也是很重要的事情，应当多吃含铁量高的动物肝脏或瘦肉，以及紫菜裙带菜等海藻类，多食菠菜、胡萝卜等黄绿色蔬菜及鱼贝类等。同时，还应当充分摄取合成血红蛋白所需的优质蛋白质和有助于铁质吸收的维生素类。

蛋白尿如何防治

　　诊断出蛋白尿之后，准妈妈首先要做的就是稳定身心。解除疲劳、充分休息会改善心脏的血液循环，恢复心脏的原有功能。防治蛋白尿的饮食疗法要求减少食盐的摄取量，充分补充高质量的蛋白质。不过，动物性蛋白质会增加胆固醇数值，导致血压上升，因此应多摄取植物性蛋白质，如豆腐等。另外，还应多吃有助于蛋白质吸收的维生素和矿物质。

预防高血压

　　预防高血压，最重要的就是营养均衡的饮食和充分的休息。在饮食上首先要减少盐分、糖分和脂肪的摄取量，降低热量的摄取量，多摄取高质量的蛋白质。上午、下午各休息30分钟左右，也有利于高血压的防治。

孕期保健院

如果准妈妈阴道分泌物带有异味、异物，同时有瘙痒感觉，很可能是细菌在外阴部繁殖、感染造成的，须多加注意。

了解滴虫性阴道炎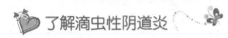

滴虫性阴道炎由滴虫原虫引起，因性生活时受感染而产生。若白带增多呈黄色，且有异味，外阴部瘙痒严重，很可能是滴虫性阴道炎。炎症严重时，外阴部肿胀呈深红色，瘙痒转化为疼痛；如果炎症发展到尿管，排尿时就会有疼痛感。

妊娠中，阴道的酸性降低很容易感染，须格外注意。准妈妈要保持清洁，预防感染。如果已经感染上滴虫性阴道炎，必须和丈夫一起接受治疗，治疗药剂可以使用曲古霉素等栓剂。

预防带状疱疹阴道外阴炎

此病症是由于感染带状疱疹病毒，在阴道或外阴部产生的炎症，很少会在妊娠中初次感染。第一次感染时的初期症状为外阴部不适、发烧、轻度瘙痒，1～2周后，会有些许小水疱产生，还会感到相当疼痛。

这是一种体力下降时易感染的病。要想预防就须注意不要过度劳累。特别是在寒冷季节，感冒时身体抵抗力降低，要更加小心。最好在分娩前治疗，不然孩子死亡率会升高。如果分娩时没有痊愈，可以采用剖宫方式分娩，避免孩子受感染。

念珠菌阴道炎要及早治

念珠菌阴道炎是由一种类似于酵母菌的真菌在阴道或外阴部引起的炎症。念珠菌繁殖迅速时，不仅阴道，外阴部也会呈深红色并处于糜烂状态，引起外阴炎，同时伴随阴道或外阴部瘙痒，白带增多，这时的白带呈豆腐渣状，白色。

如果因外阴部瘙痒而用碱性肥皂清洗，症状会更加严重，应在温水中放1～2勺食醋稀释后冲洗。如果已经感染上阴道炎，则须尽早接受治疗，以防分娩时感染胎儿。

胎教补给站

游戏胎教，是一种寓教于乐的方式，通过游戏的亲子互动刺激宝宝脑部的成长。

游戏胎教的作用

通过游戏胎教，可以使宝宝与妈妈之间的互动增加，促进彼此的感情，有助于宝宝未来的发展。

准妈妈怀孕7～8个月时是胎动最明显的时候，所以在此时进行游戏胎教，效果最明显。胎宝宝一般需要8～12小时的睡眠，所以如果在饭后1～2小时陪胎宝宝玩耍，妈妈可以明显感受到胎动，宝宝的手脚也会随着妈妈的动作而产生不同的反应。

♂♀ 温馨嘱咐

抚摸胎儿轻柔有序

现在，准妈妈在腹壁上能清楚地触到胎儿头部、背部和四肢，可以轻轻地抚摸胎儿的头部，有规律地来回抚摸宝宝的背部，也可以轻轻抚摸孩子的四肢，当胎儿感受到触摸的刺激后，会做出相应的反应。触摸顺序可由头部开始，然后沿背部到臀部至肢体，要轻柔有序，有利于胎儿感觉系统、神经系统及大脑的发育。

游戏胎教的方法

游戏胎教最好是在有音乐的良好环境中进行，以不危险、有趣味性为原则。

准妈妈用一只手压住腹部的一边，然后再用另一只手压住腹部的另一边，轻轻挤压，感觉宝宝的反应。这样做几次，宝宝可能有规则地把手或脚移向妈妈的手，宝宝感觉到有人触摸他，就会踢脚。准妈妈有节奏性地拍打肚子，感觉宝宝的反应，通常重复几次后，宝宝就会有反射动作。

游戏胎教对宝宝很有好处，借着听音乐、运动、游戏对宝宝会有好的刺激，可以增加宝宝动作的敏感度。通过游戏胎教，使宝宝的胎动明显，准妈妈可以此来判断宝宝健康与否，如果宝宝不爱动、不活泼，就要特别注意了。

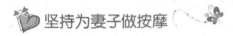

准爸爸助孕讲堂

到了孕晚期，丈夫更要做任劳任怨的老黄牛。妻子身体不适，丈夫要为她做按摩；妻子睡眠不好，丈夫要为她创造良好的睡眠环境；妻子要预防阴道炎，丈夫要为她洗内衣。

坚持为妻子做按摩

臀部按摩：准妈妈先躺下，左侧卧，背向丈夫，然后丈夫的左手在准妈妈的臀部打圈揉按。

大腿按摩：准妈妈躺于床上，面向上，双腿平放，然后丈夫双手环扣在膝盖以上位置，由下向上推按，可以有效缓解腿部浮肿。

常为妻子换洗内衣

妊娠过程中，有的准妈妈由于激素的平衡遭到破坏，皮肤变得敏感，整个身体泛红，并且长出小米粒一样大小的疙瘩，有时身体会严重瘙痒，导致准妈妈无法入睡。

为了预防皮肤疾病，准妈妈最好穿100%纯棉内衣。同时，在洗内衣的时候要比平时多清洗几遍，将洗涤剂对皮肤的刺激减少到最低程度。由于这时准妈妈身体笨重，丈夫就要担当起为妻子洗内衣的重任了。

提高妻子的睡眠质量

一般来说，准妈妈每天至少应保持8小时的睡眠，并且要注意睡眠质量，睡得越沉、越香越好。那么，准爸爸怎样让妻子的睡眠达到一定的时间和深度呢？

◆ 应保持室内安静和空气新鲜，卧具要整洁、舒适。

◆ 睡前2小时内不要让妻子大量吃喝。

◆ 不要让妻子饮用有刺激性的饮料。

◆ 睡前不要让妻子做剧烈运动，避免过度兴奋、劳累。

◆ 用温水为妻子泡泡脚。

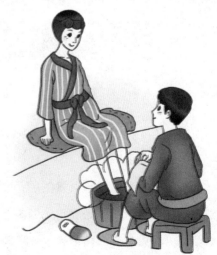

第30周：已经熟悉你的声音了

胎儿的头部在继续增大，大脑发育也非常迅速。大脑和神经系统已经发达到一定的程度，皮下脂肪继续增长。

妊娠进行时

进入孕30周，胎宝宝现在约重1500克，从头到脚长约40厘米。胎宝宝还在继续发育，而准妈妈由于子宫压迫的原因，整个人就像处在氧气不足的环境里一样，呼吸急促、胸口发闷，这种现象可能还要持续很长一段时间。

胎宝宝在成长

这个时期，胎儿的大脑快速成长，头部也随之变大。虽然自行呼吸和保持体温尚有困难，但基本的身体器官和各自功能大部分已经具备，这时如果发生早产，存活的可能性较大。

如果胎儿是男孩，则他的睾丸会顺着肌肉从心脏附近向阴囊移动；如果胎儿是女孩，她的阴蒂会变得比较明显，阴蒂还在小阴唇的外侧，但在分娩数周之前会进入小阴唇的内侧。

准妈妈的变化

准妈妈的子宫底的高度上升到肚脐和胸口之间，压迫胃和心脏。由于胃和心脏不能很好地发挥各自的功能，于是出现胸口发闷、胃部难受等症状。有时感觉就像食物堵塞在胸口。

准妈妈现在就像处在氧气不足的环境里一样，呼吸急促，这种现象要持续到妊娠第37～38周时（这时胎儿开始向下移动）。出现这种症状的原因是子宫太大压迫了横膈膜。要减轻呼吸急促的症状，站或坐着的时候姿势应当端正，以免压迫横膈膜。睡觉时建议在头部和肩膀处垫枕头或软垫。

饮食红绿灯

现在，准妈妈不仅要合理饮食以避免巨大儿的现象，还要注意不能吃一些刺激性的食物，以免加重痔疮。

要注意合理饮食

在怀孕的最后3个月里，准妈妈要注意合理饮食，进补要适度。孕妇的过度肥胖和巨大儿的发生对母子双方健康都不利。孕妇在怀孕期的体重超标极易引起妊娠期糖尿病，临床显示，妊娠期糖尿病患者在分娩后，40%的人还会有糖尿病。新生婴儿的重量也非越重越好，3~3.5千克为最标准的体重。

避开刺激性调料

刺激性食物主要是指葱、姜、蒜、辣椒、芥末、咖喱粉等调味料和蔬菜，准妈妈不宜食用。这是因为，这些辛辣物质会随母体的血液循环进入胎儿体内，给胎儿造成不良刺激。就孕妇而言，怀孕后大多呈现血热阳盛的状态，而这些辛辣食物从性质上说都属辛温，而辛温食品会加重血热阳盛的状态，使体内阴津更感不足，会使孕妇口干舌燥，生口疮、痔疮，心情烦躁等症状加剧。这样，自然不利于胎儿的正常发育。

吃冷饮对宝宝不利

不少准妈妈怀孕后，会非常想吃冷饮，即使到了寒冷的冬天，仍是隔三岔五就要吃冰淇淋或是雪糕等冷饮。其实，这对胎宝宝生长非常不利。

首先，准妈妈的胃肠对冷的刺激非常敏感。多吃冷饮能使胃肠血管突然收缩，胃液分泌减少，消化功能降低，从而引起食欲不振、消化不良、腹泻，甚至引起胃部痉挛，出现剧烈腹痛现象。

其次，准妈妈的鼻、咽、气管等呼吸道黏膜往往充血并伴有水肿，如果大量贪食冷饮，使充血的血管突然收缩，血液减少，可致局部抵抗力降低，使潜伏在咽喉、气管、鼻腔、口腔里的细菌与病毒乘虚而入，引起嗓子痛哑、咳嗽、头痛等，严重时能引起上呼吸道感染或诱发扁桃体炎。

养胎护胎方案

在孕晚期，准妈妈会感觉大腿及耻骨部位经常有痛感，下面介绍一些有效的运动方式，能够帮助准妈妈来缓解疼痛。

 缓解大腿疼痛的运动

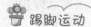 **踢脚运动**

◆准妈妈侧躺在床上，用手撑住头，下侧的膝盖弯曲保持平衡，然后将上侧的膝盖拉近肩膀方向。

◆保持肩膀到骨盆的线条和床平行，然后把拉起的脚向远方伸直，以感到舒适的程度为宜。

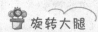 **旋转大腿**

准妈妈呈仰卧姿势，弯曲膝盖，两手分别抓住两膝，注意别碰到腹部，然后大幅旋转。注意手不要离开膝盖。

 怎样缓解耻骨疼痛

由于准妈妈在怀孕期间体内分泌激素，令耻骨联合部位逐渐分开，韧带也会松弛，当肚子越来越大时，便会压到耻骨部位，产生疼痛。这种疼痛，可以通过按摩和运动来缓解。

 简易按摩

◆准妈妈双手在耻骨附近以按压、打圈的方式按摩。

◆准妈妈平卧在床上，可先弯曲左腿至适合自己的位置，不用强行提高腿部。然后再用左手，以按压的方式按摩耻骨部位。

◆准妈妈侧卧在床上，一只手托起头部，用另一只手按摩骨盆侧边凹下来的部位。

伸展运动

◆准妈妈保持站立姿势，尽量将手拉向身体的另一边，这样做可以减少耻骨所承受的压力。

◆准妈妈平卧在床上，将腿弯曲并向侧边移动。

◆准妈妈平卧在床上，用双手抱住膝盖，尽力向后拉。

◆准妈妈坐在床上，轮流将腿左右伸直，能帮助松弛大腿内侧的肌肉，舒缓耻骨与韧带的拉力。

胎教补给站

这周胎教重点仍是按时与胎儿进行音乐方面的沟通。现在，准妈妈准备好了吗？与自己最爱的胎宝宝一起来个音乐之旅吧！

伴着音乐闭目养神

准妈妈可以坐在带靠背的沙发、椅子或躺椅上，双腿放在前面比坐椅稍高的凳子上，手放在双腿两边，闭上眼睛，全身放松。音乐以自己喜爱的为主，音量开到适中，节奏较明快为好。音乐要连续播放10分钟左右。随着音乐的奏起，全身自然放松，首先感受到音乐如波浪般一次一次有节奏地向你冲来，冲走了疲乏，冲醒了头脑，血液在全身正随着音乐节奏流动（时间控制在3分钟或听完一首乐曲为限）。然后，想象音乐如温热的水流自头顶向下流动，血液也从头到脚来回有节奏地流动（时间约5分钟或听完一首乐曲为限）。最后睁开双眼，随着音乐的节奏，手、脚有节奏地晃动，时间约2分钟或听完一首乐曲为限。

用音乐刺激胎儿听觉

美妙怡人的音乐还可以刺激胎儿的听觉神经器官，促使母体分泌出一些有益于胎儿健康的激素，使胎儿健康发育。现在胎宝宝的内耳、中耳、外耳等听觉系统已经建立，胎儿在母亲的子宫里，对外界的声音刺激会有所反应，包括感受到母亲的心跳速度、血液流动的节奏、胃肠蠕动的韵律。

反复聆听

太快的节奏会使胎儿紧张，太大的音量会令胎儿不舒服。因此，节奏太强烈、音量太大的摇滚乐不适合作为胎教音乐，否则会引起胎儿躁动不安，长期下去，胎儿体力消耗太大，可能出生时体重过轻，有时还会出现不良神经系统反应。胎教音乐不宜过长，5～10分钟的长度是较适合的。超过这个时间，胎儿的听觉神经和大脑会疲劳。最好让胎儿反复聆听，才能造成适当的刺激。

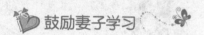

准爸爸助孕讲堂

准妈妈由于身体的原因，现在变得很懒。丈夫要帮助妻子，并鼓励与协助妻子学习，这样才能在胎教中取得更好的效果。

鼓励妻子学习

丈夫应鼓励妻子加强学习，培养妻子多方面的兴趣。妻子妊娠以后，难免有惰性心理，而丈夫的责任就是要千方百计地把这种惰性心理加以转化，特别是在妊娠后期。

不要让妻子发怒

怒是由强烈的刺激引起的一种紧张情绪。准爸爸要尽量避免让准妈妈受到这种强烈的刺激，多创造缓解准妈妈紧张情绪的外环境，引导准妈妈学会自我放松和自我平衡。同时，准爸爸要多动脑筋，丰富妻子的业余生活。

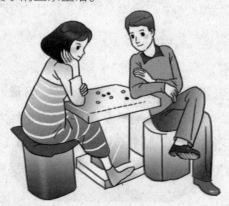

筑起防感冒大堤

准妈妈是最害怕感冒的人群之一，准爸爸要预防妻子感冒，应从家庭做起。在妊娠期间，家庭中的每位成员都要预防感冒，首先注意居室卫生，多运动锻炼，吃含有丰富营养的食物，增强抵抗力，避免感冒。

有准妈妈的家庭，如有条件，全家集体打流感疫苗。并且要牢记：在感冒盛行的季节，家人要尽量避免去人多的地方。如果家里有人感冒，最好及早与准妈妈隔离，并采用一些有效的措施，进行屋内消毒，如醋熏法、紫外线杀菌法等。

同时还要教导准妈妈，自己做好保健，注重饮食，注意卫生，并保证充足睡眠，保持居室清洁，经常通风换气，并根据天气变化合理着衣，避免感冒。

如果准妈妈不慎感冒，一定要带她去医院诊治，切不可让她自己乱服药。

第31周：眼睛能辨光亮了

进入孕31周，胎宝宝的肺部和消化系统已经基本发育完成，身长增长趋缓，而体重迅速增加。这周胎宝宝的眼睛时开时闭，已经能够分辨黑暗和光明了，终于过上了黑白分明的日了。

妊娠进行时

胎儿发育得越来越大，子宫内的空间就显得越来越小了。准妈妈则在继续抵抗着各种身体不适，疼痛、出血、尿失禁……

胎宝宝在成长

到妊娠第31周，胎儿反复练习睁眼和闭眼，在一定程度上能辨别黑暗和光明。但是胎儿的视力尚不能像成人那样可看得很远，视野一般不超过20～30厘米。若准妈妈腹部外面有亮光，胎儿的头就会转向亮光，并且为了触摸亮光还会伸手。胎儿的肺和消化系统几乎完全形成，羊水量也增加。从这时开始，胎儿变大，子宫内的空间变窄，使得羊水量慢慢减少。胎儿在羊水里充分地鼓起肺部，不断地呼气和吸气，为出生后的呼吸做准备。

准妈妈的变化

在孕晚期时，支撑腰部的韧带松弛，孕妇再次感到腰痛。另外，为了支撑日益沉重的腹部，肩膀和身体自然向后仰，肩膀易疲劳，时间久了就产生疼痛，况且肩膀还要支持越来越大的乳房，越临近分娩，肩膀的疼痛越会加重。

这时，孕妇会出现尿失禁现象，打喷嚏或放声大笑时会不知不觉流出尿液。这是子宫压迫膀胱而导致的，是孕妇身上的常见现象，不必过于担心。尿失禁大部分出现在腹部逐渐变大的妊娠第30周以后，分娩后就会自然消失。

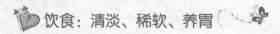

妊娠进行时

虽然现在准妈妈的食欲受到了影响，吃什么都没有胃口，但为了胎宝宝的健康，还是要让自己摄入足够的营养。

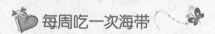

饮食：清淡、稀软、养胃

虽然现在食欲不振，但还是建议准妈妈每天吃5～6餐，还可以多吃一些有养胃作用、易于消化吸收的粥和汤菜。在做这些粥的时候，准妈妈可以根据自己的口味和具体情况添加配料，或配一些小菜、肉食一起吃。粥可以熬得稠一些，也可以熬得稀一些。

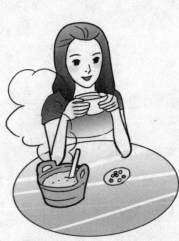

每周吃一次海带

孕妇在孕晚期应保证每周吃一次海带。海带富含碘、钙、磷、硒等多种人体必需的微量元素，其中钙含量是牛奶的10倍，含磷量比所有的蔬菜都高。海带还含有丰富的胡萝卜素、维生素B_1等维生素，有美发，防治肥胖症、高血压、水肿、动脉硬化等功效，故有"长寿菜"之称。海带不仅是孕妇最理想的补碘食物，还是促进宝宝大脑发育的好食物。

最适合孕妇的海带吃法是与肉骨或贝类等清煮做汤，或清炒海带肉丝、海带虾仁，或与绿豆、大米熬粥。凉拌海带也是不错的选择。

点点青椒开味儿

据测定，每500克青椒含维生素C 525毫克，比番茄高9倍，比大白菜高3倍，比茄子高35倍，比白萝卜高2倍。当然了，除了维生素C外，青椒中还含有蛋白质、脂肪、糖、矿物质、辣椒素等多种营养元素。其中，辣椒素能够刺激唾液及胃液分泌，使胃肠蠕动加快，增进食欲及帮助消化。准妈妈可以适量食用，譬如在一些菜肴中添加适量的青椒以借味儿。但食用过多的青椒会刺激肠胃，准妈妈应当适量食用。

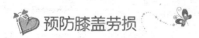 养胎护胎方案

现阶段，很多准妈妈在遭受着耻骨疼痛和膝盖疼痛的折磨，其实，日常生活中注意姿势，是可以预防和缓解这些疼痛的。

预防膝盖劳损

由于准妈妈在孕晚期身体越来越沉重，站立时会不自然地将双脚伸直，这样会令膝盖软骨劳损，于是常常感觉膝盖部位疼痛。为了预防和缓解膝盖疼痛，准妈妈可以参考下面介绍的这些正确的站立姿势和按摩方法。

准妈妈坐下，屈膝成90°，在膝部内侧肌肉隆起处，以拇指打圈揉按膝盖旁的血海穴位，分别以顺时针及逆时针揉按30圈，以有酸胀的感觉为宜。

准妈妈扶住身旁的桌子或椅子，轮流单脚站立，另一只脚向后呈90°弯曲，然后放松伸直。这个动作要重复20次。准妈妈要长时间站立时，每半个小时就要做一次。

准妈妈在站立时，要避免自己上半身向前倾，而双脚又绷得太直，这样会使膝盖部位受力过多，造成疼痛。

预防耻骨疼痛

一般来说，耻骨痛大部分出现在怀孕28周之后，为了缓解痛楚，准妈妈要采用正确的坐姿。

准妈妈坐下时宜平放双脚，避免耻骨受压。

跷脚或交叉脚的坐姿，都会加重耻骨痛的症状。

准妈妈坐下时应靠向椅背。

准妈妈不要向前倾坐，这样会使耻骨受到压迫。

步入慢节奏生活

在孕期的最后阶段，由于胎宝宝从下面上升向上顶横膈膜，腹部已经没有更多的空间让准妈妈深呼吸了。因此，准妈妈需要少食多餐，并且尽量不要让身体太劳累、太紧张，保持生活慢节奏，这对应付气短有帮助。无论做什么事情，哪怕一件很小的事情，也最好给自己安排出比平时多1倍的时间，使自己做事情的时候可以轻轻松松、慢节奏地完成。

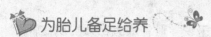

胎教补给站

孕宝宝到了第31周，已经是一个能听、能看、能"听懂"话、能理解父母的人了，父母对胎儿说话绝不是"对牛弹琴"。父母应不失时机地加紧与胎儿之间的语言沟通和音乐刺激，对宝宝施以良性刺激，以丰富胎儿的精神世界。

为胎儿备足给养

新鲜充足的氧气是胎儿头脑发育不可或缺的要素。因此，准妈妈必须提供给胎儿充分的营养和氧气。如果营养和氧气的供给不足，就有可能对胎儿的大脑机能造成致命的损伤。要想给胎儿提供充足的氧气，孕妇血液中氧气的浓度必须高。利用晚间或者周末的时间和丈夫一起去公园或者森林浴场，在充分呼吸清新氧气的同时慢慢地散步，是胎教和运动两不误的好方法。

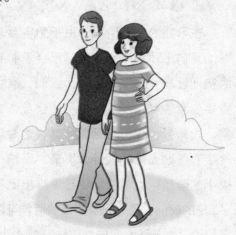

熟悉父母的声音

准妈妈还在给胎儿讲故事或听音乐吗？觉得他是不是有所反应呢？这时他应该已经非常熟悉妈妈的声音了。准妈妈也可以让丈夫抚摸着自己的肚子，和胎儿说说话，让未来的宝宝多熟悉一下爸爸的声音。

胎儿惧怕恐怖声

电影、电视剧中常常有一些恐怖的场面，虽然明知是演戏，但是恐怖凶残的镜头，准妈妈看后往往会留在脑海里，甚至因为深刻的印象而不能入睡。女性想象力丰富，特别在孕期，往往把幻境与事实混淆，自己吓唬自己。这种恐怖的景象会对胎儿有很不好的影响，怀孕期间最好避免这类东西。平常生活中已经有了不少扰乱情绪的事务，何必再增加不必要的烦恼呢？若自己无聊找这些消遣，是犯了胎教之大忌。

准爸爸助孕讲堂

怀孕期间的性生活与平常日子相比，有很多细节要注意，丈夫不要贪图一时的欢愉而忽视了这些细节，给妻子和未来的宝宝造成伤害，那就得不偿失了。

阴道戒严：精子免入

孕期过性生活最好使用避孕套或体外排精，总之，以精液不进入阴道为好。这是因为，男性精液中的前列腺素被阴道黏膜吸收后，叫促使怀孕后的子宫发生强烈的收缩，不仅会引起孕妇腹痛，还易导致流产、早产。

做爱先净手

大家都知道，不注意卫生容易引发细菌感染，但手部的卫生却往往被大家所忽视。其实在做爱时，如果不清洁的手与性器官接触，同样会导致细菌感染，因此做爱前要充分对手掌及指甲等进行清洗，并且要养成勤剪指甲的习惯。

有了痛感你就停

在性生活时，如果准妈妈感到腹部肿胀或疼痛，准爸爸就应暂时中断休息一会儿。肿胀感消失后，还可以继续做爱。另外，孕妇仰卧做爱时有时会因血压下降而感觉不舒适，此时也要暂时中断休息一下，并适当地将身体左右倾斜调整，不适感就会慢慢消失。

温馨嘱咐

孕晚期丈夫的职责

孕晚期，准妈妈身心负担加重，又要面对分娩，更需要丈夫的关心。准爸爸在这一时期的主要责任有：

◆理解妻子此时的心理状态，解除妻子的思想压力。

◆保证妻子的营养和休息，使其为分娩积蓄能量。丈夫要主动承担家务，还要注意保护妻子的安全，避免妻子遭受外伤。

◆参与胎教，做好家庭自我监护，以防早产。

第32周：子宫变得有点挤

胎儿已经32周了，他的身体和四肢还在继续长大，最终要长得与头部比例相称。胎儿现在全身的皮下脂肪更加丰富，皱纹减少，看起来更像一个婴儿了。

妊娠进行时

怀孕到第32周的时候，孕妇的体重开始快速增长。因胎儿迅速成长，这个时期孕妇的体重每星期增长0.5千克左右。这时的胎儿体重约为新生儿的1/3或1/2，余下的体重将在剩余的7周时间内增长。

胎宝宝在成长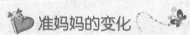

到了这一周，前期时非常活跃的胎动开始明显减缓。随着胎儿越来越大，日渐拥挤的子宫使得胎儿的活动减少，子宫内部的可用空间窄小，于是胎儿不再翻来覆去大幅度地活动，而是代之以左右转动脑袋等一些小动作。

胎儿现在的四肢和头部大小比例适中，具备即将出生的婴儿的模样。皮下脂肪继续生长，身体变得胖嘟嘟的，各个器官更加成熟。手指甲、脚趾都已经长齐，肺部仍在不断发育。虽然胎儿的骨架已完全形成，但骨头还是柔软易折的。

准妈妈的变化

随着胎儿的成长，孕妇腹中几乎没有多余的空间，这时孕妇的胸部疼痛加剧，呼吸更加费力。不过当胎儿下降到骨盆之后，症状会有所减轻。在此之前，孕妇除了忍受疼痛外，别无他法。平时应当养成坐姿端正的习惯，这有助于缓解胸部疼痛。

由于子宫底压迫胃部，孕妇开始像早孕反应一样重新感到恶心。胸部异常难受无法顺利进食时，不要一次吃过多的食物，可以分次食用。随着临产期临近，子宫底将自动下滑，胃部的压迫感会随之消失。

饮食红绿灯

由于胎儿各器官组织迅速增长，尤其是大脑细胞的增长和胎儿体内营养素储存速度进一步加快，故胎儿营养也较孕早、中期更为重要。这时候，准妈妈可以适当多吃一点儿水果和牛奶，既能补充营养，又不会发胖。

多喝牛奶豆浆

在孕晚期，假如孕妇缺钙的话，可能引起腿部抽筋、肢体麻木等症状，因此准妈妈在平时的膳食中可以适量喝些牛奶，对乳糖不耐受的人则可以选择酸奶、奶粉、奶酪等。另外，豆浆也是不错的选择。

宜吃养眼水果

山桑子被称为眼睛的保护神，能够加速视紫质再生的能力，以促进视觉敏锐度；山桑子中的花青素成分，能有效抑制破坏眼部细胞的酶。除了山桑子之外，准妈妈也可多吃其他富含花青素的食物如红、紫、紫红、蓝等颜色的蔬菜、水果或浆果，例如：红甜菜、番茄、茄子、黑樱桃、巨峰黑葡萄、加州李、油桃。最重要的是吃下深色的部分。

西瓜好吃不可多

吃西瓜不仅可以有效补充水分，而且西瓜中含有胡萝卜素、维生素B_1、维生素C、糖、铁等大量营养素，可以补充准妈妈体内的损耗，满足体内胎宝宝的需要。同时，西瓜还可以利尿去肿，降低血压。西瓜含糖较多，可以补充能量并保护肝脏。西瓜还有一个神奇的功效，就是可以增加乳汁的分泌，但血糖高的准妈妈不宜多吃。

随身可带的干果

干果是一种方便的、美味的零食，可以随身携带，随时满足想吃甜食的欲望。准妈妈可以选择像杏脯、干樱桃、酸角一类的干果，但是不要吃香蕉干，因为经过加工的香蕉干脂肪含量很高。

养胎护胎方案

距离分娩的日子越来越近了，但准妈妈不能放松警惕，不仅要做好自我监护，在生活中还要切记避免剧烈的运动。

自我监护更重要

准妈妈要进行自我监护，以便随时了解胎宝宝在子宫内活动的情况，一旦发现异常，可以立即就诊，为医生及时采取治疗措施赢得时间。

胎动监测方法

在孕28周后，要每天计算胎动。胎动的测量方法是：

◆从孕28周至临产为止，每天找空闲时间（建议晚餐后，因为此时胎动较频繁），采取左侧卧或静坐姿势，由准妈妈自己数胎动的次数。

◆每日早、中、晚各记胎动次数一次，每次记1小时。

◆将早、中、晚3次记录的胎动次数相加，再乘以4，就等于12小时的胎动次数。

◆胎动次数在12小时内一般为30次，这说明胎宝宝在子宫内的情况良好。如果次数为20次或12小时内的胎动次数比原来减少50％，说明胎宝宝在宫内有缺氧的现象，应立即就诊，不能等待胎动消失才到医院检查。

四种情况应去医院

建议准妈妈用多普勒胎心仪注意胎心变化，每次听胎心的时间应多于1分钟，如在10分钟内发现胎心率总是低于120次/分钟或高于160次/分钟，请立即就医。另外，出现以下情况之一时，应立即去医院，进行检查。

◆阴道流水及流血。

◆有规则的子宫收缩（5分钟一次）、腰痛、下腹坠胀、腹痛及有血性分泌物，表示产程即将开始。

◆预产期超期10天或胎动异常。

◆下肢浮肿明显增加，头晕，血压增高。

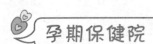

孕期保健院

胎宝宝在子宫内的正常姿势应该是头位，即头部朝下臀部朝上，分娩时头应先娩出；相反为臀位，分娩时臀部先露出。由于胎宝宝的头部比臀部大，如果分娩时先娩出臀部，头部再要出来就很困难了，会造成难产。因此，胎位正常与否十分重要，它关系到分娩能否顺利进行。

矫正胎位听从医生指导

在孕28周前胎宝宝尚小，羊水相对较多，即使胎位不正，大多也能自行转正，但若在孕30周后胎位仍不正，就要在医生的指导下进行自我矫正。

什么是胸膝卧位矫正法

胸膝卧位矫正法适用于孕30周后胎位仍为臀位或横位且无脐带绕颈的情况。具体操作为：准妈妈于饭前、进食后2小时或早晨起床及晚上睡前，先排空尿液，然后放开腰带，双膝稍分开（与肩同宽），平躺在床上，肩背贴在床上，头歪向一侧，大腿与小腿呈90°角，双手下垂于床两旁或者放在头两侧，形成臀高头低位，以使胎头顶到母体的横膈膜处，借重心的改变来使胎宝宝由臀位或横位转变为头位。每天做2～3次，每次10～15分钟，1周后进行胎位复查。

艾灸穴位矫正法简介

艾灸穴位矫正法可配合胸膝卧位矫正法一同做。具体做法为：准妈妈采取坐位，脚踩在小凳上，松开腰带，用点燃的艾卷熏至阴穴。这样，可兴奋大脑的内分泌系统，使雌激素和前列腺素分泌增多，促进子宫活动，从而使胎宝宝转位。每天1次，每次15～20分钟，1周后进行胎位复查。

横位或枕位的矫正法

侧卧位矫正法适宜于横位和枕后位。具体做法为：侧卧时可同时向侧卧方向轻轻抚摩腹壁，每天做两次，每次10～15分钟。经过以上方法矫正仍不能转为头位，需由医生采取外倒转术。若至临产前还不能正常就难以自然分娩，要提前住院，由医生选择恰当的分娩方式。

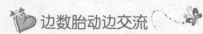

胎教补给站

现代社会，越来越多的男人把分娩看作是夫妻两人必须共同面临、度过的历程。越来越多的准爸爸们不愿在孩子的成长过程中缺席：从宝宝在准妈妈的肚子中孕育开始，他们就希望有参与的机会，对于宝宝的胎教，更是不愿袖手旁观。现在，就让我们进入父与子的游戏时间吧。

边数胎动边交流

准爸爸有一个每天都要完成的任务，就是要帮准妈妈一起数胎动。其实，准爸爸还可以通过数胎动直接与胎儿交流情感。准爸爸在数着胎动的时候，可以发挥自己的想象，想象着和宝宝对话，对宝宝的美好祝福与愿望都可以在数胎动时说出来。由于胎儿对男性低沉的声音较为敏感，准爸爸就起着举足轻重的作用，因此准妈妈也可以让丈夫抚摸着自己的肚子，和胎儿说说话，让未来的宝宝也熟悉一下爸爸的声音。也可以念儿歌，讲童话，或者给宝宝唱歌。由准爸爸通过准妈妈的腹部轻轻地抚摸腹中的胎儿，并实施对话："哦，小宝宝，爸爸来啦，这是小脚丫，这是小手，让爸爸摸摸。啊！会蹬腿了，再来一个……"心理学家特别指出，让父亲多对胎儿讲话，这样不仅增加夫妻间的恩爱，共享天伦之乐，还能将父母的爱传到胎儿那里，这对胎儿的情感发育有很大的好处。

"爸爸藏在哪里呀"

准爸爸可以和胎宝宝进行有趣的游戏胎教训练，这种通过动作刺激来达到胎教目的的方式是值得采用的。为了提高趣味性，父母可以从简单的抚摸提升为有内容的游戏，比如藏猫猫游戏：让准爸爸轻轻拍打妻子腹中的胎宝宝，然后对胎宝宝说："爸爸要藏起来了，小宝宝找找看。"然后把脸贴在妻子另一边的腹壁上，让宝宝寻找。如果胎宝宝正好踢到准爸爸的脸颊，一定要对宝宝给予表扬；如果宝宝没有找到，也要耐心轻抚宝宝，鼓励他继续。这种游戏胎教训练，不但增进了胎儿活动的积极性，而且有利于胎儿智力的发育。

准爸爸助孕讲堂

到了孕晚期，准爸爸可以和妻子一起练习放松方法，从而避免紧张焦虑情绪。

顺其自然别心焦

宝宝的即将降生是家里的大事，父母双方都可能会有点儿焦虑——不知道会发生什么事情。在这个时候，无论妻子的情绪如何，丈夫一定不能焦虑、紧张，还有好多事情在等着你呢。丈夫应该做好各种突发情况的准备，帮助妻子改善焦虑的情绪。还可以与医师商量，参加一些母婴培训课程和急救培训，以防万一。

拉梅兹放松法

现在这个阶段，正是妻子感到身体十分不适又情绪紧张焦虑的时候，丈夫可以与妻子一起做拉梅兹放松法，既能减轻妻子身体上的痛苦，也能改善夫妻双方的焦虑情绪。

◆放松手腕。第一步，丈夫用右手握住妻子左手手腕；第二步，丈夫用左手捏住妻子的左手关节慢慢上下运动。然后换另一侧运动。

◆放松脚腕。第一步，丈夫的右手握住妻子的左脚脚腕，左手握住脚趾；第二步，握住脚趾前后运动，放松肌肉。然后换另一侧运动。

◆放松肘部。第一步，丈夫用左手托住妻子的左肘，右手握住手腕；第二步，将肘部按正常的运动方向弯曲后伸直。然后换另一侧运动。

◆放松膝盖。第一步，丈夫用右手握住妻子的左膝盖，左手握住脚腕；第二步，按关节运动的方向将膝盖弯曲再伸直。然后换另一侧运动。

◆放松脖子。第一步，妻子仰面躺下，丈夫用双手托住妻子的脖子；第二步，轻轻地托起脖子又放下，如此反复数次。

◆放松大腿。第一步，丈夫左手握住妻子的右膝盖，右手握住脚腕；第二步，按关节运动方向做画圈运动。然后换另一侧运动。

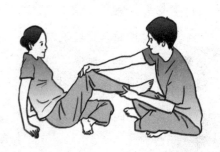

第33周：发育接近成熟

怀孕33周时，胎宝宝的发育已经接近成熟，准妈妈的体重则依然在稳定增长。这个时候，准妈妈一定要警惕一些潜在的危险，按时参加产前检查，对阴道出血、腹部疼痛等问题要多加关注，一旦发现异常情况要及时就医。

妊娠进行时

现在，胎儿大约已经有2000克重了，身长也长到了40多厘米。这时候胎儿的呼吸系统、消化系统及生殖器官的发育已近成熟，还会自己玩吞吐羊水的游戏。

胎宝宝在成长

胎儿现在的头骨很软，每块头骨之间均有缝隙，这是为宝宝在生产时头部能够顺利通过阴道做准备。但是宝宝身体其他部位的骨骼已经变得很结实，宝宝继续蓄积皮下脂肪，胎儿的皮肤也不再又红又皱了。除了肺部之外，胎儿其他身体部位的发育基本停止。为了活动肺部，胎儿吞吐羊水，继续做呼吸练习。胎儿若是男婴，此时他的睾丸从腹部进入阴囊。

准妈妈的变化

虽然由于身体的长大，胎儿的活动受到限制，但准妈妈已能分辨胎宝宝的小膝盖、小脚和胳膊肘了。同时准妈妈也会注意到一些有节奏的轻微的碰撞，那是宝宝在打嗝呢。此时准妈妈可能会有胎膜早破的情况发生，尤其是睡觉时，不过也有可能是尿液。准妈妈要仔细分辨，一旦认为是胎膜破裂请立即与医生联系。

准妈妈这时的腹部又鼓又硬，使得肚脐部凸露出来。排尿的次数增多，排尿之后会感到膀胱里还存有尿液。咳嗽或打喷嚏时也会有少量尿液流出，不过这都属于正常现象，分娩后会自然消失，不必过于担心。

饮食红绿灯

随着孕期的深入，准妈妈的不适感越来越强烈，这会影响准妈妈的食欲。可以在日常饮食上多变换花样，让准妈妈吃饱吃好。

品种多样供选择

在孕晚期，怎样合理地安排每天的饮食，这可是很有学问的！这里介绍一种一日食谱，可供准妈妈参考（全日用油25克）：

早餐：牛奶250克，加白糖10克；麻酱烧饼1个，用标准粉100克，芝麻酱10克。午前点（上午10点左右）：鸡蛋羹，用鸡蛋1个。

午餐：米饭，用大米150克；肉末雪里蕻，用瘦猪肉70克，雪里蕻100克；素炒油菜薹，用油菜薹150克；鱼汤，用鲫鱼50克，香菜10克。午后点（下午3点左右）：牛奶250克，加白糖10克。

晚餐：米饭，用大米150克；炒鳝鱼丝，用黄鳝100克，柿子椒50克；素炒菜花，用绿菜花150克；紫菜汤，用紫菜10克，虾皮10克。

晚点：橘子100克。

加餐多点花样儿

在孕晚期，孕妇需要更多的营养，以往一日三餐的饮食习惯不能源源不断地提供营养，加餐是补充营养的好方法。加餐要注意食物的多样化和营养的均衡。一般来说，在早餐和午餐之间或者下午4点钟左右，吃25克左右芝麻糊，能够为准妈妈提供能量。

准妈妈还可以将煮鸡蛋、牛肉干、鱼片、豆腐干、全麦饼干、青稞粉、藕粉等都增添到加餐的食谱当中。每顿加餐时，尽量将蛋白类的食物，包括蛋、肉等控制在25克以内，淀粉类的食物也应控制在25克左右。同一类的食物不要重复食用，变着花样儿吃最好。每天都换换样儿，补充营养又不会吃腻。

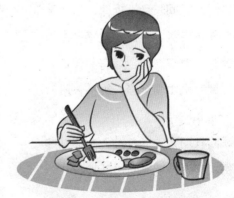

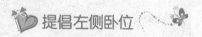

养胎护胎方案

孕晚期时，随着胎宝宝不断长大，准妈妈的腹部负担也逐渐增加，再加之接近临产，出现腹痛的次数会比孕中期明显增加。那么，造成这些腹痛的具体原因有哪些？准妈妈又该如何应对呢？

提倡左侧卧位

随着胎宝宝长大，准妈妈的子宫也在逐渐增大。增大的子宫不断刺激肋骨下缘，可引起准妈妈肋骨钝痛。一般来讲这属于生理性的，不需要特殊治疗，睡觉时采取左侧卧位有利于疼痛缓解。

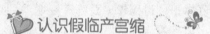

认识假临产宫缩

到了孕晚期，准妈妈可因假宫缩而引起下腹轻微胀痛，它常常会在夜深人静时作祟而于天明的时候消失。假宫缩频率不一致，持续时间不恒定，间歇时间长且不规律，宫缩强度不会逐渐增强，不伴下坠感，白天症状缓解。而临产的宫缩有节律性，每次宫缩都是由弱至强，维持一段时间，一般30~40秒，消失后进入间歇期，间歇期为5~6分钟，并逐渐缩短，每次宫缩持续时间逐渐加长。

关注胎动

自32周之后，胎宝宝逐渐占据子宫的空间，他的活动空间也将越变越小，但是偶尔还是会很用力地踢。

预防早产要点

◆保护腹部。不要到人多的地方或上下班高峰时外出。被人碰一下，就有跌倒的危险，上台阶时，一定要注意一步一步地走稳。

◆安静地休息。对初次分娩的准妈妈来说，不安、烦躁等精神紧张均可引起早产，要注意保持精神上的愉快。

◆不要让腹部紧张。长时间持续站立或下蹲的姿势，会使腹压升高、子宫受压，也可引起早产。

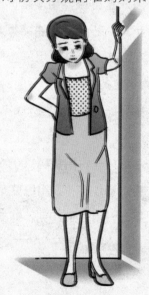

胎教补给站

准妈妈一定知道音乐是一种艺术胎教，但是你知道还有其他艺术胎教的方式吗？绘画和剪纸也是艺术胎教。

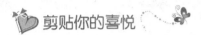 剪贴你的喜悦

准妈妈绘画、剪纸也是胎教的内容。心理学家认为，画画、剪纸不仅能提高人的审美能力，使人产生美的感受，还能通过笔触和线条，释放内心情感，调节心绪平衡。

画画的时候，不要在意自己是否画得好，你可以持笔临摹美术作品，也可随心所欲地涂抹，只要你感到是在从事艺术创作，感到快乐和满足，你就可以画下去。

准妈妈还可以学习一些剪纸艺术。剪纸时，你要先勾轮廓，而后细细剪，剪个"胖娃娃"、"双喜临门"、"喜鹊登梅"、"小儿放牛"，或宝宝的属相，如牛、猪、狗、兔、鸡、虎、羊等，别怕麻烦，别说不会剪，因为问题不在于你剪得好坏，而在于你是否用心向胎宝宝传递深深的爱和美的信息。

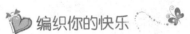 编织你的快乐

胎教实践证明，孕期勤于编织的准妈妈所生的孩子与孕期不喜欢动手动脑的准妈妈所生的孩子相比，前者在日后的教育培养上更"手巧、心灵"一些。

运动医学研究证明，在进行编织时，会牵动肩膀、上臂、小臂、手腕、手指等部位的30多个关节和50多块肌肉。

这些关节和肌肉的伸屈活动，只有在中枢神经系统的协调配合下才能完成。管理和支配手指活动的神经中枢在大脑皮层上所占面积最大。手指的动作精细、灵敏，可以促进大脑皮层相应部位的功能发展，通过信息传递的方式，可以促进胎儿大脑发育和手指的精细动作。编织的物品如下：

◆ 给宝宝织毛衣、毛裤、毛袜或线衣、线裤、线袜。

◆ 用钩针钩织宝宝生活用品等。

◆ 绣花，在家可以做点十字绣，或给宝宝绣条方巾。

◆ 编织其他美术品，如壁挂等。

准爸爸助孕讲堂

到了孕晚期，丈夫尤其要注意性生活的问题，要减少同房，同时还要采用正确的性交姿势和体位。

把握正确的性交体位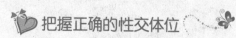

丈夫在孕晚期应该选择不会给腹部带来压力的体位，动作要尽量轻柔。轻柔的性行为能减轻孕妇对于分娩的心理负担，加强夫妇之间的感情。

正确体位

◆后侧位。丈夫从后面抱住妻子，这种姿势不会压迫肚子，也不会太累。

◆后坐位。丈夫坐着抱住妻子的背部，这种姿势可以由丈夫调节深度和速度，动作要尽量轻，刺激不要太大。

错误体位

◆屈曲位。这种姿势使妻子的大腿和膝盖大幅度提升，会导致结合太深，影响子宫。

◆后背位。这种姿势使妻子必须用胳膊支撑身体，会给腹部带来压迫感，丈夫的体重部分转移到妻子身上，也会给胎宝宝带来压力。

◆骑马位。妻子骑在丈夫身上的这种性交姿势对阴道短的女性冲击过大，对子宫的刺激强烈，应该避免。

孕妈妈不可随便吸氧

在怀孕期间，孕妇的心脏负担会加重，如果心脏代偿能力差，可能出现缺氧现象，尤其是怀孕晚期的孕妇通常会有心慌的感觉。如果出现孕妇缺氧，准爸爸不要急于给准妈妈吸氧，而应先到妇产医生处去做检查，看胎儿在体内是否正常。如果胎儿在体内正常，只是孕妇自己感觉不舒服，呼吸不畅，应遵照医生的指导，进行吸氧治疗。

第34周：中枢神经发育更完善

进入孕34周了，离预产期又近了1周，这个时候，准妈妈的内心已经开始期盼了吧。不要着急，不要让自己整天都处在忐忑不安的等待当中，现在你还需要耐心地做好饮食、保健、胎教等很多事情。

妊娠进行时

此时胎儿应该已经为分娩做好了准备，大部分胎儿已经将身体转为头位，即头朝下的姿势。从这时起，医生会格外关注胎儿的位置，胎位是否正常直接关系到是否能正常分娩。

胎宝宝在成长

胎儿现在开始变胖。胎儿的皮下脂肪形成后将会在宝宝出生后调节体温。宝宝皮肤上的胎脂越来越厚，而胎毛几乎已经全部脱落。此阶段多数宝宝做好了降生的准备姿势——脑袋朝下。在第34周，宝宝的中枢神经系统继续发育，肺部已经发育得相当良好，即使离开准妈妈的子宫也可以生存。每天，宝宝都会排出大约600毫升的尿液。

准妈妈的变化

现在，准妈妈为了支撑硕大的腹部，腿部的负担非常重，常常出现痉挛和疼痛。有时还会感到腹部抽痛，一阵阵紧缩。

准妈妈子宫的顶部已经超过肚脐大约13.75厘米，每个人怀孕时增长的尺寸都不尽相同，最重要的是子宫在怀孕期间以一定的速率持续增大。通常羊水体积在34～36周达到顶峰，从第37周开始羊水减少，以腾出更大的空间给宝宝。

对分娩的恐惧和巨大的身体变化使孕妇的情绪变得不稳定。这时离分娩还有一个多月的时间，保持平和的心态，充分休息非常重要。

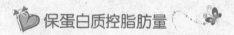

饮食红绿灯

孕妇肥胖可导致分娩巨大胎儿，并造成妊娠糖尿病、妊娠中毒症、剖宫产、产后出血情况增多等并发症。因此妊娠期一定要合理营养，平衡膳食，不可暴食，注意防止肥胖。

保蛋白质控脂肪量

现在准妈妈应该主要控制糖类食物和脂肪含量高的食物，米饭、面食等粮食均不宜超过每日标准供给量。动物性食物中可多选择含脂肪相对较低的鸡、鱼、虾、蛋、奶，少选择含脂肪量相对较高的猪、牛、羊肉，并可适当增加一些豆类，这样可以保证蛋白质的供给，又能控制脂肪量。

饮食要有规律

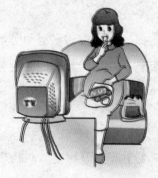

有的孕妇喜欢吃零食，边看电视边吃东西，不知不觉就进食了大量的食物，这种习惯非常不好，容易造成营养过剩。肥胖孕妇要注意饮食有规律，按时进餐。

可选择热量比较低的水果作为零食，不要选择饼干、糖果、瓜子仁、油炸土豆片等热量比较高的食物作为零食。

这些食物防便秘

进入孕晚期，由于孕妇活动减少，胃肠的蠕动也相对减少，食物残渣在肠内停留时间长，就会造成便秘，甚至引起痔疮。那么，有哪些食物可以预防便秘呢？

◆ 含纤维素的食物：各种蔬菜，如芹菜、扁豆、白菜、油菜等。

◆ 含水多的食品：如果汁、牛奶、清凉饮料、酸奶等。也可多饮水。

◆ 润肠食品：含油食物，如植物油、蜂蜜、核桃仁等。

◆ 含镁的食品：如香蕉。

◆ 其他食品：蘑菇、豆制品、水果等。

养胎护胎方案

越来越大的肚子使准妈妈心慌气喘、胃部胀满，生活越来越显得不轻松了。预产期越来越近，而有些准妈妈还要继续工作，在这样的情况下，准妈妈要注意些什么呢？

该休假时就休假

一般说来，准妈妈健康状况良好，一切正常，所从事的工作又比较轻松，可以到预产期前4周左右再停止工作，有些身体、工作条件好的准妈妈即使工作到出现临产征兆也不为晚。如果进入休产假的时间过早，反而会由于休息时间过长，导致体重增加并引起肥胖，还会有产生妊娠高血压疾病的危险。同时，必须想到，如果过早进入产假，那么返回工作岗位的时间就会提前，这样与宝宝在一起的时间也会相应缩短。若准妈妈患有较严重的疾病，或产前检查发现有显著异常，或有重要妊娠并发症，则应提前休息。何时开始休假要听从医生的意见，如果出现先兆早产、妊娠高血压疾病等异常情况，医生建议休息或住院监护时，准妈妈应绝对服从医生的指挥而停止工作。

做好工作移交

在休产假之前，准妈妈应对这期间的工作进行整理，并将自己担当的事情毫无纰漏地完成。此时应当注意的一点是，不要因为对同事感到愧疚，而做一些自己力所不能及的事情。事先制订计划，然后井井有条地结束各项工作，这样才不会浪费一直以来的努力。

阳光：天然补钙剂

准妈妈在怀孕8个月以后，腹中胎儿进入快速生长期，从母体汲取的钙质和其他营养越来越多，如果母体的供给跟不上，准妈妈很容易出现牙齿松动、指甲变薄变软、梦中盗汗及小腿抽筋等现象。一般人都认为补钙只要摄入高质量的游离钙即可，殊不知，维生素D及维生素E也是钙质吸收的重要条件。保证充足的光照是自身产生维生素D的重要条件。注意，这种光必须是天然的"补钙剂"—— 阳光。

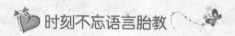

胎教补给站

胎宝宝此时对准妈妈的声音已十分敏感。亲切的语调，动听的语言，将会通过语言神经的震动传递给胎宝宝，使他们产生一种安全感，促进大脑发育，使大脑产生记忆。

时刻不忘语言胎教

进入孕晚期后，父母与胎儿对话要继续，每天定时刺激胎儿，每天1～2次，对话内容不限，可以问候，可以聊天，可以讲故事、读诗歌。随着妊娠期的进展，每天可适当增加对话次数，把每天快乐的感受告诉胎儿。实践证明，胎儿能够接受父母亲的感情，对话时一定要把他当成是家庭中的一员，认真感受亲情，才能达到胎教的目的。

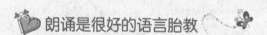

朗诵是很好的语言胎教

准妈妈可以充当一下朗诵演员，给胎宝宝朗读一段自己喜欢的优美散文。在音乐伴奏与歌曲伴唱的同时，朗读诗或词以抒发情感，也是一种很好的胎教音乐形式。现代的胎教音乐也正是朝着这个方向发展。在市场上，一般的胎教音乐当中，器乐、歌曲与朗读三者前后呼应，优美流畅，娓娓动听，达到有条不紊的和谐统一，具有很好的抒发情感的作用，能给准妈妈与胎儿带来美的享受。

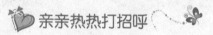

亲亲热热打招呼

一般用语："宝宝"、"你好"、"早安"、"再见"、"你早，小宝宝"、"晚安，我的宝贝"等。

复杂一些的用语：起床时，"早上好！可爱的小宝贝"等；早上打开窗户时，"太阳升起来了……"等；吃饭时，"小宝宝，吃饭喽，妈妈做了好多好多好吃的东西"等；开门回家时，"我们回家啦，小宝贝"等；下班时，"乖乖，爸爸回来了"等。

带情节的用语："小宝宝，现在是早晨，天气晴朗，一会儿爸爸去上班了，你跟着妈妈要听话，下班爸爸再给你讲故事。""宝宝，爸爸妈妈喜欢你，无论你是男孩，还是女孩都喜欢，放心睡觉吧！"

准爸爸助孕讲堂

快临近分娩了，丈夫在小心照顾好妻子的前提下，还要学会给自己减压，毕竟，卸下心理的负担才可以更好地呵护准妈妈和胎宝宝。

夫妻联系无间断

孕晚期，准妈妈特别担心孩子发生意外，如早产。因此，孕晚期以后，特别是临近预产期时，孕妇的丈夫应留在家中，使妻子心中有所依托。做不到这一点的话，丈夫也应该按时回家，有要事外出时能随时与妻子保持联系，不要让妻子担忧，更不要让妻子在发生情况时处在孤立无援的境地。

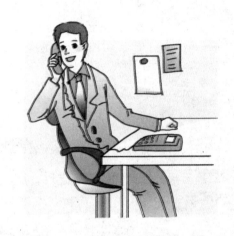

学会自我减压

妻子升级为准妈妈以后，即使她以前是女强人，现在也得悠着点了，家里的经济重担自然就落在了准爸爸的肩头。家里马上要多了个小人儿，需要请月嫂或保姆，还有奶粉、纸尿裤、辅食、婴儿保险，一样都不能少，再加上不定期的医疗费用，开销就大多了。丈夫的压力自然是变大了，原有的生活秩序也被打乱。自从有了胎宝宝，要帮着打理家务，又经常由于"业务"不熟练，搞得一团糟。现在，需要建立一套适合这段特殊时期的生活秩序，这也需要一个适应过程。

另外，丈夫还要承受妻子的负面情绪。从怀孕之初起，准妈妈就处于喜悦与忧虑的矛盾之中，内心非常敏感和脆弱。女人在这个时候是最依赖丈夫的，对他的期望值也更高。丈夫呢，不管自己做没做好准备，也只有挺起坚实的臂膀和宽阔的胸膛，对准妈妈的坏情绪要照单全收，对妻子的抱怨焦虑统统接纳，心甘情愿当妻子的出气筒。本来自己心里也有一堆解不开的乱麻，但同时还要做妻子的心灵导师，压力够大的吧？

因此，丈夫要适时调整自己的心态，学会减轻自己的心理压力，和妻子一起准备迎接伟大的时刻吧。

第35周：听力已充分发育

此时胎儿体重已经达到了2500克，身长也到了45厘米左右，手指也长出了指甲。而准妈妈则因为子宫底升高的缘故，腿部和骨盆会出现麻木痉挛和疼痛现象。

妊娠进行时

虽然现在距离预产期还有一个多月，但孕产期的前后2周都是正常的分娩时间。正是因为分娩时间的不确定性，所以准妈妈和准爸爸都要提前进入状态，做好分娩的准备工作。

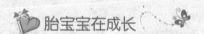 胎宝宝在成长

胎儿现在身体各部分都在积蓄脂肪，尤其是肩部。除此之外，宝宝的两个肾脏已经发育完全，肝脏也可以自行代谢一些东西了。

胎儿的手指长出指甲，到出生时，才成为完整的指甲。胎儿在子宫内活动胳膊，有可能将自己抓伤。胎儿的肤色随着白色脂肪的堆积，变成粉红色。皮肤下面堆积的这种白色脂肪有助于调节胎儿的体温，并提供能量，在胎儿出生之后还具有调节体重的作用。随着脂肪层的生成，胎儿皮肤上的褶皱逐渐减少，同时，曾经覆盖在皮肤上起保护作用的胎脂也渐渐变厚。

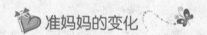 准妈妈的变化

进入怀孕第35周，准妈妈的子宫底达到最高位置，上升到了胸口部位，压迫胃、肺、心脏，因此这时呼吸困难和心脏疼痛的程度最为严重。由于没有食欲，饮食也变得没有规律，这又会导致便秘或痔疮的产生。另外，腿部可能感到刺痛，骨盆部位会出现麻木痉挛现象，这是因为胎儿的重量压迫了腿和骨盆的神经。疼痛特别严重的时候应向医生咨询，并接受适当治疗。

饮食红绿灯

现在这个阶段，正是准妈妈补锌和补血的好时机，补锌能够帮助准妈妈顺利分娩，及时补血则能预防准妈妈贫血。

补锌，分娩轻松

国外有研究表明，分娩方式与孕晚期饮食中锌的含量有关。也就是说，孕晚期每天摄锌越多，自然分娩的机会就越大；反之，则只能借助产钳或剖宫产了。在怀孕期间，准妈妈所需要的锌比其他人都要多，除了供给自身外，还要供给发育中的胎儿。准妈妈要多吃一些富含锌元素的食物，如猪肾、瘦肉、海鱼、紫菜、牡蛎、蛤蜊、黄豆、绿豆、花生、核桃、栗子等。特别是牡蛎，含锌最高，可以称为是锌元素的宝库。如果有条件，准妈妈可以多吃些牡蛎。

有益补血的蔬菜水果

南瓜：南瓜含有蛋白质、胡萝卜素、维生素、人体必需的8种氨基酸、钙、锌、铁、磷等成分。最近发现，南瓜中还有钴和锌，钴是构成血液中红细胞的重要成分之一，锌则直接影响成熟红细胞的功能，这些都是补血的好原料。

红枣：红枣富含维生素、果糖和各种氨基酸。药理研究证明，红枣中的某些成分能调节人体的新陈代谢，促进新细胞迅速生成，并能增强骨髓造血功能，增加血液中红细胞的含量，从而使肌肤变得光滑细腻而富有弹性。

甘蔗：甘蔗是人们喜爱的冬令水果之一，其中含有大量的铁、钙、锌等人体必需的微量元素，其中铁的含量特别多，每千克甘蔗含铁达9毫克，居水果之首，故甘蔗素有"补血果"的美称。

葡萄：葡萄性平味甘酸，有补气血、强筋骨之功，历代中医均把它奉为补血佳品。葡萄含大量葡萄糖，对心肌有营养作用，由于钙、磷、铁的相对含量高，并有多种维生素和氨基酸，是老年人、妇女及体弱贫血者的滋补佳品，对贫血和过度疲劳者有较好的滋补作用。

养胎护胎方案

从现在开始，准妈妈不仅要提前进入分娩状态，做好分娩的准备，而且应认真进行孕晚期的超声波检查，做好自我监护。

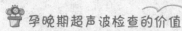 做超声波检查

在孕35周时，建议准妈妈再去做一次超声波检查，以监测宝宝的生长情况。

孕晚期超声波检查的价值

这时候做胎宝宝畸形的检查，仍具有下列临床价值：

◆ 某些异常较易合并染色体异常或先天性病毒感染，可抽取羊水或脐带血检验，作为临床处理的重要依据。

◆ 某些异常可尝试在产前给予药物、输血、引流，甚至于实施子宫内矫治手术，争取一些让胎宝宝更加成熟的时间，避免器官畸形过度而无法挽救。

◆ 密切追踪胎宝宝健康状况，有助于选择适当的生产时间与途径。

◆ 可事先请小儿科医师会诊，一出生立即施以适当的处置，减少不必要的并发症。

超声波检查的重点

◆ 胎宝宝生长状况：发生子宫内生长受限的胎宝宝，到了怀孕后期会显现出与正常胎宝宝之间的生长差，可通过超声波检查得到判断。

◆ 胎盘位置与构造：怀孕中期胎盘占据大部分的子宫腔表面，虽然超声波看到胎盘位置偏低，不见得就是前置胎盘，等到子宫逐渐扩大，孕晚期时才能够判定胎盘位置是否正常。

◆ 羊水量多少：羊水量太多或太少，都有可能是胎宝宝异常的一种警讯。

◆ 胎位：若发现胎位不正应及早设法矫正。

◆ 是否有脐带绕颈情况。

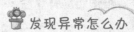 发现异常怎么办

同样是足月的胎宝宝，出生时的胖瘦体重却相差很多，经超声波检查估计体重过重的胎宝宝，应考虑剖宫产的必要性；过轻的胎宝宝则必须安排胎心电子监护，评估是否合并胎宝宝窘迫的现象。如果发现羊水量偏少，要提醒准妈妈注意阴道有没有水样的分泌物渗出，好像是漏尿的感觉，很可能是高位破水的变化，要及时入院。

自我监护，关注胎儿

随着准妈妈肚子越来越大，宫底越来越高，内脏往上推挤，胃、心、肺等受到压迫，准妈妈会感到呼吸困难，食欲不振。各种不适感加重，准妈妈的心理也会开始紧张，体力会下降。因此，孕晚期更应充分注意做好自我监护。

心悸

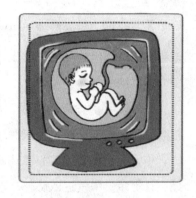

怀孕时血量增加，准妈妈的心脏会跳得比平常快。如果跳动超过100次/分、跳动频率不规则，即有可能是心悸，可以到医院检查。如果心悸伴有手颤抖，要特别留意，可能是甲状腺机能亢进的症状。

中医认为，胞胎阻碍血液循环，营血都集中在胞胎，心脏缺少血液就会心悸，需要补气及补血，可用当归补血汤或黄芪、当归及内脏类食物。

准妈妈哪些情况下必须引产

在孕晚期，如果准妈妈出现以下几种情况，为确保母体健康或使胎宝宝脱离宫内险境，必须终止妊娠，实施引产手术。

◆妊娠期高血压疾病的子痫前期，多出现在妊娠中后期。如经过治疗后病情无好转，继续妊娠则容易发生抽搐（子痫）或胎盘早剥，继而引起子宫大出血，并会导致胎宝宝窒息甚至死胎。所以，准妈妈如果患有此病且治疗无效的，就应该引产。

◆准妈妈羊水过多时，子宫底会急剧升高，压迫准妈妈的胃，甚至使心脏移位，结果导致准妈妈心悸、憋气，难以平卧，影响睡眠和饮食，严重者还可能存在胎宝宝畸形。这种情况下应立即引产，终止妊娠。

◆若准妈妈感觉胎动已经消失，经医生检查后确定胎宝宝已死在子宫内，应立即引产，以确保准妈妈生命安全。

◆患有糖尿病或其他严重器质性疾病的准妈妈，若身体虚弱、精力不济、体力不支，继续妊娠对准妈妈本身与胎宝宝都不利，应当考虑引产。

◆经过超声波检查测得胎宝宝发育畸形，也要进行引产。引产应由医师确定执行。

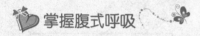

胎教补给站

进行腹式呼吸、保持心情宁静、与胎宝宝多沟通……这些都是适合孕晚期的胎教方式，准妈妈别忘了坚持做胎教啊。

掌握腹式呼吸

在孕晚期，随着腹部的日渐隆起，准妈妈会变得更辛苦。在心情郁闷的日子里，不妨试着在空气清新的环境中散步，边走边和胎儿说话，累了就坐在长椅上练习冥想，这样能使心情尽快平复。

另外，平时休息的时候，坐姿要保持端正，并且进行腹式呼吸。所谓腹式呼吸法是指吸气时让腹部凸起，吐气时压缩腹部使之凹入的呼吸法。采用腹式呼吸有以下好处：第一，扩大肺活量，改善心肺功能，能使胸廓得到最大限度的扩张，使肺下部的肺泡得以伸缩，让更多的氧气进入肺部，改善心肺功能。第二，减少肺部感染，尤其是少患肺炎。第三，可以改善腹部脏器的功能。它能改善脾胃功能，有利于舒肝利胆，促进胆汁分泌。腹式呼吸可以通过降腹压而降血压，对高血压病人很有好处。第四，对安神益智有好处。

正确的腹式呼吸法为：开始吸气时全身用力，此时肺部及腹部会充满空气而鼓起，但还不能停止，仍然要使尽力气来持续吸气，不管有没有吸进空气，只管吸气、再吸气。然后屏住气息4秒钟，此时身体会感到紧张，接着利用8秒钟的时间缓缓将气吐出。吐气时宜慢且长而且不要中断。做完几次前述练习后，不但不会觉得难受，反而会有一种舒畅的快感。腹式呼吸能给胎儿提供充分的氧气，对胎儿脑部发育也很有帮助。

正确面对分娩

随着怀孕天数的一天天增加，尤其是到了怀孕后期，孕妇开始盼望孩子早日降生，临到预产期，有的孕妇会变得急不可待。要知道，新生儿所具有的一切功能，产前的胎儿已完全具备。一条脐带，连接了母子两颗心，无论是在感情上，还是在品性上，母亲都会无可辩驳地影响着胎儿心智的发育。母亲着急，心境不好，也会影响到胎儿，在最后一段时间里生活不宁，这实在要不得。

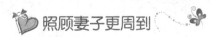

准爸爸助孕讲堂

在临近分娩的时候，丈夫要时刻关注妻子的变化，在生活上对妻子的照顾要更小心、更细致，不要有不耐烦的情绪。

照顾妻子更周到

到孕晚期时，你会觉得妻子说话总是上气不接下气。随着子宫的增大，准妈妈胸廓活动相应增加，并以胸式呼吸为主，以保持气体充分交换。她的呼吸次数不变，但每次呼出和吸入的量增加，每分钟通气量平均增加3升。准爸爸要适应这种情况，不要在听她讲话时表现出不耐烦。

准妈妈的乳房会有漏奶现象。丈夫这时不要对妻子露出嫌弃之情。

到了怀孕晚期，准妈妈可能会睡眠很少，一夜醒来好几次。丈夫这时要理解、照顾。

睡觉时帮妻子关灯

很多准妈妈喜欢开着灯睡觉，认为这样更有安全感，尤其是在孕晚期，这一阶段，准妈妈整天忧心忡忡，更容易失眠，觉得夜里开盏灯，心里踏实。可是这样做，却会减弱准妈妈的免疫力。人体大脑中松果体的功能之一，就是在夜间当人体进入睡眠状态时，分泌大量的褪黑激素。褪黑激素的分泌，可以抑制人体交感神经的兴奋性，使得

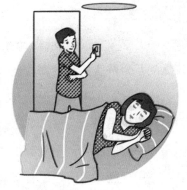

血压下降，心跳速率减慢，心脏得以喘息，使机体的免疫功能得到加强，机体得到恢复，甚至还可能有毒杀癌细胞的效果。但是，松果体有一最大的特点，即只要眼球一见到光源，褪黑激素就会被大脑抑制中心命令停止分泌。一旦灯光大开，加上夜间起床频繁，那么褪黑激素的分泌或多或少都会被抑制而间接影响人体免疫功能，干扰准妈妈的生物钟，不利于其身体健康。若形成恶性循环，会导致准妈妈心力不济，给妊娠、分娩带来危险。

所以，丈夫就要注意了，在帮准妈妈做好睡眠工作以外，当准妈妈睡觉时，一定要帮她把灯关掉。即使真的需要，也只在房间里装一盏小夜灯即可。

第36周：胎动减少了

此时胎儿的体重为2800克左右，身长已近50厘米，而准妈妈的体重增加量也达到了最大值，胎动的感觉明显减少。

妊娠进行时

随着预产期的临近，准妈妈的呼吸开始变得舒坦一些了，但是骨盆和膀胱出现更大的压迫感，腹部有沉甸甸的感觉，要知道，这里面就是陪着准妈妈将近9个月的胎宝宝。

胎宝宝在成长

胎儿这时进入了准备出生的阶段，身体的各个器官完全发育成熟，等待降生时刻的到来。不过，此时胎儿仅靠自身的力量还不能呼吸。在这最后一个月的时间里，胎儿的胎毛几乎全部消失，仅在肩膀、胳膊、腿或者身体的褶皱部分还残留一些。皮肤变得细腻柔嫩，皮肤被胎脂所覆盖，便于胎儿顺畅地从产道里滑出。胎儿的头骨之间尚可相对移动和交叠，这有利于胎儿顺利通过产道。所以，倘若宝宝出世时顶着一个尖头或头形奇怪，准妈妈千万不要惊奇，它会慢慢回复圆形的。

准妈妈的变化

进入怀孕最后一个月，孕妇感到胎动明显减少。今后几周里，胎儿在继续成长，但这时一部分羊水被吸收到孕妇体内，胎儿的活动空间也随之变小，所以胎动不如以前活跃。

孕妇的腹部也开始发生变化，会感到肚脐与子宫上部之间的距离似乎缩短，且有腹部向下坠的感觉。这是胎儿的头进入产道而引起的现象。随着胎儿的下降，上腹部会出现多余的空间，孕妇的呼吸终于变得舒坦，但是骨盆及膀胱出现更大的压迫感。

饮食红绿灯

水是准妈妈必不可少的营养素，但什么时候喝水，哪些水不能喝，这些问题可能准妈妈还不知道。

早晨一杯白开水

研究发现，白开水对人体有"内洗涤"的作用。早饭前30分钟喝200毫升25～30℃的白开水，可温润胃肠，使消化液得到足够分泌，促进食欲，刺激肠胃蠕动，有利于定时排便，防止痔疮、便秘。

不能喝的几种水

别看喝水是件再平常不过的事情，但准妈妈喝水和补充水分都是有学问的，比如下面介绍的这几种水，准妈妈就不能喝。

久沸或反复煮沸的开水

因为水在反复沸腾后，水中的亚硝酸盐、亚硝酸根离子以及砷等有害物质的浓度相对增加。喝久沸的开水，会导致血液中的低铁血红蛋白结合成不能携带氧的高铁血蛋白，从而引起血液中毒。

保温杯沏的茶水

茶水中含有大量的茶碱、芳香油和多种维生素等，如果将茶叶浸泡在保温杯中，维生素被大量破坏，有害物质增多，饮用后易引起消化系统及神经系统的紊乱。

保温瓶中的隔夜水

保温瓶内的水含有少量的硝酸盐，而细菌在生长过程中会产生一些含氮的物质与硝酸盐结合，产生亚硝胺，对人体具有致癌作用。对于成年人来说，也许这种致癌作用需要比较长的时间，但对于准妈妈来说，就要特别注意了，因为这种亚硝胺一旦进入胎盘，就会对胎儿产生影响，所以要引起重视，不要喝保温瓶中的隔夜水。

未烧开的自来水

自来水中的氯与水中残留的有机物会相互作用，产生一种叫"三羟基"的致癌物。因此，准妈妈不能喝未烧开的自来水。

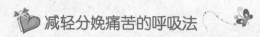

养胎护胎方案

距离预产期越来越近了，准妈妈可以做一下有益分娩的呼吸练习和骨盆体操。

减轻分娩痛苦的呼吸法

科学的呼吸方法可以减轻分娩时的痛苦，准妈妈现在就应该开始练习。首先选择稳固的椅子，要有椅背及把手，坐下时腰肢保持挺直，全身放松，进行呼吸时手部最好用物件承托着。

◆高位呼吸：准妈妈将手肘放在台面或能承托手臂的平面上，手轻轻按于锁骨位置进行，以口轻轻吸气及呼气，呼吸快而短，吸入的空气只会到达支气管位置。

◆中位呼吸：准妈妈把手臂放在椅子把手上，手轻按于腋下及乳房下位置进行，以鼻吸气，以口呼气，频率慢而长，吸入的空气只会到达肺的上半部。

◆低位呼吸：准妈妈把手臂同样放在椅子把手上，手轻按于两旁肋骨底部进行，以鼻吸气，圆形状口形呼气，频率更慢而长，吸入的空气到达肺的底部。

想顺产做骨盆体操

怀孕第36周以后，孕妇开始感觉到胎儿向下坠，此时大腿部位和耻骨周围受到压迫，有疼痛感。这是由于胎儿进入产道对骨盆产生压力所致。为了缓解这种疼痛，准妈妈可以做一些骨盆体操。同时，由于怀孕、临产阵痛以及分娩都会给准妈妈的身体增加很大的负担，如果在这时能够做一些适应性的练习，就能帮助准妈妈顺利度过这一个月。

◆左右运动骨盆。准妈妈采用站立姿势，双腿张开与肩同宽，膝盖自然弯曲，手放于腰间，一边呼气一边左右运动骨盆。

◆前后运动骨盆。准妈妈坐在床上，两腿最大限度地张开，双臂分别向左右伸展，整个身体向前倾，然后向后仰，如此反复，前后运动骨盆。

◆拓宽骨盆。准妈妈坐在床上，端正身体，一条腿向旁边伸直，另一条腿向同一方向弯曲，手自然地握住腿，上身慢慢向下弯，以能弯曲的最大限度为限。

孕期保健院

胎宝宝的健康平安是准妈妈最大的期盼，但是像脐带扭转、缠绕等意外事故，事前毫无警讯，准妈妈应该对这样的情况有所了解。

你了解脐带吗

脐带连接于子宫的胎盘和胎宝宝的肚脐之间，是母体供应胎宝宝氧气与营养成分及胎宝宝排除代谢废物的专用通道，也可以说是胎宝宝赖以生长发育和维系生存的生命线。一旦脐带血流遭到外力阻碍，将直接危及胎宝宝的健康。

脐带过长过短的危害

每个胎宝宝的脐带长短不一，大都介于30～70厘米之间。影响脐带长度的因素包括羊水量多寡与胎宝宝的活动性。脐带太短可能会因为牵扯而导致胎位异常、胎盘早期剥离、脐带内出血或分娩后子宫外翻，脐带太长则较易并发脐带打结、缠绕、脱垂、血管栓塞等问题。

羊水增多和脐带过长较易合并脐带缠绕胎宝宝身体，最常缠绕的部位是颈部，分娩时看到脐绕颈的婴儿并不稀奇。原则上，胎头的活动性较小，只要脐带没有勒紧，通常不会危害胎宝宝健康；但若脐带缠绕胎宝宝的四肢，或者不只是缠绕一个部位，就有可能因为胎宝宝肢体的活动方向维持固定不变而导致脐带扭转，发生意外。在单一羊膜腔内的同卵双胞胎，两条脐带相互缠绕是发生胎死腹中的主要原因之一。

脐带扭转问题

由于胎宝宝在子宫里会自己活动，正常状况下，脐带本身就存在某种程度的扭转，一旦扭转的程度严重到阻碍脐带的血流，很快就会使胎宝宝死于腹中。发生脐带扭转的位置大都是在靠近胎宝宝身体的部分，扭转处血管管径缩小，缺乏胶状物质包覆。

虽然脐带扭转问题无法预测和避免，但应该通过科学的方法监测胎动、胎心率，及早发现异常情况，挽救胎宝宝生命。

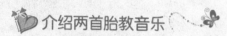

胎教补给站

这段时间，准妈妈可以继续对胎宝宝进行胎教，同时也不要忘了向别人多学习胎教经验。

介绍两首胎教音乐

有很多准妈妈为选择胎教音乐而犯愁，下面为大家介绍两首适合孕晚期胎教的音乐。

《梦幻曲》

《梦幻曲》举世皆知，充满了浪漫梦幻的旋律。它以娴熟的浪漫主义手法，把人们带进了温柔优美的梦幻境界。这首曲子主题非常简洁，具有动人的抒情风格和芬芳的幻想色彩，旋律线几经跌宕起伏，婉转流连，使人在不知不觉中被引入轻盈缥缈的梦幻世界。

《摇篮曲》

安宁、亲切、温存、抚爱的《摇篮曲》表达了妈妈对宝宝无尽的爱，曲调优美、抒情、静谧，旋律平稳，音律适中，音高起伏不大，表现了比较安宁的情绪。准妈妈们，在这首乐曲声中跟你的小宝宝说说话吧。

乐在其中

在听胎教音乐时，母亲应取舒适的位置，精神和身体都应放松，精力要集中。必须强调的是，母亲应与胎儿一起投入，逐渐进入艺术氛围，而不能以局外人的身份出现，认为胎儿自己听就行了。于是一边听，一边胡思乱想，或是做一些与此无关的事情。

教胎儿学英语

从怀孕后7个月开始至胎儿出生之前的这段时期，是准妈妈进行英语胎教的黄金时间哟！

准妈妈可以讲一些很简单的英语，例如："This is Mommy"、"It's a nice day"、"That is a cat"，将自己看见、听见的事情，以简单的英语告诉胎儿。如果已经替即将出生的宝宝取好了英文名字的话，准妈妈就更可以常常呼唤胎儿的英文名啦！准妈妈若是怀孕时进行英语胎教，在宝宝出生之后，仍要持续与宝宝进行英文沟通，不然宝宝对英文便会逐渐生疏。

准爸爸助孕讲堂

准妈妈距离分娩越来越近了，在这个关键时刻，准爸爸可要时刻准备着。

建立分娩预警网

为预防丈夫不在家时妻子突然发生阵痛或破水，准爸爸必须事先建立紧急联络方式，手机一定要随身携带；家离医院较远者，应预留出租车的电话号码，或者知会附近的亲朋好友，必要时仲山援于。延误送医可能会导致急产的不幸结果，特别是经产妇如果自恃经验丰富，拖延到有便意感时，可就真来不及了。

为妻子创造最佳环境

在分娩前后，大多数准妈妈都希望自己处在一个舒适的环境下：光线柔和，室温适宜，环境清静，有亲人陪伴，有舒缓的音乐……在家中待产时，准爸爸可以根据妻子的喜好，把家中环境调节到最佳。

在临产前，和妻子一起去了解一下病房、产房的环境，熟悉自己的医生。熟悉的环境能让人感觉舒服、放松。

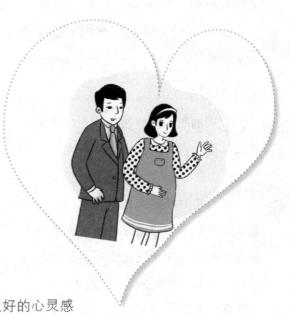

丰富妻子孕期生活

和谐乐观的家庭氛围，可使胎儿获得良好的心灵感受，从而健康地成长。准爸爸要创造良好的家庭氛围，丰富家庭业余生活。业余时间，夫妻可以共赏音乐，畅谈感受，或者是一起垂钓河边，郊外踏青，散步谈心，欣赏摄影作品，使孕期生活充满高尚情趣，富有活力。此外，还要为孕妇创造一个适宜休养的家居环境。家庭内的环境要整洁，空气新鲜，家具的布置、装饰品的陈设都应符合胎教环境。

第37周：胎头浅入盆

孕37周的准妈妈是不是感觉下腹部的压力越来越大，突出的肚子逐渐下坠？这就是通常所说的胎宝宝开始入盆，即胎头降入骨盆，这是在为分娩做准备，预示着宝宝就要降生了。

妊娠进行时

胎儿在剩下的几周内将继续生长，并从母体接受抗体，形成免疫力。准妈妈则在期待着分娩时刻的到来。

胎宝宝在成长

37周的胎儿仍然在生长，本周宝宝身长50厘米左右，体重3000克左右。宝宝的头现在已经完全入盆。

宝宝这时候的头发已经长得又长又密了，但是不必对宝宝头发的颜色或疏密过多担心，宝宝在出生后随着营养的补充，头发会自然变得浓密光亮。

这时胎儿为出生所做的准备基本就绪。在剩余的几周内胎儿将继续生长，体重持续增加。

大脑内部开始形成髓鞘（包裹在神经细胞轴突外面的一层膜），这在出生以后仍会持续。

准妈妈的变化

这时已经接近临产，孕妇的子宫底比起前几周有所下降，对于心脏、胃、肺的压迫感减轻，孕妇会感觉呼吸比以前顺畅，胃口也逐渐变好，有较好的食欲。

随着预产期的临近，孕妇时常会感到腹部收缩疼痛。有时甚至会让孕妇误认为阵痛已经开始。如果是不规则的疼痛，那么这时的疼痛并不是阵痛，而是身体准备适应生产时的阵痛而出现的正常现象。越临近预产期，疼痛就出现得越频繁。如果疼痛是有规律地反复出现，那么就有可能要开始分娩，这时应该做好去医院的准备。

饮食红绿灯

准妈妈不要由于对新生命的即将来临过于激动而忽略了营养。进入冲刺阶段后，胃部不适之感会有所减轻，食欲随之增加，因而各种营养的摄取应该不成问题。

营养充足不过量

到了第37周，准妈妈便进入了一个收获"季节"。这时候，保证足够的营养，不仅可以供给宝宝生长发育的需要，还可以满足自身子宫和乳房的增大、血容量增多以及其他内脏器官变化所需要的"额外"负担。如果营养不足，不仅所生的婴儿常常比较小，孕妇自身也容易发生贫血、骨质软化等营养不良症，这些病症会直接影响临产时正常的子宫收缩，容易发生难产。

准妈妈还应继续坚持这样的饮食原则：少吃多餐。越是临产，就越应多吃些含铁质的蔬菜（如紫菜、芹菜、海带、黑木耳等）。

因为孕妇胃肠受到压迫，可能会发生便秘或腹泻，所以，一定要增加进餐的次数，每次少吃一些，而且应吃一些容易消化的食物。

多胎妊娠关注缺铁性贫血

多胎妊娠比单胎妊娠身体的负担要大，在很多方面的需要都会增加，因此，准妈妈要多吃，并且要吃营养含量较高的食物。准妈妈需要更多的蛋白质、矿物质、维生素和必需的脂肪酸，还要保持体重、补充铁，因为多胎妊娠的准妈妈常常患有缺铁性贫血。

不吃难消化的食物

临产期间，由于宫缩的干扰及睡眠的不足，产妇胃肠道分泌消化液的能力降低，蠕动功能也减弱，吃进的食物从胃排到肠里的时间（胃排空时间）也由平时的4小时增加至6小时左右，极易存食。因此，最好不吃不容易消化的油炸或肥肉类油性大的食物。

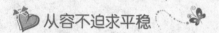

养胎护胎方案

越是到了最后关头，准妈妈越是不能掉以轻心，要注意行动的安全，把安全问题放到第一位。

从容不迫求平稳

由于现在准妈妈的腹部变得硕大而笨重，站直身体都会感觉吃力，保持身体的平衡也变得困难。因此在整理房间时，绝对不要攀登到高处。遇到某些费力的事情，或者需要从高处取物时，应该请丈夫或家人帮忙。另外，出门时应穿低跟的鞋子，以免摔倒或扭伤脚。上下有坡度的地方也要格外小心。

赶走失眠

住院之前，准妈妈通常会将家里进行一次彻底的清扫和整理，以迎接新生命的到来。

另外，有的准妈妈孕晚期会出现失眠现象，为消磨时间，而一直劳作到夜深。这种做法非常不可取。孕晚期繁重的家务劳动很容易导致早产，一定要当心。保证充足的睡眠、坚持有规律的生活节奏非常重要。

日常动作要注意

怀孕晚期的时候，准妈妈的腹部很大，行动上千万不要急躁，要从从容容慢慢来，日常的动作也要多留意，以免给自己和胎宝宝带来伤害。

◆穿袜子的方法：这个时候，准妈妈如果以站立的姿势来穿袜子就很危险，应该坐在椅子上，腰背挺直，慢慢地穿。

◆剪脚趾甲的方法：如果准妈妈采用竖起膝盖的姿势，就可能会对子宫造成挤压，应该采取盘腿坐姿，把脚尖拉过来剪。

◆弯腰的方法：以伸直腿的状态来弯腰，会对腹部造成挤压，并且有跌倒的危险。应该以仰起上半身的姿势，弯曲膝盖慢慢蹲下，就不会对腹部造成危害了。

◆起床的方法：孕晚期的时候，准妈妈一般应采取左侧卧的姿势，起床时，先把双手放在身体下面，撑起身体，然后在床上仰起上半身，接着慢慢撑起上半身，坐下，再把脚放下来。

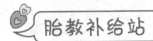

胎教补给站

胎儿的接受能力取决于准妈妈的用心程度，胎教的最大障碍是准妈妈有杂乱、不安的心情，想办法让自己安定下来吧。

学习用呼吸稳定情绪

这里介绍一种呼吸法，这种呼吸法在胎教训练开始之前进行，对稳定情绪和集中注意力是行之有效的。进行呼吸法时，准妈妈要尽量使腰背舒展，全身放松，微闭双目，手可以放在身体两侧，只要没有不适感，也可以放在腹部。衣服尽可能穿宽松点。

准备好以后，用鼻子慢慢地吸气，以5秒钟为标准，在心里一边数1，2，3，4，5……一边吸气。肺活量大的人可以6秒钟，感到困难时可以4秒钟。吸气时，要让自己感到气体被储存在腹中，然后慢慢地将气呼出去，以嘴或鼻子都可以。总之，要缓慢、平静地呼出去。呼气的时间是吸气时间的2倍。也就是说，如果吸气是5秒钟的话，呼气就是10秒钟。就这样，反复呼吸1～3分钟，你就会感到心情平静、头脑清醒。实施呼吸法的时候，尽量不去想其他事情，要把注意力集中在吸气和呼气上。一旦习惯了，注意力就自然会集中了。

准妈妈可以在每天早上起床时、中午休息前、晚上临睡时，各进行一次这样的呼吸，这样，妊娠期间动辄焦躁的精神状态可以得到改善。掌握呼吸法有利于胎教前集中注意力，能进一步提高胎教效果。

适当增加对话次数

轻轻地抚摸胎儿，同时与胎儿对话："哦，小宝宝，起来活动活动吧，对啦，小手在那里，小脚丫在哪里呢？让妈妈摸一摸。啊会蹬腿了，再来一个……"最好每次都以相同的词句开头和结尾，这样循环反复，不断强化，效果比较好。可以适当增加对话的次数，围绕父母的生活内容，逐渐教给胎儿周围的每一种新鲜事物，把所看到的、所感觉到的东西对胎儿仔细说明，把美好的感觉反复传授给胎儿。

准爸爸助孕讲堂

距离预产期越来越近，准爸爸也开始紧张起来了，这时不但要让自己放松，同时还要帮助妻子消除心理压力。

给妻子积极的心理暗示

生孩子前，孕妇切忌自己吓自己。如果自己把分娩过程想象成可怕的经历，那么孕妇在迎接挑战之前就已经打败了自己。

因此，作为妻子精神上的支持者，丈夫一定要经常给予妻子积极的心理暗示，让她积极地面对这个自然的生理过程。丈夫要经常给妻子带来好消息，不要去听信别人说的某某人生孩子的时候痛得死去活来，这些往往是在事后被扩大的，而且这些人也往往在分娩前就听信了类似的传闻。

♂♀ 温馨嘱咐
当好妻子的参谋和助手

准妈妈心理状态不佳，很多原因是担心自己和胎宝宝出现各种不测以及害怕分娩。准爸爸应扮演好"妇产顾问"的角色，对各种异常情况的预防和处理都要有所了解。也许准爸爸的努力实际上没有多大帮助，但积极的态度却能够消除准妈妈的紧张情绪。

生龙生凤都欢喜

漫长的孕期对准妈妈来说是一段艰难的历程，她始终忍受着躯体变化的负担和种种心理压力，直到分娩。对此准爸爸应加以正确引导，让准妈妈多想一些对胎宝宝有益的事，消除那些对胎宝宝不利的想法。尤其是关于胎宝宝性别这方面，更不能造成准妈妈的心理负担。你要自己摆正心态，也要劝家里的老人摆正心态，不要给准妈妈造成心理压力。

暂别性生活

妊娠后期，轻微的刺激也会引起准妈妈疼痛并可能导致早产，因此建议在预计分娩的4～6周前开始禁欲。10个月的分娩准备使得阴道变得非常细嫩，此时同房有可能导致阴道受损，所以建议避免性生活。

第38周：各器官各就各位

现在胎儿的体重达到了3200多克，身体长度约为50厘米，身体已经进入骨盆的下方准备出生。准妈妈在这周则会不时出现假阵痛收缩。

妊娠进行时

现在，胎儿的头在准妈妈的骨盆腔内摇摆，周围有骨盆的骨架保护，很安全。准妈妈现在可能会既紧张又焦急，既盼望宝宝早日降生，又对分娩的痛苦有些恐惧，这需要准妈妈学会自我调节。记住，坚持就是胜利。

胎宝宝在成长

现在胎儿的身体几乎充满了整个子宫，背部弯成弓形，双手向前合拢。胎儿的头现在已经完全入盆，这样的位置也有利于宝宝有更多的空间放自己的小胳膊、小腿。现在胎儿身上覆盖的一层细细的绒毛和大部分白色的胎脂逐渐脱落，胎儿的皮肤开始变得光滑。他虽然生长速度比之前有所下降，但仍在努力囤积体脂。

准妈妈的变化

准妈妈可能又开始经历腿部水肿，这是怀孕必经之路，尤其是在末期。尽管如此，如果是额外的手、脸水肿或是突发严重的脚部、脚踝水肿，准妈妈还是要尽快咨询医师，这很可能是患上了妊娠高血压综合征。由于宝宝进入骨盆，膀胱受到挤压，准妈妈不得不增加去卫生间的次数。

在这一周，准妈妈会自觉轻微腰酸，有较频繁的假阵痛宫缩——其特点是收缩力弱、持续时间短，常少于30秒钟且不规则，强度也不会逐渐增加；常常在夜间出现，清晨消失；子宫颈不随宫缩而扩张，不伴有血性黏液及流水。

饮食红绿灯

在临近分娩的时候，准妈妈要了解一些营养与分娩的关系，多吃一些有助于分娩的食物，贮备足够的能量。

临产前的营养要求

孕妇应多吃新鲜的瓜果蔬菜，以提供孕妇对维生素A、维生素C以及钙和铁的需求。

另外，孕妇要多吃粗粮，少食精制的米、面，因为玉米、小米等粗粮含B族维生素和蛋白质比大米和面多；多吃谷类、花生等，因为这些食物中含有大量易于消化的蛋白质、B族维生素和维生素C、铁和钙质等；每天可加食1～2个鸡蛋，因为蛋类含有丰富的蛋白质、钙、磷和各种维生素；多晒太阳，使机体产生足量维生素D，以保证胎儿骨骼生长的需要；注意多补充微量元素，如锌、镁、碘、铜等，在动物类食品、豆类、谷类、蔬菜中含有铁、锌、铜等，海味食品中含碘量高。

如果在此期间营养不良，准妈妈往往会出现贫血、水肿、高血压等并发症。若发生水肿、高血压，应吃些红豆粥、冬瓜汤、鲤鱼汤等少盐、利尿的食物；若血红蛋白低，可多吃些蛋黄、猪肝、红豆、油菜、菠菜等含铁量高的食物；如出现腰酸、小腹坠胀、宫缩频繁时，可服桂圆鸡蛋羹（以桂圆肉15克放入碗内，打鸡蛋1个，加凉水适量，蒸成蛋羹，食前加红糖少许，每日服1～2次）。此外，还应多吃大豆、虾皮、海带、粗纤维蔬菜、水果等。

防止恶心又重来

有些准妈妈，在妊娠晚期会再度发生食欲不振、妊娠呕吐的情况。如不及时纠正，就会造成胎儿营养障碍。因此被恶心、呕吐困扰的准妈妈最好能在正餐之间吃些小吃和点心，如牛奶、面包、饼干等，尤其是在睡前，不要空着肚子上床。

养胎护胎方案

怀孕后，坚持做一些适应性运动和练习，能帮助准妈妈顺利度过妊娠期。另外，这些运动和练习，对分娩过程和产后体形的恢复都有好处。

锻炼骨盆

◆ 锻炼骨盆底肌肉的方法：仰卧位，头部垫高，双手平放在身体两侧，双膝弯曲，脚底平放于床面，像要控制排尿一样，用力收紧骨盆底肌肉，停顿片刻，再重复收紧。每次做10遍，每日至少3~5次。

◆ 骨盆倾斜练习的方法：手臂伸直，双手掌、双膝支撑着趴在床上，要设法保持背部平直。背部弓起，收紧腹部和臀部肌肉，并轻微向前倾斜骨盆，呼气，此姿势保持数秒钟；然后缓气，放松，恢复原姿势。重复数遍。注意练习时保持两肩不动。

下蹲练习

◆ 无支撑的蹲姿：保持背部挺直，两膝向外分开并且下蹲，两脚掌稍外展，保持两脚跟接触地面，并且用双肘向外稍用力压迫大腿的内侧，借以舒展大腿的肌肉。

◆ 扶椅子下蹲姿势：两脚稍分开，面对一把椅子站好，保持背部挺直，两膝向外分开并且蹲下，用手扶着椅子。如果开始时感到完全蹲下有些困难，可以慢慢适应。

锻炼大腿肌肉

◆ 增强大腿肌肉的坐姿：盘腿坐下，保持背部挺直，两腿弯曲，脚掌相对并使之尽量靠近身体，双手抓住同侧脚踝，双肘分别向外稍用力压迫大腿的内侧，使其伸展。这种姿势每次保持20秒钟，重复数次。

如果觉得把双脚靠近身体很困难，可以在刚开始时离得稍微远一些，然后慢慢靠近。进行这种练习时，背部一定要保持挺直。

◆ 加坐垫的坐姿：如果感到盘腿有困难，可以在大腿两侧各放一个垫子，或者背靠墙壁而坐，但要尽量保持背部挺直。

◆ 双腿交叉的坐姿：可以两腿交叉。

胎教补给站

随着预产期的一天天临近，准妈妈腹部开始抽痛，心中忐忑不安，全身都进入分娩的准备状态，这时心里再怎么努力保持平静，也难免会紧张不安。因此，怀孕最后一个月的胎教实际上很难坚持。不过，可以将前期进行的胎教回顾一遍，尽最大努力迎接分娩的到来。

汲取他人经验

许多怀孕女性认为，怀孕阶段，是她们与已育女同事关系最融洽的阶段，"腹中的孩子几乎成为准妈妈的快乐护身符"。那些作为过来人的女同事，提供了相当多的胎教经验供你借鉴，让孕妇体会到别样的温暖。这些贴心经验，可比准妈妈待在家中由老外婆传授的要科学和客观得多！

倾听自然之声

自然界的声音即使重复听，胎宝宝也不会厌烦，而且这种天籁之音能够使人保持愉快的心情。因此，与人为的机械声音相比，大自然的声音效果更好。最好将大自然中各类天籁之音录下来放给胎宝宝听，如鸟儿的啁啾声、草丛里昆虫的唧唧声、萧萧的风声、淅沥的雨声等。这也是最简单的胎教。

结合胎儿好恶听音乐

胎教专家发现，有的准妈妈每天在胎动的时间听优美的音乐，胎宝宝就会很快安静下来，好似在聆听那悦耳的旋律，而当音乐一停下来，胎宝宝便又开始活动起来；有的准妈妈错过了每天听胎教音乐的时间，胎宝宝便会在子宫内"等不及"，一阵猛动让准妈妈感到不舒服，赶紧给他补课才会安静下来。

对活泼好动的胎宝宝，可多播放一些舒缓优美的乐曲；对文静少动的胎宝宝，则应多听一些明快轻松的音乐。

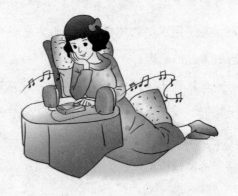

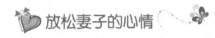

准爸爸助孕讲堂

由于现在准妈妈可能正被焦虑情绪所困扰，准爸爸就要从心理和身体各方面帮助准妈妈放松，以轻松的状态迎接分娩。

放松妻子的心情

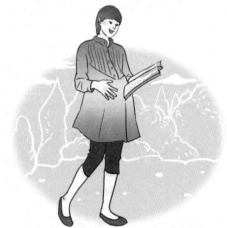

人们常说："眼睛是心灵的窗户。"人们所看到的景象会影响人们的心情和行为，因此准爸爸要尽量为准妈妈创造一个放松的环境：柔和的光线、灯和烛光等都能够带来宁静、安全和温暖，同时也能减少注意力分散的机会。将一些风景画放在屋里能让准妈妈放松，而放一些宝宝的图片也能让她更加欣慰。

转移妻子的注意力

丈夫可以陪妻子一起准备分娩的用品和婴儿的衣物。想着即将出生的宝宝，一件一件认真地挑选分娩用品和婴儿的衣服，可以帮助妻子从焦虑和恐惧中暂时解脱出来。一起聊聊关于宝宝出生以后的安排，也可以转移妻子的注意力。

缓解身体的紧张

妻子在面临假宫缩时，腹部肌肉紧张是很正常的，此时，身体其他部位要尽量放松，这就需要丈夫来帮忙了。

大部分准妈妈这时还不需要入院，家里的环境可以让她感觉更好些。当她或坐或躺时，她的身体需要一些支撑，比如枕头、靠背。丈夫要确保妻子的肘、腿、腰、脖子都有地方支撑，并检查她身体各部分是否完全放松。妻子可能无法顾及这些，甚至懒得说话，所以丈夫要主动帮忙。等到了医院，丈夫也要随时关心妻子是否躺（坐）得舒服。

如果妻子因疼痛而感觉很紧张，丈夫可在一旁带她深呼吸，告诉她一些保持放松的要点。丈夫还可以为妻子按摩，以缓解她临产时的紧张与不适反应。

第39周：向下运动，压迫子宫

这一周胎儿的体重与身长与上周相比变化不大，身体各器官均已发育完全。准妈妈在此时很可能已经收到了分娩的信号——子宫收缩和恶露。

妊娠进行时

进入孕39周，现在出生的宝宝已经是足月儿了，准妈妈能做的只有放松心情，耐心等待分娩信号的出现。

胎宝宝在成长

现在，胎儿的脐带一般有55厘米长，它负责从胎盘运送养分给宝宝。覆盖在宝宝身上的大部分胎脂和胎毛已经消失。准妈妈通过胎盘向宝宝供应各种有益的抗体，这有助于宝宝的免疫系统在出生后的两个月里有效抵抗感染。

身体各器官都发育完成。肺是最后一个发育成熟的器官，通常是在宝宝出生后几个小时内肺才建立起正常的呼吸方式。

随着营养水平的提高，宝宝出生时的体重越来越重，有的宝宝出生时体重可以达到4000克以上。宝宝在本周的活动越来越少了，主要是因为胎儿的头部已经固定在骨盆中。

准妈妈的变化

分娩在即，准妈妈子宫的颈部变得更为柔软，子宫出现有规律的收缩，这也正是分娩的信号。子宫收缩在身体运动时会更强烈。

恶露和子宫收缩同为分娩的信号。恶露是胎膜破裂后流出的羊水、子宫宫颈上的黏液及血液的混合物，它的出现预示着孕妇将要分娩，这时应该及时去医院。

孕妇在这几周中会感觉紧张、烦躁等，这都是正常现象。同时，准妈妈要密切注意自己身体的变化，随时做好临产的准备。

饮食红绿灯

　　马上就要分娩了，准妈妈千万不能因为心理紧张而忽略饮食，或者因为紧张而饮食不正常，轻松、正常地科学饮食才能为分娩提供能量。

停服钙剂

　　进入孕期最后阶段，准妈妈的胃部不适之感会有所减轻，食欲随之增加，因而各种营养的摄取应该不成问题。但这时候准妈妈往往因为心理紧张而忽略饮食，这时要学会调节情绪，减轻心理压力，正常地摄取营养。这个时候应该限制脂肪和碳水化合物等热量的摄入，以免胎宝宝过大，影响顺利分娩。为了储备分娩时消耗的能量，准妈妈应该多吃富含蛋白质等能量较高的食品。由于胎宝宝的生长发育已经基本成熟，如果准妈妈还在服用钙剂的话，应该停止服用，以免加重代谢负担。

鱼肝油不宜过量

　　以前，人们将鱼肝油作为准妈妈和婴儿必补的营养物质，认为有增强体质的功效，怀孕以后，有些准妈妈为了能使胎儿优生，便盲目服用鱼肝油。实际上，这种做法的结果却适得其反。因为长期服用大剂量的鱼肝油，会引起毛发脱落、皮肤发痒、食欲减退、眼球突出、血中凝血酶原不足和维生素C代谢障碍等。所以，怀孕期间不宜过量服用鱼肝油。

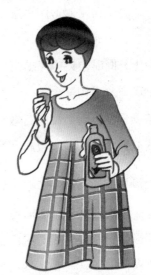

少吃多餐灵活进食

　　分娩前，阵阵发作的宫缩痛常影响产妇的胃口，所以要学会宫缩间歇期进食的"灵活战术"，饮食以富含糖分、蛋白质、维生素且易消化为好。可根据自己的喜好，选择蛋糕、面汤、稀饭、肉粥、藕粉、点心、牛奶、果汁、苹果、西瓜等多样食品。每天进食4～5次，少食多餐。

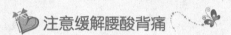

这里教准妈妈几招产前运动，可以帮助准妈妈缓解腰酸背痛，增强骨盆底部肌肉和大腿的力量，消除分娩时的肌肉紧张。

注意缓解腰酸背痛

方法：平躺，膝盖弯曲，双脚底平贴地面，同时下腹肌肉收缩使臀部稍微抬离地板，然后再放下。运动时同时配合呼吸控制，先自鼻孔吸入一口气，然后自口中慢慢吐气，吐气时将背部压向地面至收缩腹部，放松背部及腹部时再吸气，吐气后会觉得背部比以前平坦。

做做腿部运动

方法：平躺，两手置于身旁两侧，深吸一口气再大力吐出。慢慢抬起右腿，脚尖向前伸直，同时慢慢自鼻孔吸入一口气，注意两膝要打直。然后脚掌向上屈曲，右腿慢慢放回地上，同时自口中呼出一口气。接着左腿以同样动作做一次。注意，吸气和呼气要与腿的抬高与放下相配合进行；当抬腿时，两脚尖尽量向前伸直；腿放下时，脚掌向上屈曲；膝盖要保持挺直，每脚各做5次。还有一种方法是保持自然站立，将一条腿用力提至与地面成45°角，脚腕稍微向上翻，然后换另一条腿重复该动作。

学会放松运动

◆现在大部分准妈妈都是初产妈妈，没有任何分娩经验，在分娩时准妈妈将遇到一些问题，特别是分娩时肌肉会无故紧张，那么怎样去消除这种紧张呢?准妈妈可要提前有所准备。

◆准妈妈双脚抬高放到椅子上，仰卧，可以减轻小腿和脚踝的肌肉紧张。

◆准妈妈头枕着一个枕头，侧卧，上侧手臂和腿弯曲，腿下放一个枕头垫着，下侧的腿伸直，双眼闭合，把精力集中在自己的呼吸上，这样也可以缓解肌肉紧张。

胎教补给站

胎宝宝与准妈妈是心灵相通的，所以准妈妈可以通过意念相通的特点，给宝宝来点儿"思维沟通"，从而让胎宝宝充分感受美好的事物和最温暖的爱。

不妨常做"白日梦"

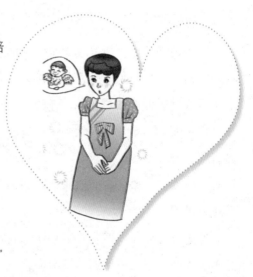

胎教专家们建议，准妈妈们在胎儿的性格培养上，不妨经常做做"白日梦"（遐想）。在清醒状态下所出现的一系列带有幻想情节的心理活动，在心理学上叫遐想。专家们认为，遐想与夜间梦一样，是在生活中得到的一部分信息绕开了知觉，成为梦的原始资料，这些无意识的资料，像一幅一幅的电影画面那样剪辑拼凑成幻想。研究者们发现：遐想的情节大多数是愉快的结局，一般没有挫折和烦恼。从心理学观点来说，遐想是一种相当有效的心理松弛方法，对松弛身心、解决问题大有益处。准妈妈们愉快了，胎儿自然会愉快。

和宝宝玩记忆游戏

现在准妈妈可以准备和熟悉将来要与宝宝一起玩耍的游戏。可以找一本有图画的书，随机地翻阅，记住几张你喜欢的图画，然后再随机地翻阅，看看能不能再找到它们。玩过几次，腹中的胎宝宝似乎也能领略到这个游戏的趣味性，等他们出生后，妈妈就可以拿来做实验。尤其是学步期的幼儿对图画书中的图画特别感兴趣时，他们会常常把注意力集中在每本书里的一两张图画上。对他们来说，看书就像"躲猫猫"游戏一样，孩子会静静地翻着书，直到发现了一张自己喜欢的图画，然后合起来再继续翻阅。把这种游戏前移，在胎教中实施，可以提高孩子的记忆水平。

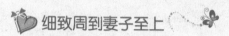

准爸爸助孕讲堂

越是临近分娩，准爸爸越是忙碌，开始扮演多重角色，一会儿是保镖，一会儿是医生，一会儿又是兼顾准妈妈营养和口味的私人厨师。想偷懒，自己都不答应！

细致周到妻子至上

丈夫现在应该坚持继续做个好厨师，要以准妈妈喜欢的口味为原则调节菜单。除要保证准妈妈饮食的营养和安全外，还要考虑到准妈妈的口味偏好，毕竟只有做到妻子喜欢才是老公大厨的最高境界。所以，除了辛辣、酸度过高等高刺激性或是生冷的口味外，准妈妈基本都可以尝试。

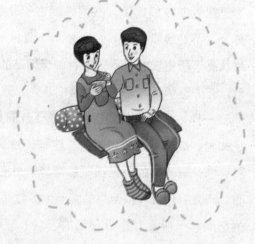

丈夫应从各个方面研究妻子怀孕后对营养的需求，跑市场、做采购、下厨房，全心全意为妻子服务。对自己手艺不自信的准爸爸，可以向身边有经验的朋友多请教学习。

"吉祥三宝"乐盈盈

在孕晚期，虽然准爸爸很忙碌，但也要坚持每天进行一次三人互动。准爸爸抚摸妊娠中的妻子的腹部，对情绪容易陷于不稳定状态的准妈妈来说，是一件令人感到舒畅的事情，并且这种良好情绪的信息还会进一步传递给腹中的宝宝，让宝宝分享父亲的爱。

是否陪产细思量

现在很多医院准许准爸爸陪护准妈妈分娩，这是很人性化的，可是要不要陪产，还有待准爸爸与准妈妈仔细考虑清楚。因为有些男性在经历过宝宝从阴道分娩出来的场面以后，就再也不敢和妻子行房。甚至还有些人，因此患上性无能。

第40周：宝宝就要出生了

顺利进入怀孕的最后一周了，很快就要见到小宝宝了，这时候的准妈妈是不是多少有点儿紧张？放松你的心情，一起来平安度过孕期的最后一周吧，历经风雨，终于要见到彩虹了，这40周的酸甜苦辣，将是准妈妈一生中最宝贵的财富。

妊娠进行时

在这一周，准妈妈将要踏上分娩之旅，以前所做的一切努力都要产生回报。一个健康的新生儿，就是对父母最好的奖赏。

胎宝宝在成长

40周时出生的宝宝平均体重为3000～4000克，身长大约51厘米。别指望刚生出来的宝宝像洋娃娃那么可爱，胎儿头部通常都是暂时的畸形（通过产道时挤压所致），浑身覆盖着胎脂和血液，还可能肤色不匀，有胎记或皮疹，这些异常都是正常的。

40周是宝宝降生的时间。通常宝宝会在本周出生，但是也会提前或错后两周，这都是正常的。如果宝宝比预产期推后2周依然没有要出生的迹象，要到医院咨询医生，因为胎儿过熟，有时也会有危险。

准妈妈的变化

准妈妈这时感觉到了阵痛，腹部感到针扎似的疼痛，并且这种疼痛以30分钟或1小时为间隔持续发生，这即是阵痛开始。

当然，宝宝可能会推迟降生，这个概率是很大的。分娩时宝宝的脑袋先出来，当准妈妈感到宝宝的头正在使劲撑开产道时，千万不要冲动及太过用力产出婴儿，以免增加撕开的痛苦，甚至需要做外阴切开手术。其实这种疼痛只会持续很短的时间，由于宝宝的头撑开了阴道组织，以至于神经受到"封锁"——天然的麻醉！

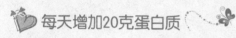 饮食红绿灯

一些准妈妈到了产前，因为心情紧张，导致什么也不想吃，殊不知这样做既不利于自己的健康，又直接影响胎儿的分娩。

♥ 每天增加20克蛋白质

在孕期最后一周，胎儿需要更多的蛋白质以满足组织合成和快速生长的需要。同时，分娩过程中产妇身体的亏损及产后流血等，均需要蛋白质补充。妊娠期膳食中蛋白质丰富，能使产后泌乳量旺盛，乳质良好。为此，有关专家建议，孕末期每日膳食蛋白质摄入量应增加20克，需多食用动物性食物和大豆类食物。

♥ 第一产程的饮食原则

这个过程中由于不需要产妇用力，产妇可尽可能多吃些东西，以备在第二产程时有力气分娩。所吃的食物一般以碳水化合物性的食物为主，因为它们在胃中停留时间比蛋白质和脂肪短，不会在宫缩紧张时引起产妇的不适感或恶心、呕吐；另外，这类食物在体内的供能速度快。食物应稀软、清淡、易消化，如蛋糕、挂面、糖粥等。

♥ 第二产程的饮食要点

这个过程中，多数产妇不愿进食，此时可适当喝点果汁或菜汤，以补充因出汗而丧失的水分。由于第二产程需要产妇不断用力，产妇应进食高能量、易消化的食物，如牛奶、糖粥、巧克力等。如果实在因宫缩太紧，很不舒服而不能进食时，也可通过输入葡萄糖、维生素来补充能量。

♂ 温馨嘱咐

临产饮食很重要

临产时，由于宫缩阵痛，有些产妇无法保持镇静，又不想吃东西，甚至连水也不喝，这些状况对于分娩是不利的。其实，分娩相当于一次重体力劳动，产妇必须有足够的能量供给，才能有良好的子宫收缩力，宫颈口开全才有体力把孩子娩出。

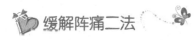

养胎护胎方案

当准妈妈感觉阵痛的时候，可以通过唱歌等方式来放松一下，这样能缓解阵痛的痛苦。下面再介绍一些可以让准妈妈感觉轻松的姿势，当遇到阵痛难忍的时候，不妨试一试。另外，一定要慎重对待过期妊娠。

缓解阵痛二法

借助身边的东西

◆用球压迫肛门：准妈妈可以将网球放在肛门下坐着，出现疼痛时就加重力量，压迫肛门。

◆利用桌子：准妈妈站在比较稳固的桌子前，稍稍分开两脚，把双手放在桌面上。疼痛时，左右旋转腰部，或轻轻弯腰。

◆利用椅子：准妈妈以俯卧的方式趴在椅子上，最好在地板上铺上垫子，这样身体的负担就不会加在膝盖上了。

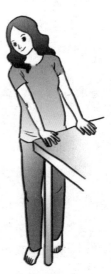

采取合适的姿势

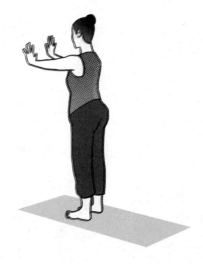

◆坐姿：准妈妈盘腿坐下，把手放在腹部两侧，边深呼吸边上下抚摸。准妈妈还可以把手放在大腿的内侧，疼痛时就向上提起。

◆站姿：准妈妈应两脚分开与肩同宽，两手抵在墙壁上，伸直手臂，疼痛时，一边吸气、吐气，一边推墙壁。另外，准妈妈还可以采用趴在墙壁上的姿势，这样不会加大腹部压力。

◆卧姿：准妈妈采取侧卧体位比较轻松，侧卧时，轻轻弯曲上侧的腿，两腿之间最好夹着坐垫或枕头。准妈妈也可以采取把上半身趴在被子上的姿势来放松自己。

过期妊娠要当心

妊娠达到或超过42周（即超过预产期2周）称为过期妊娠，发生率为8%～10%。妊娠时间在42周以上的胎儿被称为过熟儿。此时由于胎盘不能提供给胎儿成长所需的营养元素和氧气，胎儿有可能出现危险。因为妊娠过期、胎盘老化会出现退行性改变，使绒毛间隙血流量明显下降，形成梗塞，进一步使血流量减少，供应胎宝宝的氧和营养物质减少，使胎宝宝不再继续生长，羊水量减少，严重时胎宝宝可因缺氧窒息而死亡，且羊水量过少对分娩不利。过期妊娠的胎宝宝在分娩时因胎宝宝过大，胎头过硬，可造成难产。

过期妊娠诊断法

过期妊娠对准妈妈和胎宝宝都不利，会增高胎宝宝的发病率和死亡率，容易产生胎宝宝窘迫症、产伤、巨大儿和羊水过少等危险。但是，由于妇女月经周期长短不一，给诊断是否妊娠过期造成一定困难，故妊娠42周以上者除了通过观察准妈妈、胎宝宝、羊水的状况，还应考虑多种可能影响妊娠期判断的因素，例如：

◆ 平时月经周期是否规则，此次妊娠前有无月经延迟。

◆ 是否服用过避孕药，因服药期间或停药后可有短期闭经。

◆ 早孕反应及胎动出现的时间。

◆ 如妊娠早期做过妇科检查，可将早期妊娠时子宫大小与停经周数相对照，以作为判断的依据，而妊娠中晚期检查的子宫大小对诊断妊娠期限意义不大。

预产期到医院检查

准妈妈在接近预产期时应到医院进行产前检查，如果超过预产期2周仍未出现宫缩，应到医院进行进一步检查，此时进行胎盘功能检查和胎宝宝状况的检查对于制订处理方案是很必要的。

如确诊为过期妊娠，且胎宝宝大、颅骨较硬、羊水较少，尤其是对于高龄初产妇或伴有妊娠期高血压疾病者，医生可能会建议采取引产（静脉点滴催产素引产，经阴道分娩）或剖宫产等措施。

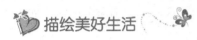

胎教补给站

胎宝宝虽说随时都有分娩的可能，但是胎教仍是要坚持进行的。

描绘美好生活

临近分娩的孕晚期，父母在抚摸胎儿的时候谈谈心，交流一下感情，憧憬一下宝宝出生后的美好生活，营造温馨、甜蜜的气氛，这样有利于加深一家三口的感情。宝宝在父母的爱抚下，更加向往着外面的世界，想着赶紧出来与父母见面。因为这时候的胎宝宝已经是有知有觉的小人儿了，他能强烈感受到父母的安抚，会作出相应的反应，比如拳打脚踢，或者静静地吸吮着自己的小手指，在倾听父母的谈话，享受着父母的爱抚。

把情绪调到最佳状态

母亲豁达乐观的情绪有助于小生命的健康发育，也有助于出生后活泼开朗性格的形成。准爸爸也要情绪乐观地配合准妈妈的情绪调整，让胎宝宝同时感受到父母的双重欢乐。父母的性格会影响胎儿性格形成的趋向。如果是性格比较内敛和消极的父母，在胎儿阶段就更要注意，试着把自己的情绪调整到最佳状态，多想想开心和幸福的事，多看到美好的一面，把真善美的一面讲述给宝宝听。

给宝宝树立好榜样

分娩的过程尽管相对于宝宝的一生来说是极为短暂的，但这一过程将影响一个人的未来。母亲分娩的过程中，子宫是一阵阵收缩，产道才能一点点地被攻开，宝宝才能由此生下来。在这一过程中，母体产道产生的阻力和子宫收缩帮助胎儿前进的动力相互作用，给产妇带来不适，这是十分自然的现象，不用紧张和害怕。母亲这时的承受能力，勇敢的心理，也会传递给胎儿，对胎儿性格形成早期教育。

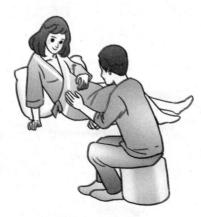

准爸爸助孕讲堂

已经决定进入产房陪妻子生产的准爸爸，不仅要给妻子心理上的支持，还可以通过按摩来帮助妻子缓解生产的痛苦。

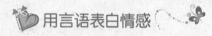 用言语表白情感

坚持鼓励产妇表现出色，要表现出对产妇能够顺利生产的信心，要让她知道她将带给生活一个崭新的开始，要一再表白对她的感情和感激之情。

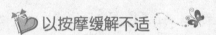 以按摩缓解不适

在整个生产过程中，要通过对产妇不同身体部位的按摩，达到缓解疼痛的效果。

◆揉搓背部：准爸爸可以在妻子的背部下方揉搓，减轻妻子的痛苦。

◆环形按压：准爸爸将手放在妻子的胯部做支撑，然后慢慢用大拇指做圆圈运动。

◆深度按压：准爸爸用两个大拇指按压妻子臀部中央，记住一定要让妻子将注意力集中在呼吸动作上，这样有助于放松。

以宽容激励闯关

女人在生产过程中可能会有过激或反常表现，比如大哭大叫，产房里的准爸爸常常会成为攻击对象。在这种情况下，男人千万不可流露任何责备之意，对一些生理的异常反应，要表现出极大的理解和容忍，这个时候男人的表现甚至会影响以后的夫妻感情和家庭生活。

所以，男人这时一定要沉住气。在阵痛过程中，不要进行无关的或内容复杂的谈话，而是要尽量和产妇一起用各种方法挺过一阵阵的痛楚。

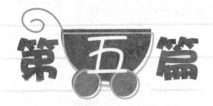

第五篇

幸福分娩：经历风雨现彩虹

对于女性来说，分娩绝对是一生中所要经历的最重要的事情之一。分娩的过程是怎样的？现在都有什么样的分娩方式？分娩中出现意外怎么办？产后如何调养身体？如何恢复原有的傲人身材？怎样预防产后有可能出现的疾病……针对这些问题，我们都将一一作答。

分娩时光：痛并快乐着的交响曲

经过了40周漫长的等待，如今终于要见到盼望已久的小宝宝了。分娩给所有的母亲带来幸福的感觉，但同时也需要忍受身体上的痛苦和心理上的煎熬。只有掌握了有关分娩的正确知识，才会减轻心理负担，缓解身体不适。

小宝宝就要降临了

新生命就要降临了，马上就要做妈妈了。但分娩有什么样的信号？分娩的过程有哪些？这些问题，都是需要你了解和掌握的。

发出分娩信号

一般来说，出现恶露、开始阵痛、羊水破裂是产妇即将分娩的信号。

出现恶露

阵痛前的少量出血被称为恶露，这是由子宫剧烈收缩而使子宫口黏液蜕膜脱落引起，这说明子宫为分娩开始张开。恶露和平时的出血不同，表现为黏状出血，易于区分。出现恶露时要及时就医，并检查有无分娩先兆。

开始阵痛

大部分孕妇都知道子宫收缩意味着即将分娩，阵痛开始表现为轻微的腹痛和腰痛。最初会感觉腹部紧绷，大腿内侧收缩。若阵痛渐渐开始有规律地反复且疼痛感加强，初次生育的产妇如果阵痛间隔为10分钟时，就需做住院准备。

羊水破裂

原来包裹胎儿的羊膜脱落，从宫腔中流出大量温暖液体的现象称为破水。一般阵痛开始，子宫口张开后，羊水开始破裂。不过也有产前没有症状而突然开始破水的时候。破水量少时内衣会浸湿，也有大量涌出的情况。破水后，需要换上干净的护垫并立即去医院。

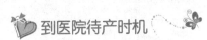

到医院待产时机

当出现前面所介绍的分娩信号时，准妈妈应做好去医院的准备。阵痛开始时，看表记下时间。原来每小时阵痛一次，阵痛时间渐渐变短且变得有规律时，预示即将分娩。要正确地记录阵痛时间，以免过早去医院而不得不折返家中或在待产室长时间等候。

一般来说，当初产妇的阵痛间隔为5～10分钟，经产妇的阵痛间隔为15～20分钟时应该住院。从阵痛正式开始到分娩，初产妇平均需要14～15小时，经产妇大概需要8小时。

另外，如果没有出现前面所介绍的三种分娩信号，但出现了下列情况时，也应立即住院。

早期破水

不出现阵痛和恶露的情况下羊水就破裂的症状称为早期破水。羊水在妊娠期间能保护胎儿免受外界刺激，在分娩时起类似润滑剂的作用。如果羊水提前破裂，容易引起危险。这时不要慌张，应立即去医院。

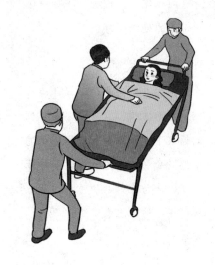

阴道出血

妊娠后期，如果只出血而无痛感，可能是患了胎盘前置。正常的胎盘位于距离子宫颈较远的位置。而胎盘前置的情况下，胎盘在子宫颈附近，或者盖住子宫颈，挡住了胎儿的出口。根据胎盘遮住子宫颈的位置和状态，出血量有所不同。不过，即使出血量少，也要立即去医院。

胎动突然停止

胎儿在24小时之内没有任何动静，或者腹部突然变硬、胎动停止时，说明胎儿有危险，应立即去医院。

分娩姿势和用力法

产妇在分娩时，一般是以仰卧的姿势来用力。不过，如果感到痛苦或腰痛的时候，就应该马上告诉医生，改变为侧卧或俯卧的姿势。在分娩时，产妇用力的原则是要自然，想用力的时候就用力，不要过于勉强。

另外，胎儿下降到出口时，产妇的腹部会有很强烈的肿胀感和疼痛感，这会使产妇因疼痛而出现紧张和混乱的现象。这时，产妇应睁开眼睛做深呼吸，稳定自己的情绪。下面我们来介绍一些产妇在分娩时的正确姿势和用力方法。

闭口缩下颌

产妇在仰卧的时候，因为疼痛感会把下颌朝上抬，这样就导致难以用力。因此，产妇应闭口，尽力地缩下颌。

睁眼看肚脐

产妇在想用力的时候，会自然地闭上眼睛。在什么都看不到的情况下，产妇会有紧张感和恐惧感，会影响用力。因此要睁开眼睛，保持冷静，将注意力集中在产道，尽力地看肚脐。

握紧扶手

产妇在分娩时，要稍微弯曲手肘，让自己握紧扶手，在用力时，想象自己正在用力将扶手拉向前方，不过注意不要猛推。

张开膝盖和双脚

产妇在分娩时，应该将膝盖向外，尽力地打开双脚，这样会使产道变得柔软，生产就更容易进行。

如果产妇能把双脚的脚跟放在大腿根部，膝盖就会自然打开，用力时，就像是要把大腿往上抬一样。

背部紧靠分娩台

产妇在分娩时，要将背部和臀部紧紧靠着分娩台，如果一旦离开，就无法有效地用力。

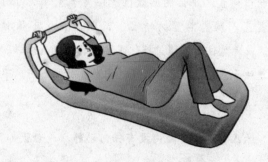

分娩注意事项

分娩可以分为三个产程，第一产程是阵痛期；第二产程是分娩期，也是整个临盆的高潮；第三产程是胎盘的娩出及产后期。

第一产程

第一产程可分为三期：第一期，潜伏或早期——子宫颈变薄，并扩张3厘米；第二期，激烈期——子宫颈扩张7厘米；第三期，过渡期——子宫颈扩张10厘米，全开。

第一期：早期或潜伏阵痛。这一时期子宫颈扩张而且变薄。此期的子宫收缩可能会出现在较短时间，由温和趋于中度强烈，然后逐渐转为紧密，并不是所有的产妇都能感觉到，有的产妇对这些收缩毫无察觉。这个时期，最常见的症状，包括腰酸背痛、腹部发热、落红。你一定要放松。

第二期：激烈阵痛期。这一期通常要比第一期来的短，平均持续2~3小时。这期最常见的症状，包括子宫的收缩引起更为不适、背痛的情形加剧、腿部不舒服、疲倦、落红的量更多。这时不论你的感觉如何，都要勇敢接受，并做好准备以开始采取攻势。

第三期：最激烈或过渡阵痛期。这一期是更为重要的阵痛期，子宫的收缩强度变得非常强烈，一般在15~60分钟完成。这一期，在下背部甚至会阴部可能会有更强烈的压迫感，阴道出血量增加，腿部会抽筋与发冷。

阵痛开始时，产妇应在待产室等待，忍受从潜伏阵痛到激烈阵痛，再到最激烈阵痛的痛苦，直到子宫口完全张开，此时是分娩过程中最漫长的历程。产妇要消除可能出现的身体紧张，放松身体，并与医生好好配合。

第二产程

第二产程通常耗时30~60分钟，可有的产妇在短短的10分钟内便结束了，有的则耗时两三个小时，甚至更长的时间。这一阶段的子宫收缩一般会比阵痛期的收缩来得更为有规律，可能不那么疼痛了，但有时候会收缩得更为强烈。

在这一阶段，产妇最期盼的就是这项考验赶快结束。采取半蹲或半坐的用力姿势是最理想的，这两种姿势在分娩过程中可以借助地心引力，接着使力，就更见效了。在用力时，要全身放松，不要压抑自己。

在第二产程,如何有效地用力,对能否顺利产下胎儿至关重要。在这一阶段开始时,深呼吸,然后快速轻吸一口气,接着短促地呼气,然后停止呼吸用力。用力时向上翘起臀部,使肛门朝上,向臀部用力,不应向腹部用力。简单来说,可以想象排便时的情形,向肛门用力。需要提醒的是,用力时不得张嘴出声,否则无法用力。

在宫缩间歇期,为下次能有效用力,应当放松身体。胎儿的头部完全娩出后,即使产妇不用力,胎儿也能依靠自身的力量娩出母体。此时产妇因为体力消耗极大,容易陷入昏迷状态,应努力保持清醒。

第三产程

在第三产程,胎儿已经分娩出来,最艰苦的时刻已经过去了,最美好的时刻也已到来,剩下的只是一些善后工作而已。

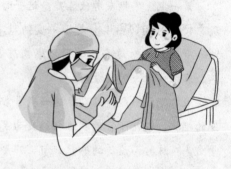

婴儿开始第一声啼哭时,产妇在喜悦的同时,会感到非常地疲惫。不过,这时分娩还没有结束,婴儿出生后约10分钟时,伴随着轻微的阵痛,胎盘开始从子宫脱落。产妇需要向腹部用力,医生按压产妇的腹部,胎盘将会滑落,胎盘和脐带娩出后,分娩第三产程结束。

新生儿产台护理

婴儿出生以后,医生将剪断脐带,然后清理婴儿口腔内部和肺部的羊水及异物,使婴儿呼吸。首先,清理口腔内的异物,然后用细细的软管清理肺部的异物。只有经过该过程,婴儿才能大声哭出声来。接着,医生将脐带剪断,只留3~4厘米长后结扎。结扎后,通常在1周后脐带就会自行脱落。

下一步就是使用消毒水清洗婴儿眼睛里的羊水,并洗净母体和婴儿身上的胎脂及血迹。随后,再一次对脐带进行消毒。

经过上述简单的处理以后,给婴儿戴上记有产母姓名,婴儿的出生时间、身高及体重的手镯,然后给婴儿加盖脚印。

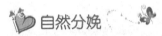

自然分娩与剖宫产

目前主要的分娩方式是自然分娩和剖宫产分娩，但分娩时的剧痛令广大产妇难以忘怀，为了减轻分娩时的痛苦，世界各国正在积极研究和开发各种减轻疼痛的分娩方法。无痛分娩、水中分娩、拉梅兹分娩及导乐分娩都是属于能够减轻产妇痛苦的分娩方法。

自然分娩

胎儿发育正常，产妇骨盆发育也正常，身体状况良好，靠子宫阵发的有力节律收缩将胎儿推出体外，这便是自然阴道分娩。自然阴道分娩是最为理想的分娩方式，因为它是一种正常的生理现象，对产妇和胎儿都没有多大的损伤，而且产妇产后很快能得以恢复。

其实，女性妊娠和分娩都是极其自然的生理现象，是人类繁衍后代的必经之路。怀孕280天左右，正如瓜熟蒂落，必然要分娩。在妊娠期间为了适应胎儿不断生长发育的需要以及迎接分娩的到来，母体内的各个系统和器官，尤其是生殖器官都发生了很大的变化，这些变化都是生理性的。妊娠足月后，子宫肌肉出现有规律的收缩，随之子宫颈口开大，胎儿通过产道从子宫里娩出，来到人间。产后母亲身体各个系统和生殖器官又相继恢复到原来的状况，这个复杂的过程，也是一个自然规律。

从分娩过程来看，自然分娩有以下好处：

◆阴道分娩时，胎宝宝头部虽然受到阴道的挤压可拉长变形，但这是一种适应性变化，出生后1～2天即可恢复，不会损伤大脑，相反还是对大脑的一种有益刺激。

◆在阴道自然分娩过程中，胎宝宝有一种类似于"获能"的过程。自然分娩的婴儿能从母体获得一种免疫球蛋白，出生后机体抵抗力增强，不易患传染性疾病。

◆临床证实，产妇阴道分娩产后感染、大出血等并发症较少，产后体力恢复很快。阴道自然分娩的产妇下奶快，母乳喂养的成功率也高。

◆胎宝宝经阴道自然分娩，子宫有节奏地使胎宝宝胸部受到压缩和扩张，使出生后婴儿的肺泡富有弹性，容易扩张。当胎宝宝经过阴道时胸部受压，娩出后，胸腔突然扩大，有利于胎宝宝娩出后的呼吸建立。

剖宫产分娩

该手术应用适当能使母婴安全，但不可轻率实行，应慎重确定手术适应症。

适应胎儿的剖宫产

◆ 胎位不正：臀位、横位。

◆ 胎宝宝窘迫。

◆ 极低体重儿（小于1500克）。

◆ 胎宝宝先天性畸形，如脑积水症、畸胎瘤、连体婴等。若经阴道分娩，可能因难产而伤害到母亲或胎宝宝，以剖宫产为佳。

◆ 多胞胎妊娠。

适应母体状况的剖宫产

◆ 子宫颈未全开而有脐带脱出时。

◆ 两次以上胎、婴儿死亡和不良产史。

◆ 高龄准妈妈有胎位不正或骨盆问题。

◆ 准妈妈正感染单纯疱疹病毒，怕阴道分娩会传染给新生儿。

◆ 准妈妈罹患"免疫型血小板减少紫斑病"，怕胎宝宝的血小板也少，若经阴道分娩受挤压而引起新生儿颅内出血。

◆ 准妈妈外伤，如腹部外伤、枪伤、车祸意外伤害，皆可能伤及胎宝宝，需紧急剖宫产来抢救胎宝宝。

◆ 母亲突然死亡，在极短时间内行紧急剖宫产来抢救胎宝宝。

什么情况下剖宫产对母子皆有利

◆ 异常分娩或难产。

◆ 阴道出血，如前置胎盘、胎盘早期剥离、子宫破裂、前置血管出血等，不但危及母亲也危及胎宝宝的生命，宜赶紧行剖宫产。

◆ 巨胎症，根据美国妇产科医学会的定义，新生儿体重超过4000克称为巨大儿，如经阴道分娩常会发生难产。

◆ 胎宝宝外伤（如骨折或臂神经丛伤害），采取剖宫产较安全。

◆ 准妈妈患糖尿病，如羊水过多或巨胎症，易发生难产，或严重的糖尿病并发血管病变，胎宝宝反而较小即需要剖宫生产。

◆ 准妈妈罹患高血压，如无法控制或演变成子痫症时，经催生不成，宜剖宫生产。

◆ 胎宝宝已成熟，催生失败时也需剖宫产。

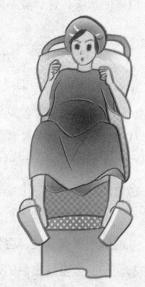

产后调养，恢复你的健康和美丽

随着宝宝的降生，新妈妈很有可能产生一些产后不适症，那么，怎么进行预防和治疗呢？在日常生活中要注意哪些问题才能保障身体的健康安全呢？现在就让我们一起来了解产后相关知识吧。

保健护理：讲究科学方法

产后的护理保健是女人一生中重要的部分，可以说它决定了女性后半生的幸福和健康。因此，产后生活的各个方面不但要引起新妈妈的重视，还要学会科学的护理保健方法。

产后护理要点

不管是自然分娩还是剖宫产，刚刚分娩过后的新妈妈身体非常虚弱，有很多事情需要注意。

分娩当天

身体状况：子宫在脐下2～3横指处，有产后阵痛。

生活常识：保持安静，卧床进食，卧床排便，由护士帮助处理恶露及消毒。

注意要点：分娩之后产妇往往感到身心疲惫，因此应当充分休息，注重饮食调养。分娩后应尽快排尿，并在家人的帮助下将恶露处理干净。分娩当天，子宫收缩会引起产后阵痛，会阴部缝合处也会非常疼痛。但是，即使躺在床上也要进行简单的运动，以加快身体恢复速度。

产后第一天

身体状况： 体温在37℃左右，子宫高度平脐。恶露呈血性黏液状，量多。

生活常识： 躺着进行哺乳，可开始做轻微产褥操，自己处理恶露。

注意要点： 产后第一天产妇仍能感觉到阵痛，但与分娩当天相比，身体有所恢复。产后第一天开始产妇能够起身下床，可以自己处理恶露。这一期间应当每隔两小时左右清理一次恶露。从一周后开始每天清理1~2次即可。分娩后产妇的乳房逐渐发硬引起疼痛。

产后第二天

身体状况： 开始分泌乳汁（初乳），排出大量血性恶露。

生活常识： 给婴儿喂初乳，学习换尿布。可以在医院内走动，以不疲劳为限。可洗淋浴，但不能洗外阴部。

注意要点： 会阴缝合的人不要洗淋浴。2~3天没通大便的人要进行灌肠通便。处理恶露要卫生清洁。

注意生活方式

从产后到身体基本恢复的6周时间一般被称为产褥期。这个时期是静心调养自己身体的时期，不能劳累，应时刻保持身心安定。下面介绍一下产褥期特别需要注意的生活方式。

避免受风

产后风是产后变弱的筋骨受风而引起的病症。产妇在产后骨骼松弛、关节非常脆弱，如果受风就会患产后风。产后风易发展成关节炎，因此应避免穿裸露关节的衣服。

睡硬床或硬褥

产妇在关节变脆弱的情况下如果睡软床或软褥，关节易出现问题，将会引起腰椎间盘突出等脊椎疾患。因此，尽可能地睡在硬的床或褥子上。

穿着宽松衣服

坐月子时，要穿着不束缚身体、宽松的衣服。如果穿紧绷住身体的衣服或用腰带、橡皮绳等束住腰部，浮肿不易消除。

保持外阴部清洁

产后子宫内膜还没有完全恢复，要防止感染细菌。经常处理恶露，排泄后从前向后慢慢擦拭，之后用水洗净，保持外阴部的清洁。

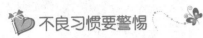

不良习惯要警惕

即使是出了月子，新妈妈也不要大意，还应警惕生活中的一些不良习惯。

坐姿不端正

有些新妈妈由于身体虚弱，在沙发上坐下的时候，经常是一种歪歪斜斜、懒懒散散的姿势，认为这样会让自己舒服一些。其实，新妈妈就是再累，坐姿也应该端正，否则会很容易弄伤腹部的伤口。

洗发后马上扎辫子

有的产妇洗澡后，头发还没有干就把湿发扎成了辫子，并且马上去睡觉。这样，很容易使湿邪侵袭体内，日后引起头痛、颈痛。

长久看书或上网

产后过早或长时间看书、上网，会使产妇特别是孕期合并妊娠高血压者眼睛劳累，日后再长久看书或上网容易眼痛。所以，在产褥早期不宜多看书或上网，待身体康复后量力而行。

夏天洗澡贪凉

产后接触冷水会使气血凝滞，导致日后身痛或月经不调。洗澡的水应该与体温接近，37℃左右为宜。

不刷牙

产后的头几天，为了补充营养，促进体力恢复，常给产妇以高糖、高蛋白、高脂肪饮食，每天多达6～7餐，大量的食物残渣留在口腔内、牙缝里，在细菌的作用下，发酵变成酸性物质，腐蚀牙齿，使龋齿、牙周炎、口腔炎等发病率大大增加，甚至因链球菌感染诱发风湿热、肾炎、心脏病等等。产妇可以用温水刷牙，以保护牙齿健康。

不洗澡

产后汗腺很活跃，容易大量出汗，乳房可能淌奶水，下身又有恶露，全身发黏，几种气味混在一起，就应比平时更讲究卫生。产后及时地洗澡可使全身血液循环增加，加快新陈代谢，保持汗腺孔通畅，有利于体内代谢产物通过汗液排出；还可调节植物神经，恢复体力，解除肌肉和神经疲劳。一般产后即可进行擦浴或淋浴。不宜在澡盆内洗盆浴，以免洗澡用过的脏水灌入生殖道而引起感染。浴后要迅速擦干，衣服要穿好，防止受凉。

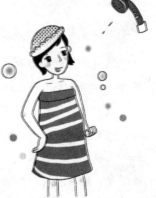

饮食营养：精、杂、稀、软

分娩就像是一场重体力劳动，消耗掉了新妈妈不少的体力，照顾新生儿也颇费精力，因而，新妈妈为了能向宝宝供应足够的高质量乳汁，确实需要通过合理的饮食来调养身体。

产后饮食要合理

产后的饮食要依据产妇的身体健康状况调整，产妇在生产完的3天内身体极其虚弱，通常既口渴，又胃口不佳，这是因为在生产的过程当中血液和水分大量流失，因此最好吃流质或半流质的食物。古代医家的建议是吃小米粥，既有营养也好下口，为了通便可以另加一盘清爽可口的炒青菜；两三天后，胃口渐增，可开始进食其他滋补品。胃口差时不要吃得太油腻，早晚喝热牛奶，每天吃1~2个鸡蛋，然后慢慢酌加鸡、鱼、虾、肉等，蔬菜与肉类要平均分配，均衡补充铁质、钙质、蛋白质等营养素和纤维，除了恢复体力外亦有助于乳汁的分泌。

产后的饮食原则

产后的饮食原则是：少盐、少油腻。除了鸡、鱼、虾、肉外，最好选择柔软易消化、无刺激性的温和食物，如胡萝卜、莴苣、红苋菜、花椰菜等蔬菜。水果方面以苹果、葡萄、荔枝、龙眼等水果为佳。

产后的饮食注意事项

阴道分娩后的产妇要多喝水，分娩当日可进食清淡、易消化的食物；从第2日起，就可以吃普通的食物了，食物应富有营养，保证足够的热量及水分。

剖宫产的产妇，手术当日不进食，多用静脉输液保证当日的热量；次日，在肠道排气之后，可进食流质或半流质，如藕粉汤、稀粥、萝卜汤、煮得较烂的面条等，不能吃甜食及牛奶等，以免引起肠胀气。术后第3日多数产妇已肠道排气，并已开始下地活动，此时可进食普通饮食，但要清淡、易消化、富有营养。

产后既要注意营养，饮食多样化，保证各种营养物质、维生素及矿物质等的供给，又要防止营养过度的情况发生。

坐月子饮食三步曲

有人认为坐月子就是不停地吃发奶物，使劲地喝滋补汤汁，就这样经过几十天恶补，体重甚至超过分娩前。其实，胡吃海塞是不科学的，那么，真正科学合理的坐月子饮食准则是怎样的呢？这里我们就把整个月子分为三个阶段，将每阶段的吃法逐一介绍给新妈妈们。

开胃为主的产后第1周

不论是哪种分娩方式，新妈妈在最初几日都会感觉身体虚弱、胃口较差。如果这时强行吃下太油腻的"补食"，只会让胃口更加减退。在产后的第1周里，可以吃些清淡的荤食。瘦牛肉、鸡肉、鱼等，配上时鲜蔬菜一起炒，口味清爽营养均衡。橙子、柚子、猕猴桃等水果也有开胃的作用。

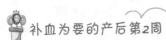 补血为要的产后第2周

进入月子的第2周，妈妈的伤口基本上愈合了。经过上周的精心调理，胃口应该明显好转。这时可以开始尽量多食补血食物，以调理气血。苹果、梨、香蕉能减轻便秘症状，又富含铁质，动物内脏更富含多种维生素，是不错的维生素补剂和补血剂。

进行催奶的分娩半月后

宝宝长到半个月以后，胃容量增长了不少，吃奶量与时间逐渐建立起规律。妈妈的产奶节律开始日益与宝宝的需求合拍，反而觉得乳房不胀了。其实，如果宝宝尿量、体重增长都正常，两餐奶之间很安静，就说明母乳是充足的。免不了有些妈妈会担心母乳是否够吃，这时完全可以开始吃催奶食物了。

催奶不应该只考虑量，质也非常重要。传统观念是妈妈应该多喝蛋白质含量高的汤，而最近的研究发现，被大家认为最有营养，煲了足足8小时才成的广东靓汤，汤里的营养成分仅仅是汤料的20%左右！所以科学的观点是汤汁要喝，料更不能舍弃。要特别提醒的是，煲汤不用一大锅，煲的时间也不要太长，不然会让汤料变得粗糙难咽。

此外，新妈妈应当保持孕期养成的每日喝牛奶的良好习惯，多吃新鲜蔬菜水果。总之，吃得好，吃得对，既能让自己奶量充足，又能修复元气且营养均衡不发胖，这才是新妈妈希望达到的月子"食"效。

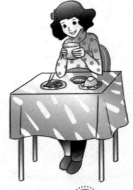

产后饮食宜忌

正是因为新妈妈既要调养身体，又要哺乳，所以对食物的选择非常重要。

产后宜吃的食物

◆炖汤类：鸡汤、排骨汤、牛肉汤、猪蹄汤、肘子汤等营养丰富，易消化吸收，促进食欲及乳汁的分泌，帮助产妇恢复身体。

◆红糖、红枣、红小豆等红色食品：富含铁、钙等，对血色素的提高有利，帮助产妇补血、去寒。

◆鸡蛋：蛋白质、氨基酸、矿物质含量高，消化吸收率高。

◆小米粥：富含维生素B、膳食纤维和铁。可单煮小米或将其与大米合煮，有很好的补养效果。

◆鱼：营养丰富，味道鲜美，蛋白质含量高。鲫鱼和鲤鱼清炖是很好的催奶食物。

◆芝麻：富含蛋白质、铁、钙、磷等营养成分，滋补身体，非常适合产妇的营养要求。

◆蔬菜水果：含有丰富的维生素C和各种矿物质，有助于消化和排泄，增进食欲。但不要吃得过多或太凉。

产后不宜吃的食物

◆生冷食物：产后身体气血亏虚，应多食用温补食物，以利气血恢复。若产后进食生冷或寒凉食物，容易导致脾胃消化吸收功能障碍，并且不利于恶露的排出和淤血的去除。

◆辛辣食品：如辣椒，容易伤津耗气损血，加重气血虚弱，并容易导致便秘，进入乳汁后对婴儿也不利。

◆刺激性食品：如浓茶、咖啡、酒精，会影响睡眠及肠胃功能，亦对婴儿不利。

◆酸涩收敛食品：如乌梅、南瓜等，可阻滞血行，不利恶露的排出。

◆冰冷食品：如雪糕、冰淇淋、冰凉饮料等，不利于消化系统的恢复，还会给产妇的牙齿带来不良影响。

◆过咸食品：过多的盐分会导致浮肿。

◆麦乳精：是以麦芽作为原料生产的，含有麦芽糖和麦芽酚，而麦芽对回奶十分有效，会影响乳汁的分泌。

防治疾病：还你健康本色

产后的新妈妈有可能出现很多不适症，例如产褥感染、产后风、子宫脱垂等，这直接关系到新妈妈的身体恢复和健康，新妈妈应该提前进行了解才能更好地预防。

♥ 产后检查很必要

分娩后，妈妈们既要呵护新生宝宝，也要注意自己的身体，及时进行必要的产后检查。

不要忽视产后检查

其实产后检查也是十分重要的，它能及时发现产妇的多种疾病，还能避免患病产妇对婴儿健康的影响，对妊娠期间有严重并发症者尤为重要。

产后检查一般应安排在产后42～56天内进行。

全身情况检查

◆测体重。体重增加过快应坚持锻炼，体重偏低应加强营养。

◆测血压。如血压尚未恢复正常，应查明原因，对症治疗。

◆患有心脏病、肝炎、甲亢和泌尿系统感染疾病的产妇，应到内科做详细检查。

◆血、尿常规化验。

妇产科检查

◆检查会阴及产道裂伤愈合情况，骨盆底肛门组织紧张力恢复情况及阴道壁有无膨出。

◆检查阴道分泌物的量和颜色。

◆检查子宫颈有无糜烂。

◆检查子宫大小是否正常和有无脱垂。

◆检查子宫附件及周围组织有无炎症。

◆检查乳房有无疼痛或肿物，乳汁是否充足。

◆对于剖宫产者，要检查腹部伤口情况。

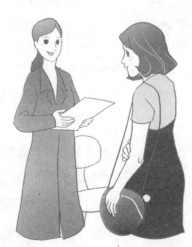

预防产褥感染

刚刚生产后的新妈妈，身体虚弱，最关键的是预防感染。对于会阴侧切、剖宫产的新妈妈，则需要特别的护理。那么，具体要怎么做呢？以下做一些介绍。

什么是产褥感染

产褥感染，即俗称的"月子病"。凡是妇女在产褥期中由生殖器官被感染而引起的一切炎症，统称为产褥感染或产褥热。

产褥感染的症状

产褥感染多在产后2～5天开始出现发热、头痛、全身不适及下腹部压痛、恶露有臭味且增多等症状。如果蔓延成为子宫组织炎，将继续发热，子宫两旁存在压痛；如果发展为腹膜炎，除了高烧，还出现寒战、腹部压痛剧烈及腹胀等症状；假如发生菌血症或败血症，将会出现严重的中毒症状，危及产妇的生命。

预防与治疗

产前：加强营养，纠正贫血，治疗妊高征及其他并发症，预防和治疗滴虫性阴道炎或霉菌性阴道炎；妊娠末期，禁止性交和盆浴；禁止一切阴道治疗，以免将病菌带到阴道和子宫里，引起产后感染。

临产时：加强营养，避免过度疲劳；接生器械要严格消毒；尽量减少出血及撕裂伤。

产后：产妇要注意卫生，尤其是要保持会阴部清洁；尽早下床活动，促使恶露早排出；注意营养；产褥期要禁止性生活。

一旦患了产褥感染，一定要及时就医治疗；产妇要充分休息，有条件的最好先不要给宝宝喂奶，宜暂停一段时间。

产后发烧是大事

产后发烧是大事，千万不要等闲视之。产妇在刚生过孩子的24小时内，可以发烧到38℃，但此后，体温都应该是正常的。如有发烧，必须查清原因，适当处置。乳胀可能发烧，但随乳汁排出，体温将会下降。如果乳汁排出后仍不退烧，就可能是别的原因。

发烧的最常见原因是产褥感染。这时恶露有味，腹部有压痛，若治疗不及时，可能转为慢性盆腔炎，长期不愈，还可能引起危险的腹膜炎或败血症。

发烧的另一个常见原因是乳腺炎，可以发烧到39℃以上，乳房有红肿热痛的硬块。开始可行热敷，用中药和抗菌素治疗。如已化脓，就要手术治疗。

宫缩痛缓解法

在产褥早期因宫缩引起下腹部阵发性剧烈疼痛，称为产后宫缩痛。产后宫缩痛一般在产后1～2日出现，持续2～3日后自然消失，多见于经产妇。哺乳时，反射性催产素分泌增多会使疼痛加重。对于严重者，可以采用以下方法缓解疼痛：

◆ 口服止痛片，或取山楂100克，水煎加糖服。

◆ 用针刺中极、关元、三阴交、足三里等穴位。

◆ 轻揉子宫，以促进宫腔内残余物质排出。

◆ 用热水袋热敷小腹部，每次敷0.5小时。

◆ 按摩小腹，使子宫肌肉暂时放松，缓解疼痛。

 ## 子宫脱垂怎么办

产生子宫脱垂的主要原因有急产、滞产和产后过早参加劳动。如急产，即产程从子宫规律收缩到胎儿娩出少于3小时。由于盆底组织和阴道肌肉没有经过渐进的扩张过程，而突然被强大的胎头的力量压迫撕裂，如不及时修补，就会造成子宫脱垂。

子宫脱垂患者会感到下腹、外阴及阴道有向下坠胀感，并可有腰酸背痛，久立或劳动时感觉更加严重；若病情继续加重，严重者影响行动。如果子宫脱垂的同时，还伴有膀胱膨胀，往往会有尿频、排尿困难或尿失禁。若子宫脱垂兼有直肠膨出，还可以出现大便困难。

子宫早期脱垂或症状较轻者，取平卧位或稍坐一会儿，即可使会阴部恢复常态；也可使用体育疗法，如缩肛运动，一缩一放地进行，每次10～15分钟，每天两次。

为了预防子宫脱垂，在产褥早期产妇应当做简单的康复体操，加强产后锻炼，并逐日增加运动量，以促进盆底组织早日康复。产妇在产褥期卧床时应常更换体位，要多侧卧或俯卧，不要总是仰卧，因为仰卧容易使子宫后倾，后倾的子宫更易脱出。产妇产后应避免过早参加重体力劳动和长期下蹲工作，还要防便秘或咳嗽，因为便秘和咳嗽能增加腹腔内压，使盆底组织承受更大的压力，而容易发生子宫脱垂。

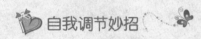

自我调节妙招

从女人变成母亲，是一个自我成熟、完善的过程。一些新妈妈在产后容易出现心理脆弱，常常会莫名其妙地抑郁，而这种抑郁情绪也容易感染丈夫。作为新妈妈，应该学会自我调节，而新爸爸也可以挑选几个调节的小方法，共同培养两个人适应新生活状态的能力，保持心理平衡。

◆焦点转移：产后遇到不顺心的事情，适当转移自己的注意力到一些愉快的事情上，身体力行参与力所能及的愉快活动。

◆主动求助：主动去寻求和接受别人的关注，用他人的关爱来保护自己是一种很有效的抵御抑郁的方法。

◆放松充电法：将孩子暂时交给其他人照料，让自己和爱人放个短假，看场电影，逛逛商场，避免心理和情绪的透支。

◆行为调整法：做一些放松活动，如深呼吸、散步、打坐、冥想平静的画面、听舒缓优美的音乐等。

◆自我实现法：生儿育女只是女性自我实现的一种方式，但绝不是唯一的方式，趁着休产假的时间关注一下自己所擅长的事业，等产假结束以崭新的形象出现。

◆角色交替法：虽已为人母，但仍是老公的娇妻、父母的爱女，要给自己换个角色享受娇妻爱女的权利。

◆自我鼓励法：多鼓励一下自己，看到自己的优点，想到事物好的方面，以及多看到别人对自己的关心，不多计较和在意别人的看法和观点。